Bennett's Cardiac Arrhythmias
Practical Notes on Interpretation and Treatment
8th Edition

Bennett 心律失常
临床解读和治疗实用指南
第 8 版

〔英〕大卫·H·班尼特　编　著

李广平　刘　彤　主　译

天津出版传媒集团

天津科技翻译出版有限公司

著作权合同登记号:图字:02-2013-280

图书在版编目(CIP)数据

Bennett 心律失常:临床解读和治疗实用指南/(英)班尼特(Bennett, D. H.)编著;李广平等译. —天津:天津科技翻译出版有限公司,2014.6
书名原文:Bennett's cardiac arrhythmias:practical notes on interpretation and treatment
ISBN 978 - 7 - 5433 - 3380 - 2

Ⅰ.①B… Ⅱ.①班… ②李… Ⅲ.①心律失常—诊疗—指南
Ⅳ.①R541.7 - 62

中国版本图书馆 CIP 数据核字(2014)第 065786 号

授权单位:John Wiley & Sons Limited.
出　　　版:天津科技翻译出版有限公司
出 版 人:刘 庆
地　　　址:天津市南开区白堤路 244 号
邮政编码:300192
电　　　话:(022)87894896
传　　　真:(022)87895650
网　　　址:www.tsttpc.com
印　　　刷:山东鸿杰印务集团有限公司
发　　　行:全国新华书店
版本记录:889×1194　16 开本　20.25 印张　450 千字　配图 300 幅
　　　　　2014 年 6 月第 1 版　2014 年 6 月第 1 次印刷
　　　　　定价:78.00 元

(如发现印装问题,可与出版社调换)

译者名单

主　译

李广平　刘　彤

副主译

许　纲　刘恩照　叶　岚

译　者(按姓氏汉语拼音顺序排序)

李广平　刘长乐　刘恩照　刘　彤　邱久纯

上官文锋　王学文　许　纲　叶　岚　张恩圆

张其同　张师义　赵志强

中文版前言

　　《Bennett 心律失常：临床解读和治疗实用指南》是一本不可多得的心律失常经典著作，第 1 版于 1981 年出版，已经被翻译成 5 种语言。第 8 版是 2013 年问世的最新版本，是关于常见心律失常的诊断、评价及处理的简明、实用的指导用书，对临床心血管医生、心电学和心律失常工作者多有裨益。

　　为了让国内读者能够更好地学习临床心律失常理论和知识，我们组织了天津心脏病学研究所、天津医科大学第二医院心脏科的心律失常专业医生翻译了本书，主要译者均为医学博士，其中多人在美国进修和做博士后临床研究，具有丰富的心律失常临床处理经验。他们近几年来在国际著名杂志发表的有关心律失常基础与临床研究的论文超过了 50 篇，单篇 SCI 影响因子超过 14.0，为国际多种专业杂志引用超过 30 次。这些译者的工作和学习背景，保证了译著的质量，使译著最大限度地尊重和保持了原著的风貌。

　　最后，我们衷心地希望该译著的问世有助于满足读者临床心律失常实践和临床研究的需求。如果该译著能够对您的临床工作有点滴帮助，成为您的案头益友，我们翻译组的全体人员将感到无比欣慰和满足。书中的不足和纰漏敬请读者指正。

李　　

2013 年 12 月 12 日

前　言

　　虽然已经有很多全面涵盖心律失常领域、旁征博引科学论文的巨著，但本书没有尝试去重复那些书，一如前版，第 8 版（第 1 版于 1981 年出版，已经被翻译成 5 种语言）旨在为常见心律失常的诊断、评价及处理提供简明、实用、最新的指导，特别是对于临床中常见的问题。

　　为了能够熟练地分析心电图，学习各种心律失常的临床案例是很有必要的。因此，本书一直以来旨在通过展示大量的心电图资料，使读者在阅读本书的同时获得分析心电图的经验，通过不断的心电图测试增加读者的自信心。本版增加了许多新的心电图，心电图测试部分也做了修订和扩充，这为那些熟悉本书以前版本的读者增加了挑战。

　　本书在编写时也考虑到年轻医生的需要，由于他们很少接受心律失常处理的正规培训，但实践中他们经常需要立即采取救治措施，担负着诊断和治疗的重任；医学生也会对这本书感兴趣，因为他们不久就会自己独立处理心律失常；对工作在心脏科和重症监护室的护士和技师，他们目前主要的工作也是处理心律失常；最后，这本书能够帮助医师全面回顾心律失常的临床实际问题。近几年另一个趋势就是心脏病学的亚专科化，但是无论如何亚专科化，心律失常仍是最常见的临床问题之一。对所有处理心脏疾病的医生来说，快速识别和处理心律失常的重要性毋庸置疑。

　　非常感谢技术、医疗及护理同事们的大力帮助，感谢新出版商 Wiley-Blackwell 的工作人员为我提供专业支持。这个版本的书名 Bennett's Cardiac Arrhythmias 是由出版商选定的，表明作者（David H. Bennet）在书中描述了大多数心律失常表现，但是，在此说明不是所有临床上的心律失常作者都能亲身经历。

　　谨以本书献给我的家人：艾琳、萨曼塔和莎莉。

大卫·H·班尼特，MD FRCP

英国南曼彻斯特大学医院心脏病学专家

注　释

本书中的心电图除非特别注明，均以常规纸速 25mm/s 记录。在这种纸速下，每个大格代表 0.2s，每个小格代表 0.04s，因此心率（次/分）可以通过 300 除以两个连续波形间的大格数来计算，或 1500 除以两个连续波形间的小格数计算。

单条心电图节律条图对诊断心律失常来说是不够的。仔细分析多导联同步记录心电图是十分必要的。例如，心房电活动常常是诊断的关键，但可能不会在所有心电图导联都很清晰，但常在 II 和 V1 导联清晰可见。因此，一份 12 导联心电图比单导联心电图能提供更多的信息。

一份心律失常发作时记录的心电图对诊断是非常重要的，需要妥善保存在患者的病历中。这条准则对患者的长期治疗非常重要，但在临床中却常被人们忽视，特别是在重症监护室或心脏监护病房。

目　录

第 1 章　窦性心律

窦房结位于上腔静脉和右房的交界处。心房电活动从窦房结向下传导至房室(AV)结,因此下壁Ⅱ、Ⅲ、AVF导联P波直立。如果下壁导联QRS波前的P波不是直立的,那么此时的心律就不是窦性心律。窦房结冲动经房室结向希氏束-浦肯野系统传导时相对缓慢,到达希氏束-浦肯野系统后迅速传导激动心室肌。

正常窦性心律的特点是:心率60~100次/分;PR间期0.12~0.21s;QRS波宽度≤0.10s;QTc≤0.44s。

心电图特点

每次正常心搏,窦房结发放电信号激动心房,继而激动心室肌。窦房结自身电活动无法在心电图(ECG)中记录。

P波

代表心房电活动的P波在大多数心电图导联上是很明显的(图1.1)。然而,有时P波在某些导联上消失或振幅很低,因此我们需要仔细观察所有心电图导联以确定是否为窦性心律(图1.2)。

窦房结位于上腔静脉和右房的交界处。因此心房激动从窦房结向下传导(指向双足)至房室(AV)交界区。因此P波在方向朝下的导联(如Ⅱ、Ⅲ和AVF)直立,在方向朝上的导联如aVR导联倒置(图1.1)。如果一个P波无以上特点,即使P波出现在每个QRS波之前,也说明心房没有被窦房结激动,即心脏节律是异常的(图1.3)。

PR间期

房室结是连接心房和心室之间电传导的唯一通路,隔离心房和心室的二尖瓣环和三尖瓣环是纤维组织,不能传导电冲动。室结传导相对缓慢,因此延缓了心房冲动至心室的传导。房室结的传导过程并没有记录在心电图上。PR间期指P波起点至心室QRS波起点的时间,代表了一个心房冲动传导至心室所需的时间。正常PR间期的范围是0.12~0.21s,PR间期在窦性心动过速时会缩短。

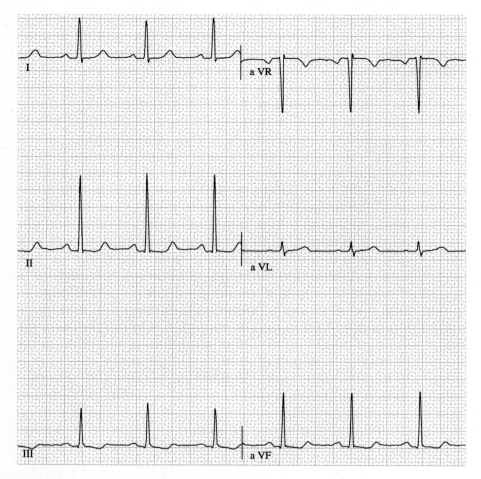

图 1.1 窦性心律,心房活动在肢体导联清晰可见。

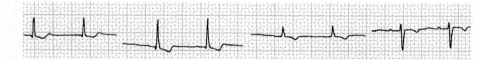

图 1.2 窦性心律,P 波低振幅(导联Ⅰ、Ⅱ、Ⅲ和 V1),心房电活动仅在 V1 导联清晰可见。

QRS波

冲动经房室结传导至希氏束,希氏束分为右束支和左束支。希氏束、束支及其分支和浦肯野纤维构成了"特殊心室内传导系统",促进了冲动在心室肌内的快速传导。心室激动(去极化)过程表现为QRS波群,其间期通常小于0.10s。

QRS波的振幅明显高于P波的原因是心室重量远大于心房。

T波

T波是下次心搏前心室肌电复极的结果。有时T波后可见一个低振幅的波,称为U波。被认为是浦肯野纤维复极的结果,常见于V2~V4导联。

QT间期,是指QRS波起点至T波终点的时间,代表了心室除极和复极的间期。QT间期正常情况下随心率的增快而缩短,一定程度上是由于心率增快本身造

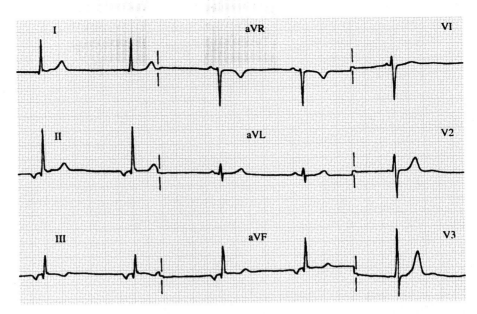

图1.3　交界性心律而非窦性心律:P波在每个QRS波前出现但方向向上（Ⅱ、Ⅲ和aVF导联P波倒置）。

成的,此外还与窦性心动过速导致的交感神经系统活性增加有关。当测量QT间期时,有必要将测量的间期用心率进行校正。校正QT间期(QTc)的测量一般选择QT间期最长的心电图导联,用测得的QT间期除以窦性心动周长的平方根。例如,一位患者测得的QT间期为0.40s,心率为60次/分,窦性心动周长为1.0s,因此QTc为0.40s。需注意QT间期延长和明显的U波可见于遗传性或其他获得性心电疾病。

正常窦性心律心电图特点
P波
在每个QRS波之前
Ⅲ、aVF导联直立
aVR导联倒置
PR间期
持续时间0.12~0.21s
QRS波
持续时间≤0.10s
QTc间期
持续时间≤0.42s(男性),≤0.44s(女性)

电冲动传导的相对速度

电冲动在心内传导的相对速度,在房室结最慢,在心室内特殊传导系统最快,在普通心肌以中等速度传导。了解电冲动在心脏内的不同传导速度有助于我们理解一系列心律失常的发生机制和正常P-QRS波产生的原因。

电冲动传导速度
希氏束−浦肯野系统>心肌>房室结

窦性心动过缓

窦性心动过缓是指窦性节律时心率小于60次/分(图1.4),其发生原因可能是生理性的,如运动员或睡眠过程中;也可能由急性心肌梗死、病态窦房结综合征或药物如β-肾上腺素能受体阻滞剂(β-阻滞剂)导致;其他可能引起窦性心动过缓的非心源性疾病包括甲状腺功能减低、黄疸和颅内高压等。

阿托品、异丙肾上腺素或起搏可用于提高心率,但仅用于由窦性心动过缓引起患者出现的症状,如严重低血压或导致快速性心律失常时。

窦性心动过速

窦性心动过速定义为窦性心律时心率大于100次/分(图1.5)。运动、焦虑或任何能引起交感神经系统活性增加的疾病均可导致窦性心动过速。

有时窦性心动过速也可能是不正常的,可能由甲状腺功能亢进导致。然而,一些患者未能发现任何原因。年轻的女性多见。快速心率经常持续存在,且对运动反应很明显,患者刚开始运动时心率就迅速升高。罕见情况下,不适当窦性心动过速由窦房结原发疾病引起(如窦房结内折返)。

窦性心动过速通常为生理反应,很少需要特殊治疗。对于不正常的窦性心动

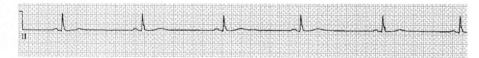

图 1.4 窦性心动过缓(Ⅱ导联):心率为 34 次/分。

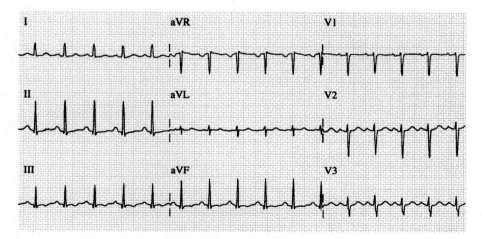

图 1.5 运动时窦性心动过速。心率为 136 次/分。

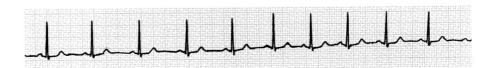

图 1.6　窦性心律失常。

过速可以应用β-阻滞剂或伊伐布雷定减慢心率，伊伐布雷定是一种选择性窦房结起搏电流(If)阻滞剂。

　　静息情况下，窦性心律很少超过100次/分，除非是重症患者。如果静息时存在明显的窦性心动过速，那么需要考虑其他心律失常的可能性，如房性心动过速或心房扑动。

窦性心律失常

　　窦性心律失常无病理学意义，存在窦房结节律缓慢和加快的交替周期。心率通常在吸气时增快(图1.6)。窦性心律失常常见于年轻患者。

（上官文锋 译）

第 **2** 章　**异位搏动**

異位搏动、期前收缩、早搏实际上是同义词,它们是指在心动周期中过早起源于心房、房室交界区或心室的冲动。

通常房室交界区和束支会将房性异位搏动传导至心室,产生一个窄QRS波,这个过早心房异位搏动的P波可能会重叠在前面的T波上。

室性异位搏动的冲动在心室内的传播不经过希氏束-浦肯野纤维传导系统,因此室性异位搏动QRS波增宽(>0.12s)且出现钝挫,QRS波前不会有提前出现的P波。室性异位搏动通常是特发性的,但当由心脏疾病引起时,可导致患者因心血管疾病死亡率增加,应用抗心律失常药物也不能降低死亡率。

早搏

異位搏动、期前收缩、早搏实际上是同义词。它们是指在心动周期中过早起源于心房、房室交界区(如房室结伴希氏束区)或心室的冲动(图2.1至图2.3)。

从定义上看,一个异位搏动必须是在心动周期中提前于在正常预期时间出现的下一个心搏。因此异位搏动和前一次心搏的间期(联律间期)要小于主导节律的间期长度。如果忽略这一点,其他异常形态的搏动如逸搏(第3章)和间歇性束支传导阻滞(第4章)也可能会被误判为异位搏动。

通过仔细阅读心电图可以判定异位搏动的起源部位,单导联心电图通常是不够的,经常需要观察同步记录多导联心电图以发现诊断线索(图2.4和图2.5)。

房性异位搏动

P波

一个房性异位搏动会导致一个提前出现的P波,其起源部位及心房激动传导的方向会与窦性心律时不同,因此提前出现的P波经常会与窦房结起源的P波形态不同(图2.1)。

因为房性异位搏动提前出现,所以它们会与前一次心搏的T波重叠,从而改变T波的形态。发现异位P波需仔细观察心电图,在V1导联上最明显(图2.5和图2.6)。

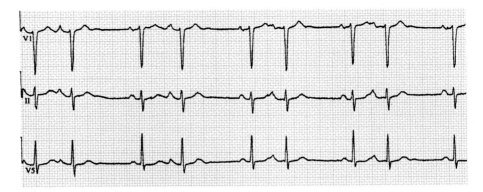

图 2.1　第 2、4、6、8 个 QRS 波为心房异位搏动。异位 P 波提前出现,与窦性起源的 P 波形态不同(房性异位搏动 PR 间期延长)。

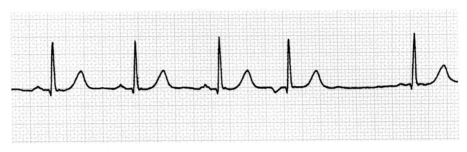

图 2.2　第 4 个心搏为交界区异位搏动(Ⅲ导联)。交界区早搏同时激动心房和心室,导致 QRS 波前 P 波倒置。

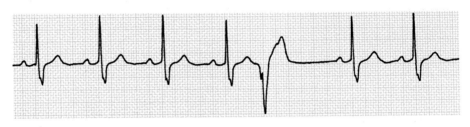

图 2.3　第 5 个心搏为室性异位搏动。

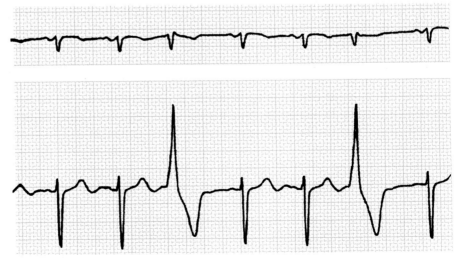

图 2.4　同步记录的 V1 和 V2 导联。第 3 和第 6 个心搏为单源性室性异位搏动,其室性起源特点在 V1 导联不明显而在 V2 导联明显。

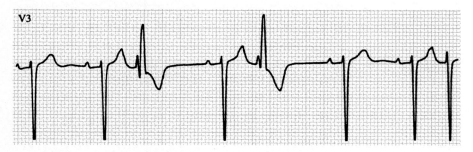

图 2.5　房性异位搏动重叠在第 2、4 和 7 个室性 QRS 波的 T 波上 (V3 导联)。通过与第 1 和第 6 个室性 QRS 波比较可以发现 T 波的形态变化，第 1 和第 6 个 QRS 波之前无房性异位搏动。前 2 个房性异位搏动呈右束支传导阻滞。

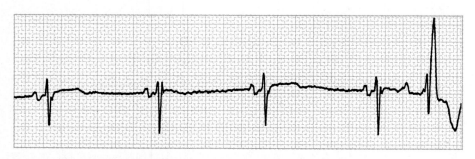

图 2.6　最后的心搏为房性异位搏动, PR 间期延长, 呈右束支传导阻滞。

房室和室内传导

　　通常房室交界区和束支会传导房性异位搏动至心室，就像窦房结所产生的心房激动那样。因此异位搏动的 PR 间期和 QRS 波通常与窦性心律时一致 (图 2.1)。如果窦性心律时的 QRS 波因合并束支阻滞出现形态异常，那么异位搏动的 QRS 波也会出现形态异常。

　　部分房性异位搏动, 特别是在心动周期中很早出现的房性异位搏动, 可能在下传中遇到房室交界区或束支还未从上次心房激动中恢复, 因此部分或完全对激动无反应。房室交界区部分或完全处于不应期会导致相应的 PR 间期延长或房性异位搏动未下传 (图 2.1, 图 2.6 至图 2.8)。房性异位搏动未下传可能会被误认为需要心脏起搏。

　　一侧或另一侧束支 (多为右束支) 处于部分或完全不应期, 会导致不完全或完全性束支传导阻滞 (图 2.6 和图 2.7)。这种功能性束支传导阻滞也被称为"时相性室内传导阻滞"。如果在 QRS 波前没有发现提前的 P 波, 这种功能性束支阻滞引起 QRS 波增宽可能与室性异位搏动相混淆。

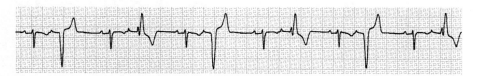

图 2.7　V1 导联。每个窦性搏动后出现房性异位搏动。第 2、6、10 个 QRS 波为房性异位搏动伴左束支传导阻滞。第 4、8、12 个 QRS 波为房性异位搏动伴右束支传导阻滞。

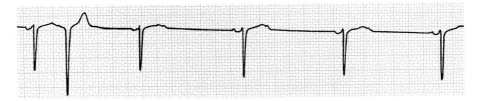

图 2.8　V1 导联。房性异位搏动与每个心搏的 T 波终末部分重叠。第 1 个房性异位搏动呈不完全左束支传导阻滞，其余房性异位搏动没有传导至心室。

房性异位搏动的心电图特点
房性异位搏动的P波
提前出现
可能与前一心搏T波重叠或使之变形
后面常跟随正常形态QRS波
有时不能传导至心室或呈束支传导阻滞图形

意义

房性异位搏动可见于多种心脏疾病，但也常见于正常人，特别是老年人，通常为良性。但如果频繁出现，则可能预示着心房颤动或房性心动过速的发生。

房室交界区异位搏动

房室交界区搏动过去被称为结性搏动。目前认为至少部分房室结是没有起搏功能的，因此我们不能区分搏动来自房室结还是来自希氏束。因此我们使用了"房室交界区"这个名词。房室交界区异位搏动不像房性或室性异位搏动那样常见，很少需要治疗。

心电图表现

房室交界区异位搏动为一个提前出现的QRS波，与窦性心律时的QRS波形态相似。交界区异位搏动同时激动心房和心室，产生逆行P波（例如在Ⅱ、Ⅲ、aVF导联P波负向）。逆行P波可以出现在QRS波前、后或QRS波中，这取决于交界区提前冲动向心房和心室传导的相对速度（图2.2）。

室性异位搏动

室性异位搏动不经希氏束–浦肯野系统传导而通过相对传导缓慢的心室肌传导。这个异常过程和随后心室肌相对缓慢的激动可导致心室波宽大畸形。

心电图表现

与房性异位搏动比较，QRS波提前出现，宽大（≥0.12s）畸形，前面没有提前出现的P波（图2.3和图2.4）。

室性异位搏动的心电图特点
室性异位搏动的QRS波
提前出现
宽大（≥0.12s）
形态异常
前面无提前出现的P波

一些词汇用来形容室性异位搏动的起源、持续时间和数量：

起源

具有相同形态和联律间期的异位搏动被认为是来源于相同的起源点，定义为"单源性"（图2.4）。而形态和联律间期不同说明异位搏动来自不同起源点，被称为"多源性"或"多形性"（图2.9）。

时间间期

在心动周期中发生非常早的室性异位搏动会与前一个心搏的T波重叠，被称为"R on T"现象（图2.10）。多数室颤和室速的发作是由"R on T"的异位搏动引起的，但不是所有"R on T"室性异位搏动都能导致室颤和室速。

一个稍稍提前发生的室性异位搏动，也许会恰巧落在正常窦房结激动产生的P波之后，与房性异位搏动相比，这个P波没有提前。这种室性异位搏动被称为"舒张晚期"室性异位搏动（图2.11和图2.12）。

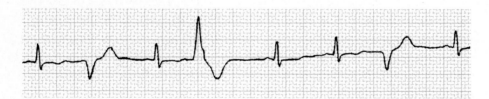

图 2.9　多源性室性异位搏动。第 2 个室性异位搏动与第 1 和第 3 个室性异位搏动的形态和联律间期不同。

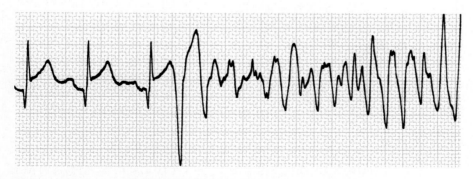

图 2.10　一个"R on T"室性异位搏动诱发了室颤。

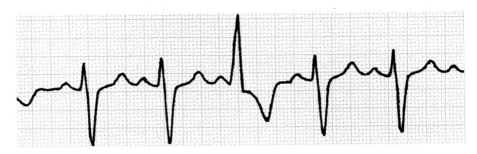

图 2.11　第 3 个心搏为舒张晚期室性异位搏动,前面有正常时间出现的 P 波。

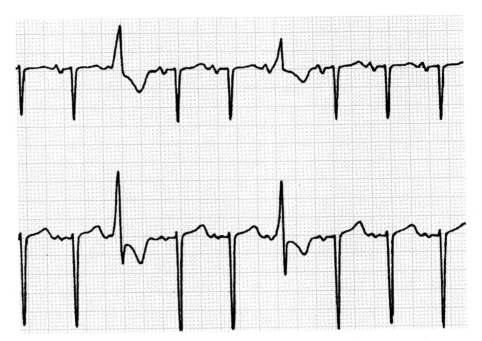

图 2.12　同步记录的 V1 和 V2 导联。2 个舒张晚期室性异位搏动。第 2 个酷似预激综合征。

　　一个室性异位搏动后经常有一段间歇。当没有间歇时,这个异位搏动像三明治那样夹在两个正常搏动之间,称为"插入性异位搏动"(图2.13)。

频率

　　当每个窦性搏动后均有一个室性异位搏动时称为"二联律"(图2.14)。如果每两个窦性搏动后有一个异位搏动称为"三联律"(图2.15)。当两个异位搏动连续出现(图2.16)时称为"成对"。当连续异位搏动超过两个时称为"连发"。

心房活动

　　室性异位搏动后心房的电活动取决于房室交界区能否将室性冲动逆传至心房。如果能传导,则室性异位搏动中经常重叠或隐藏一个倒置的P波(图2.17)。当房室交界区不能逆传室性冲动至心房时,心房活动继续独立于心室活动;只有在这种情况下心室冲动后才有完全性代偿间歇 (室性异位搏动前后心搏的间期等于两倍窦性心动周长)(图2.3和图2.4)。

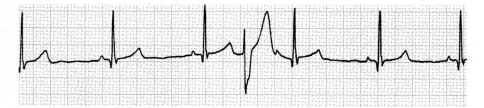

图 2.13 插入性室性异位搏动。随后的 PR 间期因逆行性隐匿传导而延长。

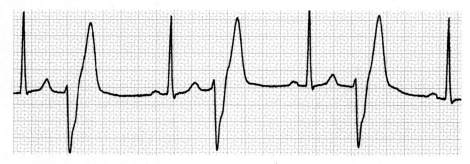

图 2.14 室性早搏二联律。

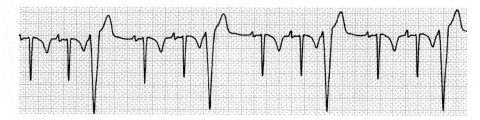

图 2.15 室性早搏三联律。

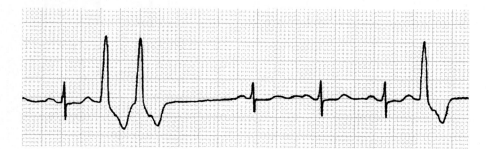

图 2.16 第 1 个窦性心搏后出现成对室性异位搏动。

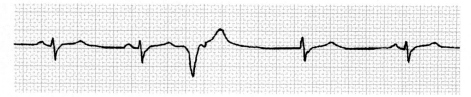

图 2.17 第 3 个心搏是一个室性异位搏动逆传至心房,产生了一个倒置的 P 波(aVF 导联)。(室性异位搏动后跟随一个交界区逸搏。)

有时室性冲动只部分传导至房室交界区,第2个来源于窦房结的冲动可能遇到部分处于不应期的房室交界区,引起PR间期延长(图2.13)。这种逆行性隐匿传导现象经常发生在插入性室性异位搏动之后。

室性异位搏动的病因和意义

室性异位搏动非常常见,成年人群中其发生频率随年龄增加而升高。室性异位搏动的病因包括急性心肌梗死、心肌缺血、高血压、既往心肌梗死引起的心肌损伤、心肌炎或心肌病、二尖瓣脱垂、瓣膜性心脏病和地高辛中毒,但更常见于无器质性心脏疾病的患者群。

有症状和(或)频发室性异位搏动的患者应寻找病因,可应用非侵入性检查,包括仔细观察12导联心电图、超声心动图和运动试验。

常规行心电图检查时偶发室性异位搏动,甚至动态心电图记录的复杂室性异位搏动(如频发、多源性、"R on T"或连发)都能在正常人出现,无病理或预后意义。另一方面,多项人群调查(主要为男性人群)发现,在运动试验中,特别是运动后即刻发生的频发室性异位搏动与5~15年随访死亡率增加(约为3倍)有关。

对于冠心病导致心肌损伤的患者,心肌损伤的严重程度与室性异位搏动发生频率相关。最近研究表明,异位搏动是患者的独立危险因素,但没有证据显示应用抗心律失常药物减少室性异位搏动数量后能改善患者预后。事实上,多种抗心律失常药物可以增加心肌梗死后室性异位搏动患者的死亡率。

一般情况下室性早搏无症状,然而有些患者确实存在症状。他们可能由于早搏引起的不规则心律、早搏后代偿性间歇、早搏后心肌收缩力增强引起症状。他们可能出现焦虑,认为不规律的心律可能是未来心脏病发作或其他心脏疾病的征象。

有些患者心脏结构正常,但存在室性异位搏动导致的明显症状,对这些患者仅安慰是不够的,以减轻症状为目的治疗是必要的。可以使用β-受体阻滞剂,特别是对于那些症状与运动相关的患者。对那些结构正常、没有冠状动脉疾病证据的患者可以应用氟卡尼。我们常建议患者不要饮用咖啡,但是对早搏的预防效果不明显。

我们将在第18章讨论急性心肌梗死相关室性异位搏动的意义。

(上官文锋　译)

第 **3** 章　逸搏

当窦性心动过缓或窦性停搏时，逸搏可产生于房室交界区或心室。与室性异位搏动相反，逸搏的联律间期要长于主导节律的周长。交界区逸搏的形态与正常传导心搏的形态相同，室性逸搏和室性异位搏动的形态相同。逸搏本身不需要治疗，当需要治疗时，可提高基础节律的心率。

时间

当窦性心动过缓或窦房结没有发放冲动时，特殊传导系统的第二级起搏点就会产生逸搏。与异位搏动相反，逸搏总是延迟出现，其联律间期长于主导节律的周长（图3.1）。区别逸搏和室性异位搏动是十分重要的，因为前者提示窦房结功能受损。逸搏本身不需要治疗，当需要治疗时，可提高基础节律的心率。

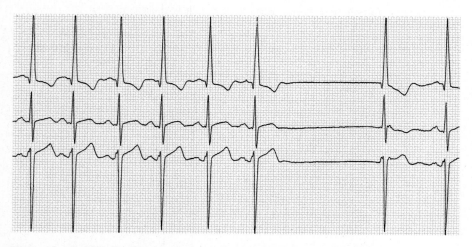

图3.1　Ⅰ、Ⅱ、Ⅲ导联。第6个QRS波后出现窦性停搏，随后出现交界性逸搏。

起源

　　逸搏常起源于房室交界区(图3.1和图3.2);也可以起源于心室(图3.3)。交界性逸搏冲动沿希氏束和束支正常传导,引起其产生的QRS波与正常窦性心律时的QRS波相似。像交界性异位搏动那样,交界区起源点可以同时激动心房和心室,产生一个逆行P波,即在Ⅱ、Ⅲ和aVF导联倒置。提前的交界区冲动传导至心室和心房的相对速度,决定了逆行P波是在QRS波之前、之后还是埋藏于QRS波之中。

　　室性逸搏和室性异位搏动的形态相似(图3.3)。

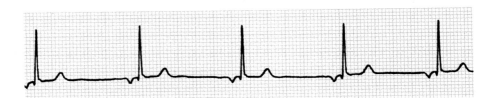

图3.2　交界性逸搏心律(Ⅱ导联)。每个QRS波前均有倒置的P波提示交界区起源点激动了心房。(这种节律也被称为"冠状窦"节律。)

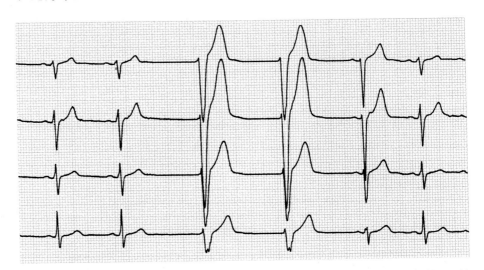

图3.3　窦性心动过缓时的室性逸搏。2个正常窦性心搏后有2个室性逸搏,随后的QRS波形状介于正常窦性心搏和室性逸搏之间,是由来自窦房结的冲动和来自室性逸搏点的冲动同时激动心室所产生的"融合波"。

(上官文锋 译)

第 **4** 章　束支和分支传导阻滞

> 　　右束支和左束支传导阻滞,以及左束支的左前分支和左后分支传导阻滞在临床上很常见。
>
> 　　完全性束支传导阻滞时QRS波时限延长至0.12s或更长。右束支传导阻滞时,在V1导联有第2个R波,形成M型QRS波。左束支传导阻滞时,V1导联没有M型QRS波,左室导联QRS波有切迹。
>
> 　　分支传导阻滞的诊断需要了解六轴参考系统。电轴左偏时,Ⅰ导联QRS波主波多为正向,Ⅱ、Ⅲ导联主要为负向。左前分支传导阻滞的诊断标准为:电轴左偏和在Ⅱ、aVF导联QRS波起始小r波,下壁心肌梗死也有电轴左偏,但在那些导联中为Q波而不是r波。

　　希氏束分为左右束支,有利于快速激动左右心室。一侧束支或其他束支传导阻滞会导致心室肌激动延迟和异常,心电图上表现为心室波时限延长和形态异常。

右束支传导阻滞

心电图表现

　　右束支传导阻滞时,右心室激动延迟,而室间隔和左室游离壁的激动正常,所以QRS波的起始部分正常(图4.1)。右心室激动延迟导致:

1.QRS波时限延长(≥0.12s)。

2.面向右室的导联(V1和V2)有第二个R波,因此这些导联存在M型QRS波。

3.左室导联和Ⅰ导联有增宽的S波。

　　不完全右束支传导阻滞的心电图特点与完全性右束支传导阻滞相似,但QRS波时限为0.10~0.11s。

病因和意义

　　右束支传导阻滞可能为孤立的先天性病变,但经常发生在先天性心脏病或其他导致右室肥厚和压力负荷增加的疾病,如呼吸道阻塞性疾病和心肌损伤。在特殊传导系统疾病的患者右束支传导阻滞也很常见。

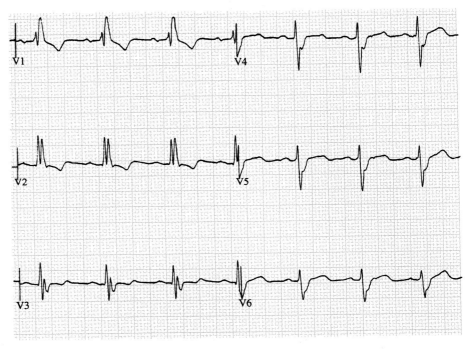

图4.1 右束支传导阻滞。V1导联QRS波呈M型,V6导联S波增宽。

　　根据目前的资料,先天性和获得性右束支传导阻滞均没有预后意义。然而,一项最近的长期随访研究显示右束支传导阻滞可使房室传导阻滞的风险增加4倍。

　　当期外收缩和室上性心动过速遇到右束支不应期时,传导至心室呈右束支传导阻滞图形。

左束支传导阻滞

心电图表现

　　左束支传导阻滞时,室间隔的激动由来源于右束支的冲动起始,其方向与正常激动的方向相反(例如从右向左),因此:

　　1.正常时左室导联QRS波起始的小负向q波被大的正向R波所代替。

　　2.左室的激动延迟,导致左室导联QRS波变为宽大、钝锉的R波,时限延长(≥0.12s)(图4.2)。

　　不完全左束支传导阻滞与完全性左束支传导阻滞心电图相似,但QRS波时限为0.10~0.11s。

　　有一个简单实用的方法可以帮助区别右束支和左束支传导阻滞。假设不存在预激综合征和全心肥大,如果正常节律(或室上性心动过速)时QRS波时限≥0.12s,那么就存在束支阻滞,如果心室QRS波在V1导联呈M型,那么就是右束支传导阻滞,如果不是,那么就是左束支传导阻滞。

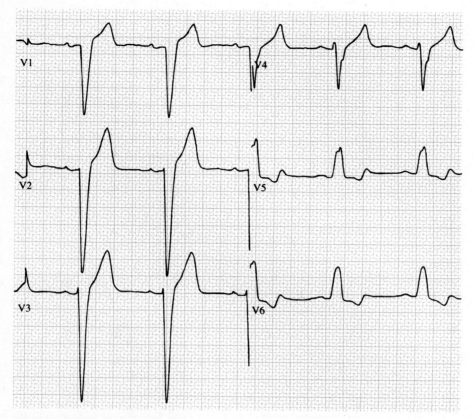

图4.2 左束支传导阻滞。V6导联有一个宽的正向波，V1导联无M型，V1导联呈QS形也是左束支传导阻滞的特点。

病因和意义

左束支传导阻滞的病因包括：冠心病或心肌病导致的心肌损伤和左室肥厚。左束支传导阻滞也可由特殊传导组织疾病引起。

新出现的获得性左束支传导阻滞与死亡率增加有关：主要为冠状动脉疾病引起的猝死。最近研究报道，其未来发生房室传导阻滞的风险将增加18倍。

室上性期外收缩和心动过速可能会遇到左束支处于不应期，传导至心室呈左束支传导阻滞图形。

左束支传导阻滞可以间歇出现。

左前和左后分支传导阻滞

左束支有2个主要分支，左前和左后分支，分别传导冲动至左室的前上和后下区域。阻滞可以发生在前或后任一分支，形成分支传导阻滞或半支阻滞。左前和左后分支传导阻滞在传导组织疾病中很常见，其中任何一支分支阻滞同时合并右束支阻滞称为双分支传导阻滞，预示着可能发生高度房室传导阻滞（第15章）。

分支传导阻滞的诊断需参照六轴参考系统。

六轴参考系统

六轴参考系统可以在额面显示六个肢体导联的方向,垂直切入身体的中心,把身体分为前后两部分(图4.3)。例如,一个向上方向的冲动会远离Ⅱ、Ⅲ、aVF导联,在那些导联产生一个负向的波,朝向aVL导联,在此导联产生一个正向的波。Ⅰ导联为零参考点,冲动的方向可通过Ⅰ导联顺时针方向(正向)或逆时针方向(负向)的度数来表达。例如,朝向aVL导联的冲动电轴为−30°,朝向Ⅲ导联的冲动电轴为+120°(图4.3)。

平均额面QRS电轴

平均额面QRS电轴描述的是心室激动时不同电活动的主要或平均方向。正常的平均额面QRS电轴在aVL导联(−30°)和aVF导联(+90°)之间。

如果电轴在aVL导联左侧(小于−30°)则认为是电轴左偏,如果电轴在aVF导联的右侧(大于+90°)则认为电轴右偏。

应用六轴参考系统,可计算出平均额面QRS电轴,可精确到几度范围之内。然而,这种精确计算是不必要的,而且大多数人都无法正确计算。通过一个简单的方法可以轻松判断电轴左偏或右偏,方法如下:

● 电轴左偏时,Ⅰ导联主波正向,Ⅱ和Ⅲ导联主波均为负向(图4.4)。这与某些传统教科书不同,Ⅱ和Ⅲ导联必须均为主波负向(例如,如果Ⅱ导联S波小于R波,则不存在电轴左偏)(图4.5)。如果Ⅱ导联正负相等,则临界电轴左偏(图4.5)。

● 电轴右偏时,Ⅰ导联主波负向,Ⅱ和Ⅲ导联主波均为正向(图4.6)。

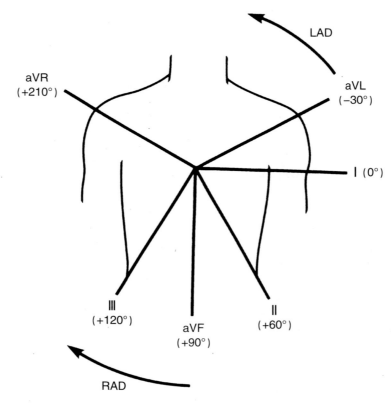

图4.3　六轴参考系统。LAD,电轴左偏;RAD,电轴右偏。

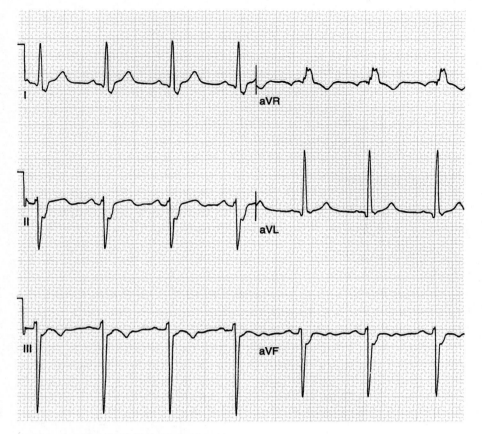

图4.4 左前分支传导阻滞引起的电轴左偏。

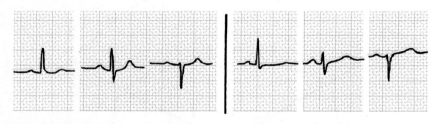

图4.5 两位患者的Ⅰ、Ⅱ、Ⅲ导联。第一位患者平均额面QRS电轴是正常的。第二位患者Ⅱ导联正负相等，是临界电轴左偏。

左前分支传导阻滞

左束支的前分支阻滞引起左室的前上部分激动延迟。心室激动最初经左后分支激动左室的后下部分，继而指向下方和右方，导致方向向下导联初始为小的正向波（例如，一个r波），例如Ⅱ、Ⅲ、aVF导联（图4.4）。

左室前上区域由来自后下区域的电冲动所激动。因此QRS综合波朝向上方（Ⅰ、aVL导联呈R波，Ⅱ、Ⅲ、aVF导联呈S波）。由于电传导是通过普通心肌而不是特殊的传导组织，因此传导会相对缓慢，导致左室前上区域激动延迟，需要通过其他部分心室激动。结果是向上的波大于初始的向下的波，平均额面QRS电轴也会向上，出现电轴左偏。

左前分支传导阻滞是电轴左偏的常见原因。其他原因包括下壁心肌梗死(图4.7)。

诊断左前分支传导阻滞必须符合2条标准:

1.必须有电轴左偏,Ⅰ导联QRS波必须为主波正向,Ⅱ、Ⅲ导联必须为主波负向。

2.心室激动的起始方向必须为向下和向右,即Ⅱ、Ⅲ、aVF导联必须有起始的r波。下壁心肌梗死也可以引起电轴左偏,但与左前分支传导阻滞相反,下壁导联的起始部分为Q波而不是r波。

左后分支传导阻滞

左后分支传导阻滞引起,左室下后部分的激动延迟,Ⅰ、aVL导联QRS波会有初始正向的r波;Ⅱ、Ⅲ、aVF导联则会有初始负向的q波;表现为电轴右偏,即Ⅰ导联主波负向,Ⅱ、Ⅲ导联主波正向(图4.6)。

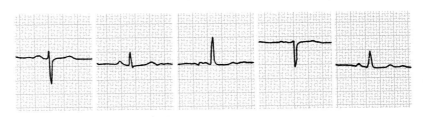

图4.6 左后分支阻滞引起的电轴右偏(Ⅰ、Ⅱ、Ⅲ、aVL、aVF导联)。

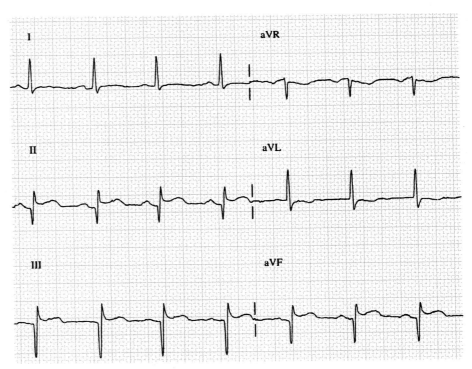

图4.7 下壁心肌梗死:下壁导联Q波导致电轴左偏,但不符合左前分支传导阻滞的诊断标准。

只有在除外其他导致电轴右偏的原因如右室肥厚或劳损、侧壁心肌梗死、或瘦高体型年轻人后才可以诊断左后分支传导阻滞。

QRS波

电轴左偏:Ⅰ导联主波正向,Ⅱ、Ⅲ导联主波均为负向

电轴右偏:Ⅰ导联主波负向,Ⅱ、Ⅲ导联主波均为正向

左前分支传导阻滞:电轴左偏+下壁导联初始r波

电轴偏移和心律失常

心律失常心电图诊断中识别电轴偏移非常重要。如上所述,右束支阻滞加左前或左后分支传导阻滞可能预示着完全房室阻滞(第15章)。室性心动过速可能来源于左前或左后分支,特点为心室波出现相应的电轴左偏或右偏(第12章)。

右室心尖部起搏导致 QRS 波电轴左偏,而右室流出道的起搏可通过电轴右偏识别。

(上官文锋 译)

第 **5** 章　室上性心动过速

多种心动过速起源于心房或房室交界区,因此从概念上来说,这些心动过速均为室上性起源:冲动通过希氏束-浦肯野系统快速激动心室,结果产生窄心室波。室上性心动过速主要分为两种类型。

第一种:房室交界区折返性心动过速。包括心房与心室之间附加的电学连接,因此,冲动会快速地在心房和心室之间循环往复传导,形成包含房室结和附加房室连接的折返环路。这些心律失常多数不合并其他心脏病理情况。

第二种:由心房内快速异常激动导致的房性快速心律失常,如心房颤动、心房扑动和房性心动过速,房室结不是心动过速发作的必要组成部分,而仅传导部分或全部心房冲动到达心室。这些心律失常常与器质性心脏疾病有关。

主要类型

多种心动过速起源于心房或房室交界,因此从概念上来说,均起源于心室以上部位。其共同点包括:由于此类心动过速均起源于束支以上水平,都需要通过特殊室内传导系统快速传导激动心室,因此,常常出现正常的窄心室波。但是,我们必须了解它们在发生机制、心电图特点及治疗方面的不同。我们应该区别对待这些心动过速,而不能将所有窄QRS心动过速都当做"室上性心动过速"处理。

室上性心动过速的类型
1.房室折返性心动过速
2.房室结折返性心动过速
3.心房颤动
4.心房扑动
5.房性心动过速
6.窦性心动过速(第1章)

心房起源或房室折返

室上性心动过速有两种类型:房室交界区折返性心动过速和房性心动过速。

房室交界区折返性心动过速

在房室交界区折返性心动过速中(第9章),心房和心室之间有一种附加的电学连接,冲动会在房室结和房室附加连接形成的环路间反复迅速传导:冲动通常通过房室结从心房传导到心室,然后通过房室附加连接从心室传导回心房。

心房和心室间的附加连接有两种类型。

旁道

在房室折返性心动过速(AVRT)中,附加连接是一种跨越心房和心室之间房室沟的心肌纤维束(图5.1)。如果房室旁道具有心房到心室的传导功能,患者会出现预激综合征(第10章)。

房室结双径路现象

在房室结折返性心动过速(AVNRT)中,房室结及邻近的心房组织在功能上分离为快传导径路和慢传导径路,即房室结双径路(图5.1):其典型特点是心动过速发生过程中房室传导通过慢径路,室房传导通过快径路。

房性心动过速

第二类室上性心动过速由心房内快速的异常激动所致,包括房性心动过速、心房扑动和心房颤动。这些心动过速的发生机制只局限于心房。与第一类室

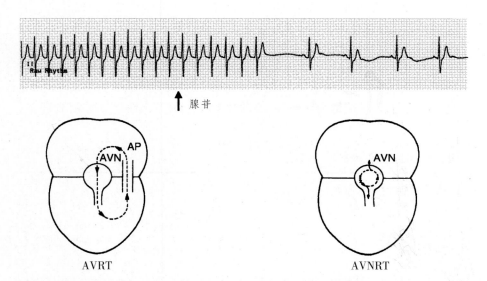

↑ 腺苷

AVRT   AVNRT

图5.1 房室交界区折返性心动过速的两种发生机制:房室折返性心动过速(AVRT)依赖于房室旁道的存在,房室结折返性心动过速(AVNRT)则依赖于房室结双径路。两种机制都可产生快速的窄QRS心动过速,且能被腺苷终止。AVN,房室结;AP,旁道。

上性心动过速相比,房室结不是心动过速发作的必要组成部分,而仅传导部分或全部心房冲动到心室(图5.2)。这类心律失常包括心房颤动(第6章)、心房扑动(第7章)和房性心动过速(第8章)。这些心脏节律紊乱常与心肌病、心脏瓣膜病或心脏外病理状态有关;而房室交界区折返性心动过速则是由于存在特殊的异常电学连接所致,可能不合并其他心脏疾病。

室上性心动过速的影响

室上性心动过速可能引起以下主要症状:晕厥或近似晕厥(特别是心律失常开始发作时),心悸,心绞痛(即使在不合并冠脉疾病的情况下),呼吸困难,疲乏,多尿(与心房钠尿肽释放有关),其他患者可能仅仅意识到发病,但没有明显的心悸甚至无任何临床症状。

患者的痛苦不仅在于心动过速发作的症状,还包括心律失常发作的不可预知性。部分患者因恐惧下次心动过速发作而害怕旅游和离家。

许多患者没有结构性心脏病,但他们害怕心律失常是心脏病发作或其他严重心脏疾患的先兆。医生需要向患者解释以消除他们的顾虑,让他们了解这只是心脏电紊乱,而不是心脏结构性疾病。

如果室上性心律失常持续时间过长且频率很快,也可能导致心力衰竭,称为"心动过速性心肌病"。恢复正常心律后可以逆转这种心力衰竭(图5.3)。

有时心动过速可能会使没有冠心病的患者发生类似典型心肌缺血患者明显的心电图变化 (图5.4)。肌钙蛋白水平的升高普遍被认为是急性心肌梗死的证据。然而,有时我们可以观察到长期心动过速而冠脉造影正常,或患者年龄和冠状动脉风险评估患冠心病可能性很低的患者肌钙蛋白水平轻微升高。室上性心动过速患者肌钙蛋白轻度升高不应视为存在心肌梗死。

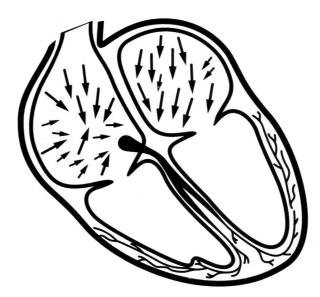

图5.2　本图描述了起源于心房内的快速异常激动导致的室上性心动过速。房室结不是心动过速发作的必要组成部分,而仅传导部分或全部心房冲动到心室。

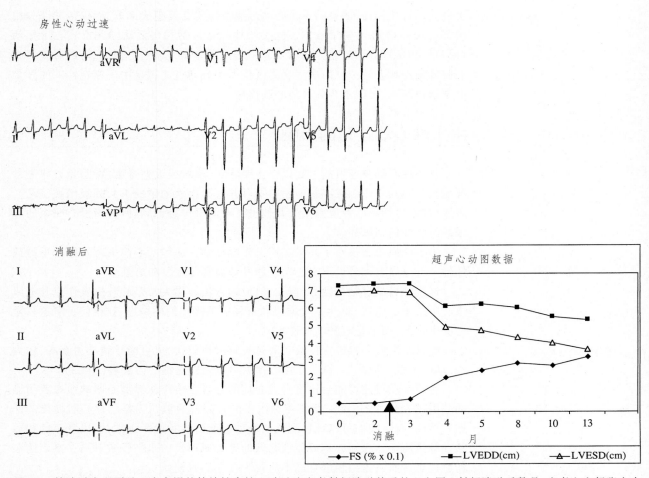

图5.3 就诊时出现严重心力衰竭的持续性房性心动过速患者射频消融前后的心电图。射频消融后数月，患者左室舒张末内径、左室收缩末内径和短轴缩短率均恢复正常。

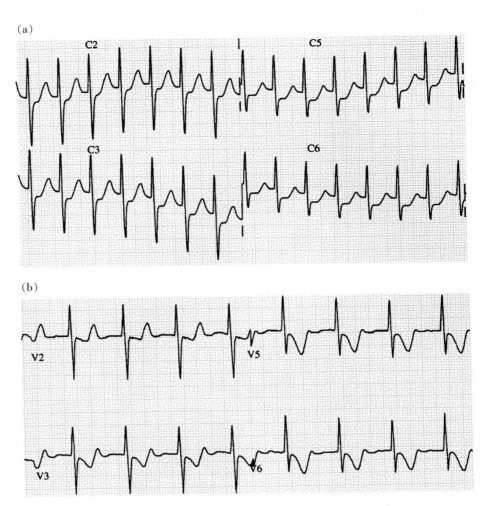

图5.4　一个冠脉造影正常的年轻女性AVRT发作时的V2~V6导联(a),随后心电图出现ST段压低和T波倒置(b)。

(王学文　译)

第 **6** 章　心房颤动

心房颤动(房颤)的特征是完全不规则的心室节律和P波消失,可能为阵发性、持续性或永久性。其病因包括高血压、心肌梗死、心肌病、心脏瓣膜病、甲状腺功能亢进、病窦综合征和饮酒,一般为特发性。其发病率随着年龄的增加而升高:一生中出现这种心律失常的概率约为26%。

治疗方面应当根据心律失常的病因、临床影响及相关风险确定个体化方案。尽管复律通常可使房颤转为窦性心律,但房颤经常会复发。氟卡尼、胺碘酮和索他洛尔可能会终止和(或)预防房颤发作,而地高辛无此作用。钙拮抗剂或β-受体阻滞剂主要用于控制房颤患者的心室率;地高辛对于心室率的控制效果欠佳,特别对运动时心室率。

应用CHA$_2$DS$_2$VASc评分系统对血栓栓塞的危险进行分层,以指导非瓣膜性房颤的治疗方案的选择:阿司匹林、口服抗凝药物(如华法林或达比加群酯)或左房封堵装置。

心房颤动是最常见的心律失常。事实上,随着人均寿命的延长,特别是心脏病患者存活时间的延长,房颤的发病率正不断上升。

我们应当熟悉这种心律失常的各种病因和临床表现,明确对这种节律紊乱的处理应当根据其病因、相关风险和症状不同采取个体化治疗方案。

心电图特点

房颤时心房激动频率为350~600次/分,主要由心房内电活动随机循环形成的多重子波所导致。这种心房快速电活动会使心房丧失有效收缩功能。

心房激动

心房颤动过程中快速而无序的心房激动导致极为快速、微小、不规则的心房波。不同患者、不同心电图导联心房波的振幅都会有所不同:一些导联上f波可能不很明显,而在其他导联,特别是V1导联,粗大f波可能会被认为心房扑动发作,但其心房激动的频率常明显快于心房扑动时心房频率(图6.1和图6.2)。显然,心电图上不会出现P波。

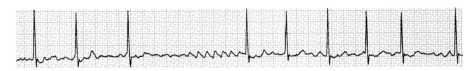

图6.1　心房颤动时典型f波和绝对不规则心室节律。

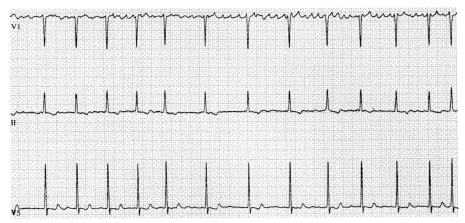

图6.2　心房颤动：V1导联出现粗大的f波，Ⅱ导联f波比较细小，V5导联则看不到f波。心室率绝对不规则。

房室传导

　　幸运的是，房室结不会将每次的心房激动都传导至心室，否则可能会导致心室颤动！一些心房激动被完全阻滞，只有一部分心房激动会通过房室结传导下去。这一过程称为"隐匿性传导"，导致心室率完全不规则这一房颤的典型特征。

　　P波消失，有时甚至f波也看不到，以及心室节律完全不规则为房颤的主要标志。房颤合并快速心室率经常被误诊，但是，如果牢记其特征性的不规则节律，则不会犯这种错误（图6.3）。但是，如果发生完全性房室传导阻滞，患者的心室率会表现为缓慢而规则（图6.4）。

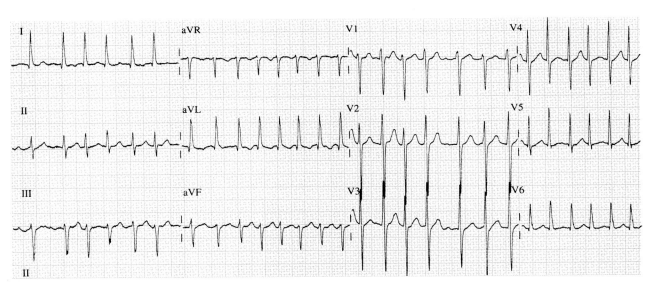

图6.3　心房颤动合并快速心室反应（心率180次/分）。心室率绝对不规则。f波不明显。

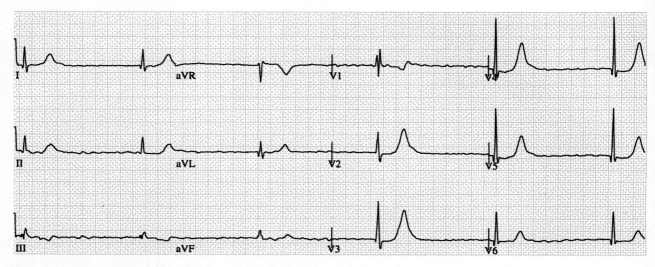

图6.4 心房颤动合并完全房室传导阻滞。心室率规则，频率为39次/分。

心房颤动的心室率主要依赖于房室结的传导能力，而房室结主要受自主神经系统影响。交感活性增强以及迷走张力减弱时房室传导能力增强。其典型表现为，当患者活动时心室率可增加至200次/分，而在休息或睡眠中时，心室率则明显减慢。

无论其心率快慢，房颤的典型特征是心室率绝对不齐。

心室内传导

心房颤动时心室波群时限通常正常，除非合并束支传导阻滞（图6.5）、预激综合征（第10章）或室内差异性传导，即频率依赖性束支传导阻滞。

室内差异性传导

室内差异性传导是双侧束支的不应期不同所致。提前的心房冲动可能在一

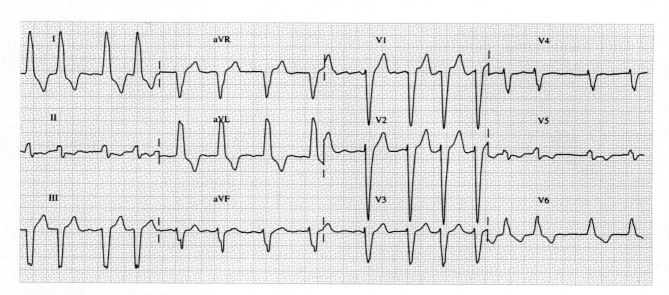

图6.5 心房颤动合并既往左束支传导阻滞，心室率绝对不规则。

侧束支处于上一次心动周期的不应期而另一侧束支能够传导的情况下下传心室,会导致单侧束支传导阻滞的心室波形。由于多数情况下右束支不应期更长,因此,差异性传导通常表现为右束支传导阻滞。束支不应期持续时间与上一次心动周期长短有关,因此,差异性传导常在长周期后的短周期时发作(图6.6和图6.7),即"Ashman现象"。这种连续的异常传导有时会被误诊为阵发性室性心动过速(图6.10),房颤即使频率较快时,心动周期仍然明显不规则,房颤过程中怎么会出现"一阵"第二种心律失常?

触发

房颤常由房性期前收缩所触发(图6.7)。有时心房扑动或房室折返性心动过速也会恶化为房颤。

心房颤动的心电图特点
心房激动:
P波消失
多个导联可见f波
心室激动:
绝对不齐
QRS波时限正常,除非合并持续性或频率依赖性束支传导阻滞

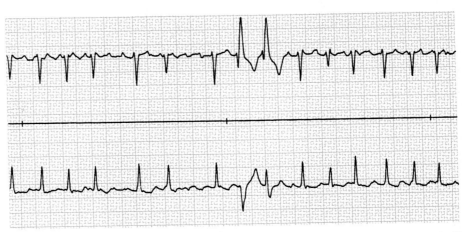

图6.6 心房颤动,7个正常下传的心室波形后出现两个右束支传导阻滞图形的心室波(第一行为V1导联)。

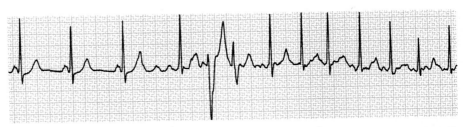

图6.7 一个异位的心房激动发生在第3个窦性心搏的T波上而诱发房颤,房颤时第2和第3个心室波为差异性传导。

病因

　　房颤最常见的病因为心肌梗死、高血压或心肌病所致的心肌损伤、心脏瓣膜病、甲状腺功能亢进和病窦综合征。部分病例房颤为特发性，即没有明确的病因。

　　冠状动脉性疾病，比如冠状动脉狭窄，本身不会导致房颤。然而，急性或陈旧性心肌坏死均会导致房颤，而这种心律失常本身也是大面积心肌损伤的标志。

　　上述病因中的大部分都可以通过临床检查、心电图和超声心动图确定或排除。测定血清甲状腺素和促甲状腺激素对排除甲状腺功能亢进是必需的。动态心电图检查有助于确定是否存在病窦综合征。

心房颤动的病因

特发性，病因不明（常见）

心源性
　　急性和陈旧性心肌梗死
　　扩张型和肥厚型心肌病
　　高血压
　　心肌炎和心包炎
　　心脏瓣膜病，特别是风湿性二尖瓣疾病
　　房间隔缺损
　　心脏和胸部外科手术
　　缩窄性心包炎
　　病窦综合征
　　房室交界区折返性心动过速
　　预激综合征

非心源性
　　甲状腺功能亢进
　　慢性阻塞性肺疾病
　　胸腔感染
　　肺癌
　　肺栓塞
　　急、慢性酒精滥用
　　肥胖
　　高运动耐力的体育训练
　　家族性，遗传性（少见）

患病率

　　房颤的发病率随着年龄的增长而升高。一项针对英国男性公务员的调查研究发现，房颤在40~49岁、50~59岁和60~64岁人群中的发病率分别为0.16%、0.37%和1.13%。英国普通门诊中65岁以上人群房颤总体发病率约为3.7%。

　　Framingham研究发现，65~74岁的男性老年人群中房颤发病率为7.8%；75~84

岁男性人群中发病率增加至11.7%。约26%的人一生中可能发生房颤。即使在不存在心力衰竭或心肌梗死的人群中,其相关风险也达15%。男性房颤的发病率约为女性的1.5倍。

预后

房颤预后的决定因素为是否存在结构性心脏疾患。例如,由于房颤常常是广泛心肌损伤的结果,因此,心肌梗死所致房颤者预后不良。多个研究表明,特发性房颤预后较好。

分类

- 阵发性:房颤7天内自行终止,常在48小时内。
- 持续性:房颤持续,但转复后可以维持窦性心律。
- 永久性:房颤持续超过1年,由于无法维持窦律或复律失败。

孤立性心房颤动

孤立性心房颤动,即特发性房颤,多见于年轻患者(<60岁)。虽然预后较好,而且系统性栓塞的发生率低(发病15年以上约为1.3%),但是孤立性房颤可能导致患者明显不适症状,甚至极度焦虑。就像继发性房颤,可能为阵发性或持续性。

阵发孤立性心房颤动

部分患者仅发作一次或偶尔发作房颤,而其他患者则频繁复发,甚至每天发作数次。这种阵发性房颤可能持续数十小时或仅持续数秒钟(图6.8)。随着时间的推移,在部分患者中,房颤可能会进展为持续性。研究表明,房颤的发作可能导致心房电学特征改变,从而促进房颤的维持,该过程称为"电重构"。

房颤患者常常感觉到明显的不适(第5章),但一些患者甚至包括房颤频繁发作和伴快速心室率的患者却可能没有症状,或仅感觉到心率加快而无其他不适。

少数患者房颤发作可能有明显诱因,如运动、呕吐、饮酒或劳累等。某种阵发孤立性房颤与迷走神经活性增加有关,常常在休息或睡眠过程中发作(图6.9)。

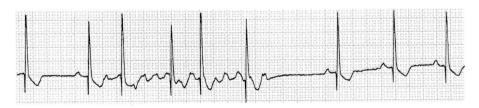

图6.8　短暂房颤发作心电图。

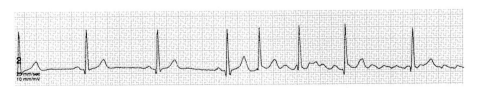

图6.9　休息状态下窦性心律时突发房颤:心室率50次/分。

处理

房颤的处理措施包括：确定病因，转复窦性心律或控制心室率，以及预防系统性栓塞。

房颤的干预措施
确定病因
采取心率控制或节律控制策略
预防系统性栓塞

系统性栓塞

房颤时左心耳内血流淤滞，从而导致血栓形成和系统性栓塞，应特别注意房颤相关卒中风险。血栓栓塞也可能发生在四肢及腹腔脏器。

房颤时血浆纤维蛋白原和纤维蛋白第二聚体（D-dimer）水平升高，而复律后则恢复至正常，表明房颤可能导致"高凝状态"。

现已证实，维生素K抑制剂华法林能够显著降低血栓栓塞风险，新型凝血酶抑制剂如达比加群酯、Xa因子抑制剂阿哌沙班和利伐沙班也有类似作用。阿司匹林预防血栓栓塞的效果明显劣于华法林（例如两药降低卒中风险分别为19%和70%）；近期的一项研究质疑阿司匹林预防房颤患者血栓栓塞的疗效，此外与华法林相比，阿司匹林未能降低出血风险。

可能降低房颤相关系统性栓塞的措施
维生素 K 抑制剂，如华法林
直接凝血酶抑制剂，如达比加群酯
Xa 因子抑制剂，如阿哌沙班
阿司匹林（疗效明显劣于上述药物）

虽然房颤所致的缺血性卒中主要归因于左房的血栓形成，但是大约25%房颤患者的脑卒中是由于脑血管病或颈动脉、主动脉根部的动脉粥样硬化斑块所致。

风险评估

风湿性二尖瓣疾病合并的房颤脑卒中风险很高（约15倍），应考虑应用华法林治疗。

非风湿性原因导致的房颤，主要包括心力衰竭和高血压，也有较高的脑卒中风险（约5倍），年发生率约为5%。既往系统性栓塞病史者具有更高的风险。另一方面，孤立性房颤患者年栓塞风险低于1%。

血栓栓塞风险与房颤类型即房颤是阵发性还是持续性无关。

目前有两种整合多种危险因素的评分系统用于非瓣膜性房颤患者脑卒中的风险评估。

CHADS$_2$评分

C为心力衰竭,H为高血压病史,A为年龄≥75岁,D为糖尿病,S为脑卒中或短暂脑缺血发作(TIA)病史。除最后一项计2分外,每个危险因素计1分。

0分、1分和2~6分分别对应低、中、高危。如果积分≥2分应考虑抗凝治疗。积分≤1分时,推荐不予干预或仅口服阿司匹林。

然而,部分CHADS$_2$积分≤1分的患者也可能有较高的卒中风险,因此,这部分患者需要更加复杂的评分系统来评估其风险。

CHA$_2$DS$_2$VASc评分

如上所述,C为心力衰竭,H为高血压病史,A为年龄≥75岁,D为糖尿病,S为卒中或短暂脑缺血发作(TIA)病史,年龄≥75岁或卒中、短暂脑缺血发作病史计2分,其他每项危险因素计1分。

附加因素包括:V为血管疾病(心肌梗死、主动脉粥样硬化斑块、周围动脉疾患),A为年龄65~74岁,S为性别(即女性)。每项附加因素计1分。

0分表示极低危,不需抗凝治疗;1分为中危(年卒中风险1.3%),考虑口服抗凝治疗;≥2分为高危(评分2分时年卒中风险为2.2%,超过5分时年卒中风险升高至10%),强烈建议口服抗凝治疗。

口服抗凝药物

华法林

华法林为维生素K拮抗剂,广泛用于临床治疗,但有许多缺点。用药过程中需要定期进行血液检测以调整华法林剂量,维持国际标准化比值(INR)在治疗水平(2到3之间)。相当比例的患者不能使INR水平维持在治疗范围内。多种药物与华法林相互作用影响其代谢,导致其抗凝活性增强,包括抗生素、抗癫痫药物、部分他汀类药物、胺碘酮、他莫昔芬和酒精。与阿司匹林合用可能使出血风险升高。由于存在这些缺点,有时医生可能不愿意使用华法林,患者有时也会拒绝服用此类药物。

患者如应用华法林预防房颤相关系统性栓塞,在外科手术前需要暂时停用。临床上常与肝素进行"桥接"治疗。但是,肝素常常导致出血和术后血肿。其实临床上不是必须进行"桥接"治疗,外科手术前3天停用华法林,术后3天重新开始应用即可。

新型抗凝药物

最近,临床上已经开始应用固定剂量的直接凝血酶抑制剂和Xa因子抑制剂,这些药物不需血液监测来评价疗效。目前研究提示这两种药物至少与华法林等效,出血风险并不高于华法林(特别是颅内出血),而与其他药物几乎不会相互作用。虽然临床试验结果令人鼓舞,但目前临床应用经验十分有限。

直接凝血酶抑制剂

研究显示,达比加群酯,150mg、每日2次的剂量在预防缺血性卒中方面的疗效优于华法林，而110mg、每日2次的疗效也不劣于华法林。与华法林相比，此类药物在口服后2小时内达到治疗水平，2天内达到稳态。达比加群酯主要由肾脏排泄，禁忌证为严重肾损害或明显活动性出血。对于年龄在80岁以上的患者，或正在服用维拉帕米或出血风险较高的患者，应减量至110mg、每日2次。对于中度肾功能损害的患者，推荐的剂量为口服75mg、每日2次。

在英国，新型抗凝药物如达比加群酯已获应用许可，但需要在告知患者其相比华法林的优缺点后应用。但是，对于CHA_2DS_2VASc评分2分的女性、年龄65~74岁而无其他心血管危险因素的患者现仍未获应用许可。

此类药物主要的不良反应为轻度消化不良和腹泻，此外不能与酮康唑、环孢素、伊曲康唑或他克莫司等药物合用。与决奈达隆、胺碘酮之间的相互作用也曾有报道。

在择期手术前应停用该药2天；如果患者存在肾功能损害可使药物清除率下降，这些患者需要停用3~4天。该药无特效拮抗剂。如果从华法林转为服用达比加群酯，应在INR低于2.0时开始应用。

Xa 因子抑制剂

利伐沙班只需要服用每日1次基础量（20mg）。阿哌沙班的剂量为5mg，每日2次。

出血风险

我们在评价抗凝治疗的获益时应当权衡其出血风险。一些使出血风险增加的危险因素已经整合至"HAS-BLED"评分系统，用于预测个体出血风险，包括高血压、肝或肾功能异常、卒中、出血病史或出血倾向、INR值波动、老年（>65岁）、药物（如阿司匹林、非甾体类抗炎药、类固醇类、酒精）。合并三个以上危险因素提示高出血风险。有报道认为糖尿病和心力衰竭为附加危险因素。

出血评分系统中的多个危险因素与脑卒中相同，即卒中风险越高，出血风险越大！然而，对多数患者来说，卒中风险要显著高于出血风险。高出血风险的患者需要更严密地监测INR值，当然，如有可能，应停用增加出血风险的相关药物。少数栓塞风险很低而出血风险很高的患者不应进行抗凝治疗。

缺血性卒中的抗凝治疗

目前建议短暂脑缺血发作第1天、中度卒中3~5天后以及严重卒中2周后开始抗凝治疗。

抗凝不耐受

最近，经皮左心耳封堵术已经用于高血栓栓塞风险而存在抗凝禁忌或由于某种原因不能耐受抗凝的非瓣膜性房颤患者。该器械需要穿刺房间隔后植入。左心耳封堵术成功率高，早期的经验令人鼓舞，但可能出现一些少见并发症，如心脏压塞、卒中和器械相关栓塞。

节律管理

房颤治疗策略的选择取决于最终目标是控制心室率还是维持窦性心律，该策略分别称为"心率控制"和"节律控制"。一般来说，心率控制较节律控制更容易。

房颤导致心室收缩前心房收缩的丧失，且常合并快速心室率，使心输出量下降。因此,人们希望维持患者窦性心律,不希望非持续性或阵发性房颤持续存在。但是,几项大规模研究提示,节律控制在患者死亡率、住院率和生活质量等方面的效果并不优于心率控制。但是,这些研究入选的患者多为老年,且合并多种心血管疾病,其研究结果不适用于所有房颤患者。例如,年轻的阵发孤立性房颤患者常有明显症状,从节律控制策略中获益更大。

虽然有研究表明节律控制策略不优于心率控制策略,但许多患者未能达到长期窦性心律的维持。节律控制的患者很可能从中获益。这一观点得到了近期及以往的一些研究的支持,其结果显示维持窦性心律可以改善生活质量和运动能力。如果安全、相对廉价的治疗可以长期维持正常心律,确实应放弃心率控制策略!

并非所有房颤患者的治疗策略都相同,部分患者即使在有效的心率控制下仍有明显不适症状,而在窦性心律时则症状明显改善。另一些患者,包括那些治疗前无症状的患者,心率控制策略疗效很好。因此,房颤的治疗需要个体化。

临床上节律控制策略失败并不少见,这使我们不得不采取心率控制策略,但是,在存在明显症状的患者中,为维持正常心律采取"激进"方案也是合理的。

心率控制

很多药物能够延缓房室结传导(称为负性变时作用)而降低房颤患者的心室率。

钙通道拮抗剂

静脉应用维拉帕米能够快速有效抑制房室传导,因此,能够在数分钟内控制房颤伴快速心室反应。然而,该药物对于转复窦性心律无效,而且有证据表明,维拉帕米反而有利于房颤的维持。

口服维拉帕米(每天120~240mg)通常可以有效地控制房颤患者的心室率,包括在静息和运动的情况下。

地尔硫䓬(不是二氢吡啶类钙通道拮抗剂硝苯地平和氨氯地平)具有类似于维拉帕米的作用。该药的长效制剂口服应用,每日剂量为200mg或300mg。

建议在心力衰竭患者中避免或谨慎应用这些药物。

β-受体阻滞剂

应用β-受体阻滞剂与钙通道拮抗剂的获益相似。

地高辛

口服地高辛广泛用于控制房颤的心室反应。该药物作用时间持久,且有正性肌力作用。然而,地高辛常常不能满意地控制静息状态下心室率,即使达到了合适的血浆浓度,其对劳力时心室率的控制常常无效。地高辛不良反应较常见(见第19章)。高龄、肾功能不全或电解质紊乱、加用其他药物可能导致正常治疗剂量时地高辛的毒性作用。

静脉应用地高辛对迅速降低房颤时快速心室反应效果不佳。地高辛对于终止或预防房颤无效。考虑到地高辛的局限性,房颤伴快速心室反应的治疗推荐应用钙通道拮抗剂或β-受体阻滞剂,不建议使用地高辛。

心率控制的评估

需要牢记的是,虽然静息时的心率控制可能令人满意,但是,在运动时常常会发生不适当的快速心室反应。我们最好应用动态心电图来评价是否达到心率控制目标。心室率控制满意的标准为静息状态下60~80次/分,中度体力活动时90~115次/分。

最近,有研究将"宽松心率控制"策略,即静息状态下心室率控制目标为低于110次/分,与标准的"严格心率控制"进行了比较。结果提示"宽松心率控制"与"严格心率控制"疗效相似。虽然"宽松心率控制"策略对无症状房颤患者可能易于接受,但良好的心率控制对于有明显症状如呼吸困难、心悸以及心脏功能较差的患者更加重要。

快速和缓慢心室率

一些房颤患者白天存在很快和缓慢的心室反应(睡眠时房颤伴缓慢心室率为正常)(图6.10和图6.11)。如果需要应用房室结阻滞药物来控制患者的快速心率可能有时需要心室起搏治疗。

部分房颤患者可能合并房室结传导功能障碍(图6.12),导致运动时不能相应增加心室率:即"变时功能不全"(第16章)。频率适应性起搏器(第23章)可增强运动适应能力。

心力衰竭

对于房颤合并心力衰竭的患者需要特别关注。持续而快速心室率可能导致心力衰竭恶化,甚至可以诱发心力衰竭。

如上所述,部分患者可能由于房室结传导功能障碍而出现变时功能不全,可能为患者自发或药物因素,如β-受体阻滞剂。因此,应预防患者运动时因无法适

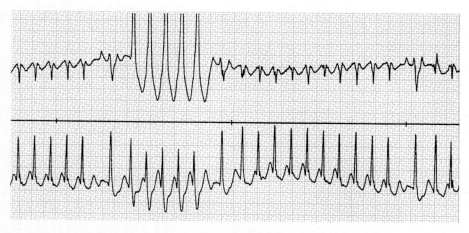

图6.10 房颤伴快速心室反应。第7至11个心室波为差异性传导。

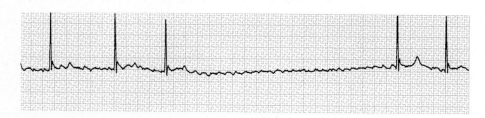

图6.11 图6.10同一患者,夜间出现非常缓慢心室率。

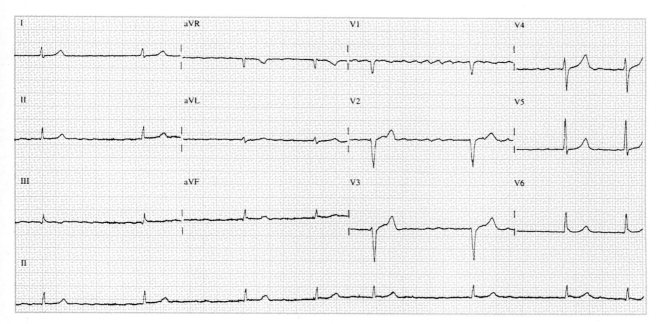

图6.12 未应用房室结阻滞药物时房颤伴缓慢心室率(45次/分)。

当增加心率而出现的运动耐力受限。

节律控制

药物复律

静脉治疗

如果房颤是7天内新近发生的,静脉应用氟卡尼、普罗帕酮、索他洛尔和胺碘酮可以转复为窦性心律。对于合并心力衰竭或心室功能严重受损的患者,只能应用胺碘酮,其他药物可能导致心功能恶化并可能诱发室性心律失常。转复窦性心律的比例不超过2/3。胺碘酮通常需要24小时左右起效(第19章)。

氟卡尼和普罗帕酮有时无法转复窦性心律,但能减慢心房率并因此将房颤转复为房扑或房速。由于此时房室结能够传导大部分或全部的心房激动,因此心房频率的下降反而会导致心室率明显加快(第19章),有时可能需要紧急电复律。

多非利特和伊布利特是具有Ⅲ类抗心律失常药物作用的新型药物(第19章)。现已证明,二者对新发房颤的终止有一定效果(对心房扑动的转复成功率更高),但是,这些药物诱发尖端扭转室速的风险明显增加(第13章)。目前,这两种药物未被批准在英国使用。

维那卡兰(Vernakalant)是一类特异性作用于心房肌发挥其电生理作用的新型药物。该药经静脉应用可在数分钟内使约50%新发房颤患者转复为窦性心律。

值得注意的是,约一半的新发房颤会在8小时内自行终止。因此,患者转复窦性心律有时可能不是抗心律失常药物的作用!

无效的药物

地高辛对恢复窦性心律无效,有证据表明,该药可能通过缩短心房肌不应期而促进房颤的维持。β-受体阻滞剂和钙通道拮抗剂虽然对降低房颤的心室率有效,但不会使其恢复窦性心律。

口服药物

氟卡尼和普罗帕酮对预防房颤复发有一定效果，但静脉应用有一些相似的禁忌证。它们不宜用于心功能不全或冠心病患者，对于心房扑动患者最好与β-受体阻滞剂或钙通道拮抗剂同时使用，因为转复房扑过程中心房率的下降可能导致非常快速的心室率。笔者倾向于应用氟卡尼，推荐该药作为心室功能正常患者的一线用药。

β-受体阻滞剂很少用来预防房颤，但是对劳累诱发或甲状腺功能亢进所致房颤可以应用。一些研究表明同时具有Ⅲ类抗心律失常作用的索他洛尔（第19章）对于预防房颤发作比其他β-受体阻滞剂更有效，但是应避免用于QT间期延长的患者。

胺碘酮对预防房颤发作疗效最好，但是由于其不良反应发生率较高，目前仅用于有明显症状且对上述药物无效或无法应用上述药物的患者。对于心力衰竭患者可以作为一种治疗选择。

决奈达隆是胺碘酮的衍生物，由于该药物存在一些心脏和心脏外的不良反应，目前仅推荐作为二线药物用于临床病情稳定的阵发或持续房颤患者复律成功后窦性心律的维持。

奎尼丁用于预防阵发房颤已经多年。但是，一项荟萃分析表明，这种药物可能增加房颤患者的死亡率，推测可能与其致心律失常作用有关，现已不再应用。

地高辛可缩短心房不应期，可能增加房颤发生风险。没有证据表明该药可用于预防房颤。

上游治疗

血管紧张素转换酶（ACE）抑制剂、血管紧张素受体拮抗剂（ARB）、他汀类药物、ω-3脂肪酸和食用鱼类可能降低房颤的发生。心脏外科术后应用秋水仙碱可显著降低心脏手术后房颤的发生率。

"单片复方制剂"治疗方案

为了避免每天服用药物，"单片复方制剂"治疗方案可用于阵发房颤且发作不频繁的患者。在快速房颤初始发作时单次口服氟卡尼200mg或普罗帕酮600mg。如在2~3小时内恢复为窦性心律则认为成功转复。这种策略对房颤发作持续时间较长的患者可能有用，可以避免住院治疗。但是，部分阵发房颤患者可能有不适症状，仅用"单片复方制剂"治疗常常不够。此外，这些药物不能用于冠心病或心室功能不全患者，由于其有导致房扑或房速合并极快心室率的可能，应同时合用房室结阻滞药物即β-受体阻滞剂或钙通道拮抗剂。

电复律

大部分房颤患者都可以通过电复律恢复窦性心律（第21章）。然而，心律失常容易复发。房颤复发的危险因素包括房颤持续时间较长、心力衰竭、左房明显扩大和年龄。转复后一年仍保持窦性心律的患者不超过1/4。

合用药物如氟卡尼、索他洛尔、普罗帕酮，特别是胺碘酮有助于降低电复律后房颤的复发。这些药物存在不良反应，如果患者转复窦性心律获益很大且需要长期维持窦性心律时，应用这些药物可能增加再次转复的成功率。地高辛可能增加房颤的复发率。

由于转复窦性心律只能使少数患者长期维持窦性心律，转复窦性心律策略应该用于那些近期发作房颤（12个月以内）、房颤原因不明或导致房颤的病因已经去除或自限的患者。如果房颤再次复发，应在应用抗心律失常药物基础上，对于有明显房颤相关症状的患者进一步尝试复律。

一些报道显示,约1/3房颤患者转复窦性心律后维持窦性心律的持续时间超过12~24个月。在难治性房颤患者中,即使持久性房颤,也应考虑复律治疗,因为患者仍然有较小的机会能够转复和维持正常心律。

目前经静脉复律治疗已经成为恢复窦性心律的成熟方法(第21章)。研究提示静脉复律比经胸复律成功率更高,特别是体重较大的患者。

多数患者可行择期复律,但对于血流动力学不稳定的患者应该紧急行复律治疗。

复律前后的抗凝治疗

复律可能导致左房已经存在的血栓脱落引起系统性栓塞。此外,复律后由于心房机械活动三周内未恢复和复律本身可能增加血液的高凝状态而导致新的血栓形成。因此,血栓栓塞也可能在复律后数周内发作。除非紧急复律,对房颤持续时间超过24~48小时的患者应服用华法林使INR达到2.5再进行复律,复律后维持抗凝治疗至少4周。心房机械功能受损(即心房顿抑)也出现在药物复律后。

如果需要紧急复律治疗,应进行经食管超声心动图检查排除左房内血栓或血流淤滞,心房内血流淤滞的征象是自发回声增强和心耳内血流减慢。如果需要进行紧急复律治疗,应当在复律前后应用肝素,随后口服华法林。

达比加群酯对于预防复律相关的卒中与华法林同样有效。

“难治性”房颤

胺碘酮

胺碘酮是一种强效抗心律失常药物,当其他药物治疗失败时,能够用来维持窦性心律或控制房颤的心室率。但是,考虑到其不良反应,该药仅用于其他药物治疗失败、高龄和心功能严重损害的患者,这些患者由于其预后较差,长期应用胺碘酮的副作用可以不作为主要考虑因素。

导管消融治疗

经静脉导管消融方法在左房内发放射频能量,已经广泛用于阵发性房颤和部分持续性房颤患者的房颤预防,我们将在第25章进行讨论。有时在外科手术过程中也可以进行外科房颤消融。

房室结射频消融对于症状严重、抗心律失常药物无效或不能耐受的患者是一种选择(第25章)。这种治疗需要起搏器植入和长期应用口服抗凝药物,房室结射频消融对于控制房颤患者症状非常有效,多项研究表明这种方法可提高患者的生活质量,且不需要抗心律失常药物治疗。

(王学文　译)

第 **7** 章 心房扑动

典型心房扑动(房扑)是一种由右心房内折返导致的常见心律失常,折返方向通常为逆时针。房扑可能是阵发或呈持续性。心房活动为固定频率300次/分的F波。F波常常交替下传使心室率接近150次/分。许多心电图导联心房波之间没有等电位线,而在Ⅱ、Ⅲ和aVF导联可见特征性锯齿形F波。然而,在V1导联心房活动常为不连续的心房波。

房扑和房颤具有相似的病因,常为特发性。抗心律失常药物常常无效,有时可能会导致心室率加快。心脏复律和导管消融都是一线的治疗方法。血栓栓塞风险评估同心房颤动。

典型心房扑动

这种心律失常由围绕右心房的反复折返激动所致。通常,冲动沿房间隔向上传导,随后沿右房侧壁向下传导形成折返(图7.1)。左房由来自右房的冲动所激动。房扑可能为阵发性或持续性。

心电图特点

典型心房扑动的心房电活动频率约为300次/分。许多导联等电位线消失,Ⅱ、Ⅲ和aVF导联可见特征性锯齿形F波。但是在某些导联,特别是V1导联,心房活动常表现为不连续的心房波(图7.2)。

一般来说,典型房扑的心房激动一般在右心房内沿逆时针方向折返,F波在Ⅱ、Ⅲ和 aVF导联呈负向波,在Ⅰ导联呈低电压波形,V1导联呈正向波(图7.2)。少见情况下,冲动沿顺时针方向折返,F波在下壁导联呈正向波,V1导联呈负向波(图7.3)。

不典型心房扑动

不典型房扑心房率较快,为350~450次/分,这种房扑峡部消融无效 (见下文),不能被快速心房起搏所终止。

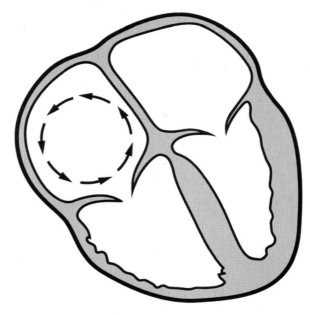

图7.1　典型房扑:右心房内逆时针折返。

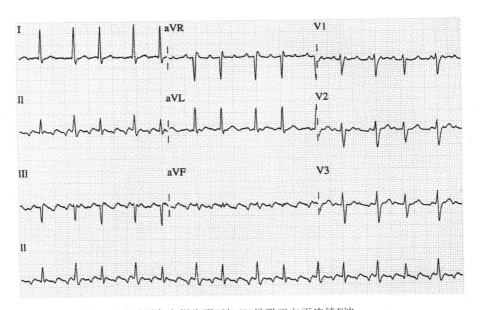

图7.2　典型房扑:下壁导联负向锯齿形F波,V1导联正向不连续F波。

房室传导

　　和心房颤动一样,房扑的心室率取决于房室结的传导功能。常见的是F波交替下传心室,使心室率接近150次/分(图7.4)。房室结阻滞药物,通过降低房室结功能或在夜间增强迷走神经活性可能导致较高程度的房室阻滞(图7.5)。运动可使交感神经活性增加,可能增强房室结传导导致房室1:1传导,使心室率达到约300次/分(图7.6)。

　　房室阻滞程度较高时,心房激动显然容易识别,房扑容易诊断(图7.7)。然

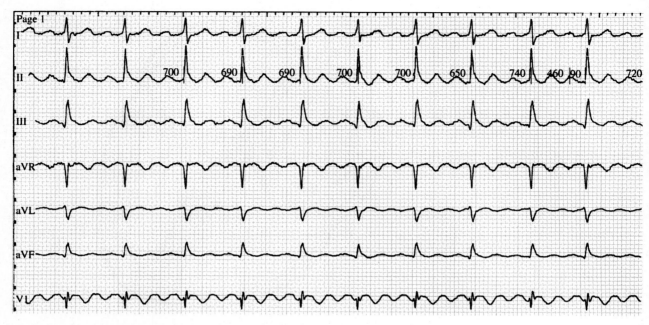

图7.3 右心房内冲动顺时针折返的非常见型典型房扑。

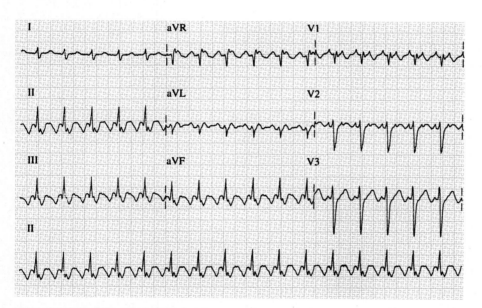

图7.4 心房扑动伴2:1房室阻滞，肢体导联可见典型锯齿形F波，V1导联可见不连续的心房波，每一个QRS波前存在F波，之后有另一个F波和T波重叠。

而，在2:1房室传导时，心室的T波可能与F波重叠，掩盖心房活动的特征，可能误诊为窦性心动过速(图7.8)。如果静息心率为150次/分，我们应考虑到房扑的可能。颈动脉窦按摩或使用腺苷可暂时阻断房室传导而有助于诊断(图7.9)。

心室内传导

房扑时心室的QRS波时限多正常，除非合并束支传导阻滞、室性预激或室内差异性传导。

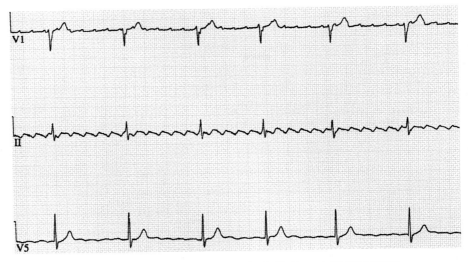

图7.5　心房扑动伴缓慢心室率,下壁导联可见锯齿形F波,V1可见不连续F波。

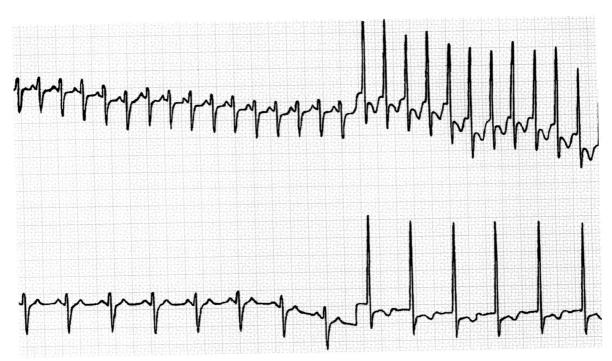

图7.6　V1和V4导联连续记录:在上面的心电图中,心室率为300次/分,提示房扑伴1:1房室传导。下面的心电图为颈动脉窦按摩的结果,此时心室率减半,在V1导联上可见F波,其中一个位于QRS波前,另一个与T波融合。

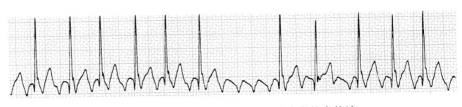

图7.7　第6个心动周期房室传导阻滞暂时加重时,可见清晰的房扑波。

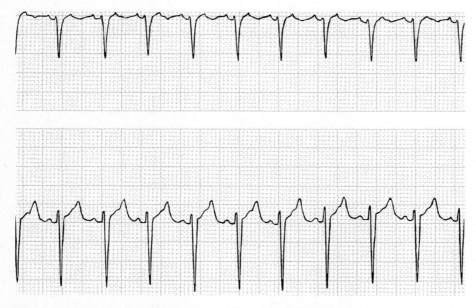

图7.8 同步记录的V1和V2导联，依据V1导联可以诊断房扑(交替出现F波重叠于T波起始处)，V2导联则类似于窦性心动过速。

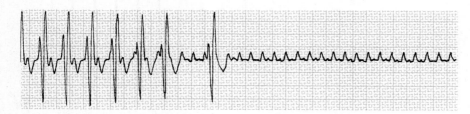

图7.9 使用腺苷数秒后出现完全性房室传导阻滞，显示出房扑波形。

心房扑动典型心电图

心房波

频率为300次/分的F波

肢体导联心房波呈锯齿波

V1导联呈不连续的心房波

心室波

常见：2:1及以上房室传导阻滞

少见：1:1房室传导，心室率大约为300次/分

心房颤动

部分房扑患者可能出现阵发房颤发作，房扑有时也可能恶化为房颤。

病因

心房扑动与心房颤动有相似的病因，且有时由治疗房颤的抗心律失常药物

诱发(第6章),也可能与心脏手术如房间隔修补术后形成的瘢痕有关。

近年来人们认为大多数心房扑动为特发性。据报道在长时间从事耐力运动的人群中房扑的发病率增加。

房颤射频消融术后有时会出现不典型左房房扑。

患病率

心房扑动较心房颤动少见。近期调查显示其发病率为每年88/100 000人。与房颤相似,本病老年患者常见,但也可以发生在年轻人。

治疗

药物控制心房扑动伴快速心室率通常无效,房扑的治疗目标应为恢复和保持窦性心律。

导管消融术

导管消融术可以阻断右房内的折返环,从而终止和预防典型房扑的发作(第25章),我们在折返环路中最狭窄的部位即位于三尖瓣后部和下腔静脉之间的峡部发放射频能量。这种方法成功率高,复发率和再住院率低,比抗心律失常治疗和复律更易于接受。射频消融术应是房扑的一线治疗方案。

射频消融术前给予房扑患者抗凝治疗,这对CHADS$_2$评分提示栓塞风险较高的患者更为重要。

射频消融术后有时会出现房颤。另一方面,房扑患者有时会发作房颤,房扑的消融有时会有助于消除房颤。

电复律

持续性房扑通常可以用低能量直流电击终止,如50J。和房颤一样,目前的观点是房扑电复律也需要抗凝治疗(第6章),抗凝治疗对于既往有房颤病史的患者更为重要。

虽然笔者认为心脏手术术后早期出现的房扑很少复发,但仍有约一半的房扑患者今后会复发。

对于电复律后复发的房扑患者,应考虑行射频消融术。当然,如果房扑在电复律之后很久才再次复发,则可以考虑再次电复律。

抗心律失常药物

索他洛尔、氟卡尼、普罗帕酮等药物可能会终止房扑。但是,应该牢记这些药物如不能恢复窦性心律,可能会导致更快的心室率,因为用药后心房率减慢会导致房室传导比例下降,反而使心室率加快(图7.10)。

伊布利特(只限静脉使用)、多非利特可以转复新发房扑;两者均能延长QT间期,可能导致尖端扭转室速发生。

预防房颤的药物(第6章)可能对控制房扑复发有效。

当其他药物无效时,胺碘酮可有效维持窦性心律,即使房扑持续存在,该药可使心房率下降,抑制房室传导,减慢患者心室率。

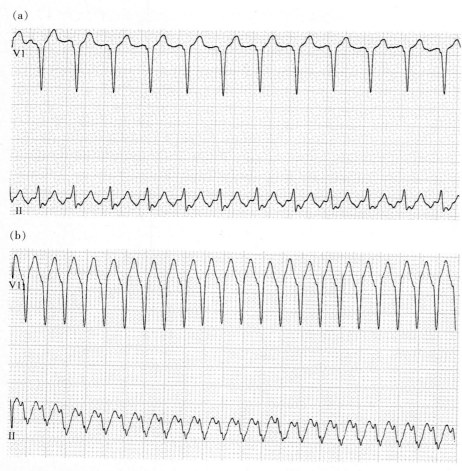

图7.10 (a)静脉使用氟卡尼前心房扑动心电图。(b)静脉使用氟卡尼后同一患者的心电图,药物使心房率减慢后使心室反应加快。

心室率控制

静脉使用维拉帕米或地尔硫䓬可迅速减慢房扑时的心室率。然而,口服这些药物通常不能控制心室率。胺碘酮可能更加有效。

快速心房起搏

以快于心房率25%的频率行快速心房起搏持续30s常可恢复窦性心律;在房扑终止前通常需要反复数次。有时可能诱发房颤,但是通常会在数小时或数分钟内恢复窦性心律。应该确保心房起搏刺激能够夺获心房,夺获通常表现为心室率加快或减慢,这取决于房室结的传导功能。这种心房快速起搏有一定优势,一般不需要全身麻醉或较强的清醒镇静麻醉。

如果心脏手术后发生房扑,可应用心房临时起搏导线进行超速抑制起搏。

系统性栓塞

同房颤一样,房扑可导致系统性栓塞。有限的资料显示房扑比房颤发生栓塞的风险低,可能是房扑时仍保留一定的心房机械活动功能,心房血栓不易形成。

但是，最近有证据表明房扑患者需要和房颤患者一样根据卒中风险评分评估进行抗凝治疗(第6章)。部分房扑患者发生栓塞事件也有可能是由于这些患者合并阵发房颤。

在心房扑动射频消融术后6个月如无阵发房颤，可以停用华法林，停用前应行动态心电图检查以免遗漏无症状房颤。

（王学文　译）

第 **8** 章　房性心动过速

房性心动过速多局灶起源于左房或右房,除了心房率不等、多种形态P波为特征的多源性房速外,心电图可记录到形态异常、快速而规律的P波。其病因包括心肌损伤、呼吸系统疾病和心脏瓣膜病。房性心动过速多为特发性。

同心房扑动一样,有时房室结也能够将全部心房冲动传导至心室,但多数情况下存在一定程度的房室传导阻滞。抗心律失常药物可能有效,症状严重者需要进行射频消融术。

房性心动过速可起源于左心房或右心房,可为阵发性或持续性。房性心动过速与心房扑动之间的差异在于其心房频率更慢,为120~240次/分。与心房扑动一样,有时房室结能够将全部心房冲动传导至心室,但多数情况下存在一定程度的房室传导阻滞。

心电图特点

房性心动过速的心房率慢于心房扑动,没有锯齿样波形(图8.1和图8.2)。如果没有预先存在的束支传导阻滞或室内差异性传导,一般会表现为窄的心室波群。与心房扑动相似,心房激动波常在V1导联较清楚。

有时可能出现房性心动过速伴1:1房室传导(图8.3),颈动脉窦按摩常有助于明确诊断(图8.4)。腺苷也有助于确诊,但需要注意的是有时腺苷会在没有引起房室传导阻滞时终止房性心动过速。

当房性心动过速伴1:1房室传导时,究竟为房性心动过速还是窦性心动过速可能令人困惑。通常情况下,由于儿茶酚胺可使窦房结激动加速而加快房室结传导,导致窦性心动过速时PR间期缩短。因此,心动过速时PR间期较长是房性心动过速而不是窦性心动过速的表现(图8.3)。

当心房激动起源于左房时,V1导联P波直立,或Ⅰ、aVL导联P波倒置,而aVL导联P波直立表明激动起源于右房(图8.5)。

高度传导阻滞时,由于心室率非常缓慢,房性心动过速可能被误诊为完全性心脏阻滞,如果在心电图上未能发现快速心房率,可能会误植入起搏器。

房性心动过速多为阵发性(图8.6),但是如果呈持续性,可能会导致心力衰竭(图5.3)。

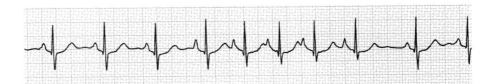

图8.1　3个窦性搏动后的短阵发性房性心动过速：心房率突然加快，P波形态略有变化。

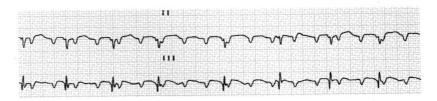

图8.2　房性心动过速合并房室阻滞，心房率为150次/分。

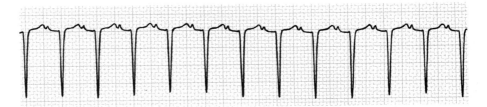

图8.3　V1导联，房性心动过速伴1:1房室传导，PR间期比正常窦性心律时延长。

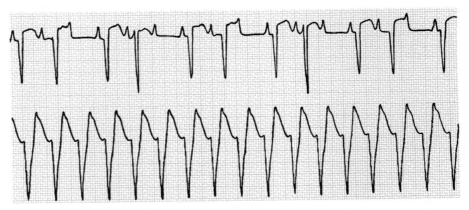

图8.4　V1导联，既往房性心动过速（第二行）和颈动脉窦按摩时的心电图（第一行）。第一行心电图的心房率与第二行心电图的心室率相同，提示未行颈动脉窦按摩时为1:1房室传导。

病因

房性心动过速的病因包括心肌病、缺血性左室功能不全、风湿性心脏病、瓣膜病或先天性心脏病手术、慢性阻塞性肺疾病和病态窦房结综合征。特发性房性心动过速并不少见。在左房房性心动过速中，起源部位多位于左房和肺静脉之间，这些心动过速有共同的发病机制，可能是阵发房颤的先兆。

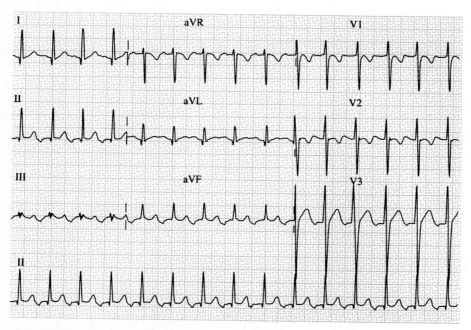

图8.5 右房房性心动过速伴1:1房室传导，下壁导联P波倒置，aVL导联P波直立。

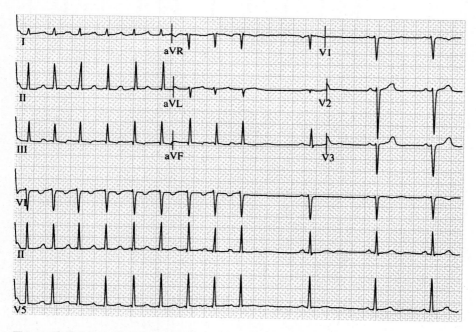

图8.6 阵发房性心动过速在9个心搏后终止。心动过速时V1、Ⅱ和V5导联P波重叠于T波之上。

    这种心律失常偶尔出现在房室结折返性心动过速患者慢径路成功消融术后，起源于释放射频能量的邻近部位。

    房性心动过速合并房室传导阻滞可能为地高辛中毒所致（图8.7）。这种心律失常称为"阵发房性心动过速合并传导阻滞"。"阵发性"用语不太适当，因为这种心律失常通常为持续性。

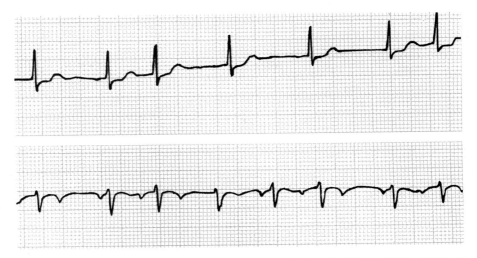

图8.7　一位地高辛中毒患者的房性心动过速（Ⅱ和V1导联）。Ⅱ导联显示房颤，但V1导联清楚显示房性心动过速合并莫氏Ⅰ型房室阻滞。

治疗

如果需要恢复窦性心律，可以应用电复律或快速心房起搏的方法。抗心律失常药物如索他洛尔、氟卡尼和胺碘酮可用于维持正常心律。如果房性心动过速持续存在，可以应用房室结阻滞药物控制心室率。如果患者正在服用地高辛，应当考虑洋地黄中毒的可能，需要立即停用地高辛。

对于难治性病例，可考虑针对房性心动过速起源部位如右房侧壁、低位房间隔或左房肺静脉周围进行射频消融术，或进行房室结消融术。

多源性房性心动过速

多源性房性心动过速，也称为紊乱性房性心动过速，其特征为快速的、不规则的心房率，心电图显示多种形态的P波。常由呼吸系统疾病或严重全身系统疾病如败血症所致。

（王学文　译）

第 **9** 章　房室交界区折返性心动过速

> 　　房室交界区折返性心动过速是由于房室之间存在附加的电传导通路，使得激动可以在房室结与旁道构成的折返环路中反复快速传导。
>
> 　　房室折返性心动过速(AVRT)依赖房室旁道发生折返，这种房室旁道由一束先天形成的跨越房室沟的肌束构成。
>
> 　　在房室结折返性心动过速(AVNRT)，房室结与其相邻的心房组织形成在功能上相互分离的两条通路，即快径路和慢径路。典型的AVNRT，房室传导经过慢径路，而室房传导则通过快径路。
>
> 　　AVRT和AVNRT都可以引起规律的、通常为窄QRS波的心动过速。迷走神经刺激或静脉推注腺苷可以终止这两种心动过速。预防复发的最佳手段是经导管射频消融术。

　　上述的室上性心律失常都是由房室之间存在附加的电传导通路导致的，使激动可以在房室结与旁道构成的折返环路中反复快速传导(图 9.1)。相比前3章讨论的房性心律失常，室上性心动过速的发生机制局限在心房和房室结，将部分或全部的心房激动传导到心室。

机制

　　绝大多数患者的心脏结构正常。如果患者存在瓣膜疾病、心肌病或冠心病，通常认为心动过速与上述的基础心脏病无关。房室之间的附加通道主要有以下两种类型。

房室旁道

　　房室折返性心动过速(AVRT)依赖的房室旁道是一束先天形成的跨越房室沟的肌束，可以绕过房室结传导电冲动。

房室结双径路现象

　　房室结折返性心动过速(AVNRT)的发生机制如下，房室结与其相邻的心房组织形成功能上相互分离的两条通路：一条通路传导速度快，称为快径路；另一条传导相对较慢，称为慢径路。快径路的不应期相对较长，而慢径路的不应期较

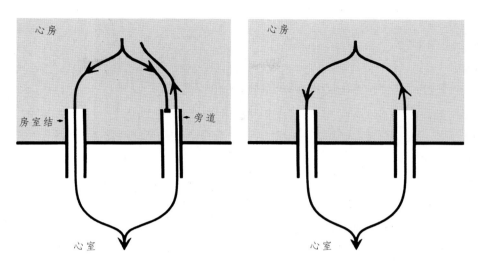

图9.1　房室交界区折返性心动过速的发生机制。一个房性早搏到达房室交界区时,房室旁道仍处于上一个心动周期的不应期之中。因此这个早搏只能经过房室结传导到心室。在早搏经房室结传导至心室的同时,房室旁道从不应期中恢复,可以传导这次激动返回心房,触发了折返机制。

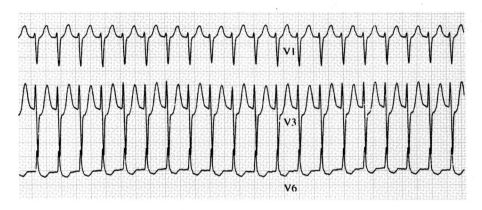

图9.2　房室交界区折返性心动过速。规律的窄QRS波心动过速。

短。典型的AVNRT中房室传导经过慢径路,而室房传导则通过快径路。

心电图特点

　　无论是AVRT或AVNRT,心动过速都是规律的。一般来说,QRS波是窄的,但如果合并既往的束支传导阻滞或快速心率导致一过性束支阻滞,就会导致QRS波增宽(图 9.3和图9.4)。

　　房室交界区折返性心动过速的心率通常为130~250次/分,并受交感神经系统兴奋性的影响。例如,交感神经兴奋导致房室结传导速度加快,因此站立或运动可使心动过速的频率加快。

　　一般来说,正常的P波不会出现在这种心律失常的发作过程中。因为折返的冲动在心室激动后逆传入心房,每一个QRS波之后都会跟随一个P波,虽然这个P波不总是那么明显(图 9.4至图9.7)。无论是自发性或药物导致的心房率超过心

(a)

(b)

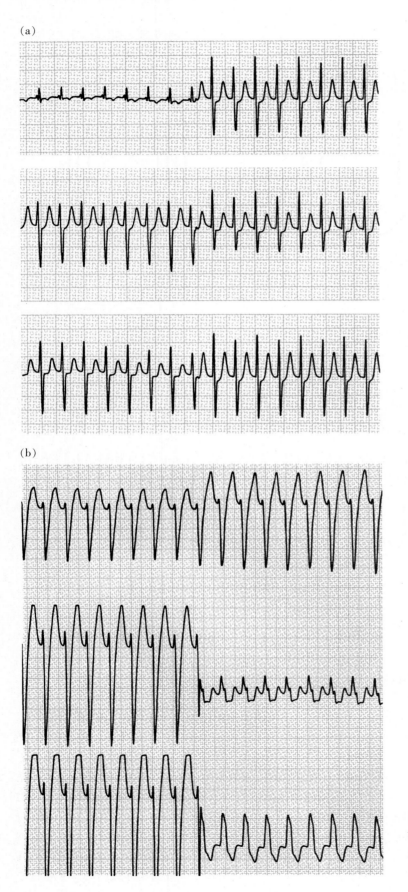

图9.3 房室交界区折返性心动过速。(a)V1~V6导联显示窄QRS波。(b)同一患者发作心动过速数分钟后，出现功能性左束支传导阻滞，心电图表现为QRS波增宽。

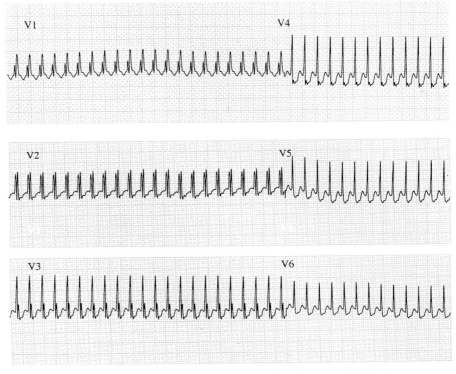

图9.4　合并右束支传导阻滞的房室交界区折返性心动过速(V1~V6导联)。

室率,都会减慢房室结传导,因此这种心动过速不是AVRT,可能是房性心动过速或心房扑动。(上述规律有一种罕见例外情况,即AVNRT伴有2:1房室传导阻滞。)

　　心动过速可以导致ST段和T波改变,在心动过速停止后,这些改变还会存在一段时间,这种ST-T改变没有诊断价值。窦性心律时的心电图通常是正常的,如果旁道能够将心房激动传导到心室,即有前传功能,心电图则会表现为预激综合征(详见第10章)。

房室交界区折返性心动过速的心电图特点
QRS波
规律
频率:130~250次/分
通常为窄QRS波
P波
倒置,隐藏在QRS波之中或出现在QRS波之后

心房激动时间

　　如果能记录到心房激动时间,就能够鉴别AVRT和AVNRT。如果患者准备行射频消融术,这种鉴别诊断十分重要。

　　典型AVNRT由于折返环路的长度过短,逆行P波紧随QRS波或融合在QRS波之中(图 9.4至图9.6)。V1导联上P波较清晰,由于逆行P波紧随QRS波,很容易误

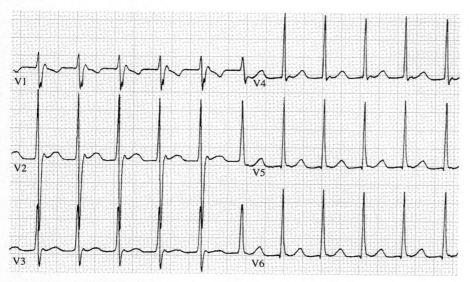

图9.5 房室结折返性心动过速。每一个QRS波中都可见一个很小的P波,V1、V2导联的P波可能被误认为第二个R波,但在V3–V5导联仍清晰可见。

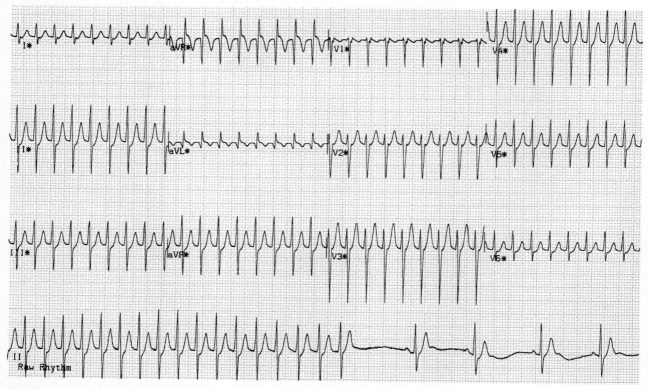

图9.6 房室结折返性心动过速。在V1导联,逆传P波叠加在QRS波之中。Ⅱ导联记录到转复为窦性心律的过程。

认为右束支传导阻滞图形,但如果既往存在右束支阻滞,在窦性心律时V1导联QRS波形态应与心动过速时相同。

由于房室旁道与房室交界区有一定的距离,AVRT的折返环路长度更长,因此电冲动需更长的时间完成折返并逆传入心房。因此逆行P波出现在相邻两个QRS波中点的位置,常常重叠在T波上(图 9.7)。正常T波的波峰是圆钝的,逆行P

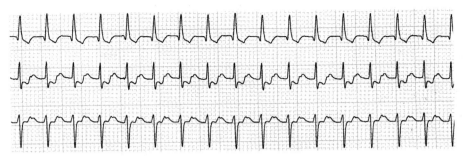

图9.7 房室折返性心动过速。每个QRS波之后都有一个逆行的P波,重叠在T波上,使T波显得尖锐。Ⅰ导联上倒置的逆行P波提示存在左侧旁道。

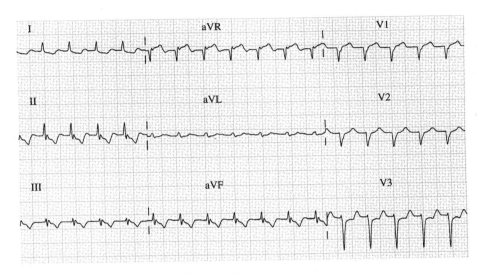

图9.8 房室折返性心动过速(左侧房室旁道)。

波重叠在T波上时可使T波看上去更为尖锐(图9.7至图9.9),这有助于识别P波。

长RP-短PR心动过速

AVNRT极少出现快径路介导房室传导而慢径路介导室房逆传的情况,这会导致室房传导时间延长。心电图上会出现逆传P波与其后的QRS波之间的距离短于与前一个QRS波之间距离的现象(图 9.10),因此被称为"长RP-短PR心动速"。事实上,这种心动过速可能有以下三个原因:即不典型AVNRT、1:1房室传导的房性心动过速(见图8.6)和慢传导旁道介导的AVRT(常见后间隔旁道)。

临床表现

这种心律失常在临床上较为常见,在婴儿、儿童及成人中均有发作,并可能经常反复发作。尽管AVRT是由于先天性的传导通路异常所致,但首次发作多见于成年以后。AVNRT则可能发生在任何年龄段,但首次发作在20岁后常见,且女性患者多见。在临床上,AVNRT较AVRT更为常见。

房室交界区折返性心动过速发作的时间长短和频率因人而异,可能是数分钟或数小时,频率可以是一天数次,也可能是数月一次。在某些患者中,体力活动可诱发心动过速。多数情况下,心动过速在休息或活动时发作,甚至一些如弯腰

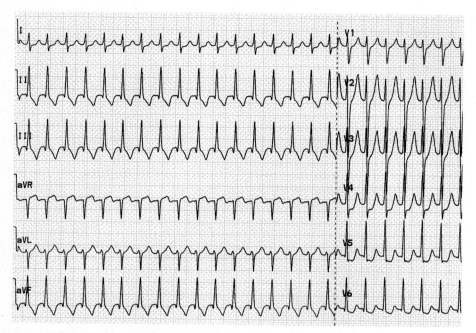

图9.9 房室折返性心动过速。每个QRS波之后都有一个逆行的P波,重叠在T波上,使T波显得尖锐。Ⅱ、Ⅲ、aVF导联上倒置的逆行P波提示存在后间隔旁道。

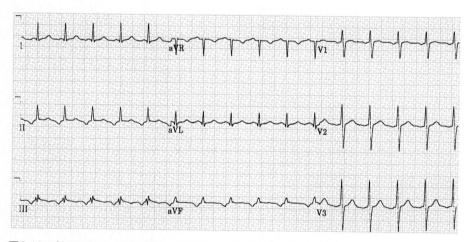

图9.10 长RP–短PR心动过速。逆传P波与其后的QRS波有一段距离,而不是紧邻QRS波。

等小动作都可以引起发作。临床特点常常表现为突然发作,但可能不会突然终止,因为室上性心动过速终止后经常伴随窦性心动过速。

临床医生通常可以在心动过速经常发作或持续发作的患者中采集到全导联心电图。如有必要可以进行电生理检查诊断,有时也可以采用植入式Holter辅助诊断。

治疗

房室交界区折返性心动过速患者常常会担心他们的心动过速与冠心病有关,有导致心脏损伤的风险,而事实上这种心动过速是由于心脏电活动异常而非结构性心脏病所致,因此这种心动过速没有生命危险,患者完全可以打消顾虑。

短阵的心动过速发作不会引起不适症状,因此不需治疗。下列的几种治疗方法可以终止或预防心动过速复发。

房室交界区折返性心动过速的治疗

终止发作
　　迷走神经刺激
　　静脉药物,如腺苷、维拉帕米
　　心脏复律
　　超速起搏或程序性起搏
预防发作
　　导管射频消融术
　　药物,如索他洛尔、氟卡尼

迷走神经刺激

第一种终止发作的方法是迷走神经刺激。迷走神经张力增高可能暂时阻滞房室结,因此可以干扰心动过速的折返环路。

Valsalva动作和颈动脉窦按摩是最好的方法，尽可能在患者平卧时进行。Valsalva动作的方法为:患者捏住口鼻屏气10~15s,然后用力将气呼出。其作用机制是屏气导致胸腔内压力升高和继发的低血压触发了迷走反射。我们应指导患者在屏气时直到感觉到眩晕再用力呼气,因为眩晕是低血压的标志。

颈动脉窦按摩是在甲状软骨上缘水平以恒定的压力按压一侧颈动脉（不能同时按压双侧颈动脉）(图 9.11a)。如果一侧颈动脉有杂音或既往有颈动脉疾病,则不应进行颈动脉窦按摩。

此外,眼球按压也是一种刺激迷走神经兴奋的方法,但由于非常疼痛已不采用。

静脉药物

如果迷走神经刺激无效,静脉给予一些药物也可以终止心动过速发作。其中腺苷是首选药物。

腺苷

腺苷能够有效地阻断房室结传导,其作用时间极短,一般小于20s,因此能够有效终止AVNRT和AVRT(图 9.11b)。

静脉使用腺苷应当采用弹丸式注射(2s内),随后给予盐水推注。成人和儿童的推荐剂量分别为3mg和0.05mg/kg。如果首剂无效，再次剂量可以增至6mg(0.10mg/kg),如有必要,一分钟后可再追加给予12mg(0.20mg/kg)(推荐的最大剂量)。而在成人,3mg 的剂量很少能够起效,因此起始剂量通常为6mg。给药剂量达到18mg也不会出现明显的不良反应。如果患者之前使用过腺苷,则应将之前的有效剂量作为起始剂量。

许多患者在静脉腺苷推注过程中出现胸闷、呼吸困难、出汗等症状。尽管症状持续时间小于30s,患者仍会感觉到明显的不适。心动过速终止时常伴有数秒

（a）

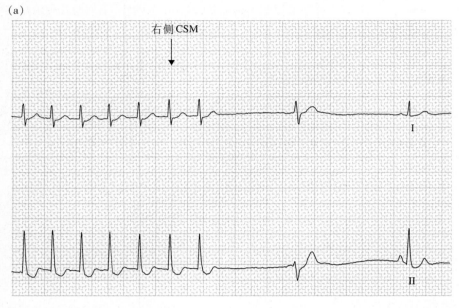

（b）

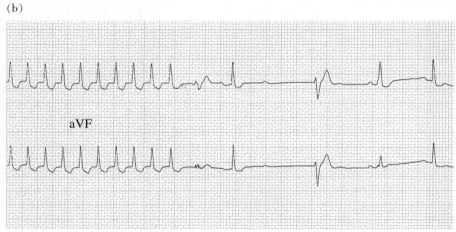

图9.11 房室交界区折返性心动过速终止过程。(a)通过颈动脉窦按摩终止。(b)通过静脉应用腺苷终止。应用腺苷通常可导致一过性房室传导阻滞。

的完全性房室传导阻滞,或出现几个室性早搏。此外,腺苷没有负性肌力作用。

腺苷可以引起支气管痉挛,哮喘患者应避免使用。

维拉帕米

静脉给予维拉帕米(5~10mg推注30s)可以在数分钟内使阵发性室上速转复为窦性心律。对于近期使用过口服或静脉的β-受体阻滞剂(第19章)或不能排除室性心动过速的情况,应禁用维拉帕米(可能导致严重的低血压)。

其他药物

索他洛尔、丙吡胺、氟卡尼等药物都可能有效(第19章)。

电学治疗

起搏

多种起搏方式都能终止 AVRT 和 AVNRT。最简单的起搏方法是经静脉电极、以比心动过速频率快 10%~20% 的频率起搏右房（即超速起搏），突然终止起搏通常能够转复窦律，如果失败，可以重复起搏（图 9.12）。超速起搏可能有诱发房颤的风险，但在转复窦律前房颤通常只会持续数分钟。应当注意，如果预激综合征的患者发作房颤，可能会导致快速心室率。

更复杂的起搏方式需要可编程的起搏装置，以便可以在精确的时点插入期前刺激（图 9.13）。这种技术很早就被应用于植入式起搏器（图 9.14），但这种方法已经被导管射频消融术所取代。

心脏复律

如果药物转复失败，且患者临床症状较重有必要立即转复，可采用心脏电复律（第 21 章）。

预防发作

目前主要有两种方法预防房室交界区折返性心动过速发作，即对部分折返

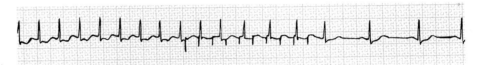

图9.12 快速心房起搏终止房室交界区折返性心动过速。

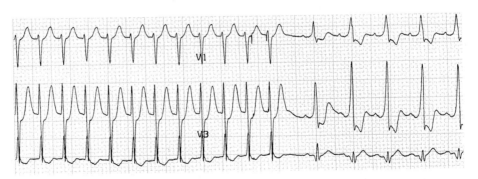

图9.13 一对适当的心房期前刺激终止 AVRT，在 I 导联明显可见，转复窦性心律后证实为预激综合征。

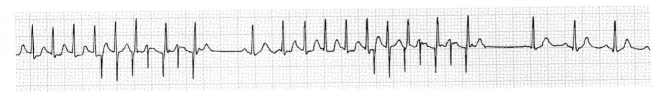

图9.14 植入式抗心动过速起搏器。自动感知和终止了两次房室交界区折返性心动过速发作。

环路进行导管消融和药物治疗。

导管消融

经动脉或静脉植入的导管发出的射频能量可用来消融房室旁道或改良房室结的慢传导通路，以控制AVRT或AVNRT的发作（第25章）。对于大多数患者，射频消融术提供了一种安全有效并且能够避免长期应用抗心律失常药物的治愈方法，可以作为首选的治疗方案。导管消融术的成功率超过90%，因其低手术风险和较高的成功率而被广泛采用。

药物治疗

选择一种疗效好且耐受性佳的药物是一个困难的过程，通常需要尝试很多药物，且常不成功。患者需要准确记录症状发作的日期和持续时间以评估药物治疗的效果。氟卡尼（100mg，每天2次）或索他洛尔（160mg，每天1次）是一线治疗药物。

在其他药物无效的情况下，胺碘酮可能有效，但应评估患者控制心动过速的需求是否超过胺碘酮的不良反应。

（张其同 许纲 译）

第 **10** 章 预激综合征

预激综合征(WPW综合征)是附加房室旁道跨越房室结提前激动部分心室肌引起的一系列综合征,体表心电图以短PR间期和δ波为特征性表现。预激综合征可导致房室折返性心动过速(AVRT)和心房颤动。

除了少见的逆向性房室折返心动过速,AVRT发作时心电图上不会出现δ波,无论有无心室预激,治疗方案都是相同的。

预激综合征患者发作房颤时,心室率常常很快,心电图上绝大多数的QRS波都伴有δ波。当δ波间最短间隔小于250ms时,有发作室颤的风险。预激综合征伴发房颤时禁用地高辛和维拉帕米,而应该使用减慢旁道传导的药物,如索他洛尔、氟卡尼等。

射频消融是所有症状性预激综合征患者和部分无症状患者的首选治疗方案。

预激

导致预激综合征的房室旁道与上一章讨论过的引起AVRT的房室旁道相同。这种房室连接也被称为Kent束,是一束先天存在的跨越房室沟的正常心肌组织。

AVRT的发生仅需要房室旁道具有逆向传导的功能,即室房逆传。许多AVRT患者的房室旁道只有室房逆传功能,而无房室前传功能。预激综合征患者的房室旁道同时具有前向和逆向传导功能。与房室结不同,旁道传导没有房室传导延迟,因此PR间期很短,即心室预先激动。

正常情况下,心房与心室在胚胎期即形成电隔离(除房室交界区外),而电隔离不完全时可以形成房室旁道。罕见情况下,预激综合征有家族聚集性。

房室旁道可以位于跨越房室沟的任何部位,最常见于左侧游离壁,也可出现在后间隔、右侧游离壁,前间隔少见。少数患者可以存在一条以上旁道。

人群中(1.3~3)/1000心电图提示存在预激波,其中2/3的患者可以出现心律失常。有调查显示,每年每100 000人中有4例新诊断的预激综合征病例。预激综合征在年轻人中更常见。随着年龄增长,部分患者房室沟可能出现心肌纤维化而阻断房室旁道。

心电图特点

预激综合征的心电图特点包括：短PR间期、δ波及其导致的QRS波增宽、阵发性心动过速（图10.1）。严格意义上，如果患者未发作心动过速，仅能诊断心室预激，不能诊断预激综合征。

窦性心律时，心房激动同时经旁道和正常房室结下传到心室。房室结传导相对缓慢，因此初始的心室激动完全由旁道传导所致，心电图上表现为PR间期缩短和心室预激。由于旁道未与希氏束–浦肯野系统连接，预先的心室激动速度较慢，从而在心电图上表现为δ波，而不是正常传导组织导致的快速心室除极。一旦心房激动经房室结下传，进一步的心室激动将经由希氏束–浦肯野系统快速传导。因此在窦性心律时，QRS波表现为δ波与正常QRS波的融合（图10.1）。

房室旁道定位

根据V1导联的QRS波形态，我们将预激综合征分为A、B两型。如果QRS波主波向上，则为A型（图10.2和图10.3），如果主波向下，则为B型（图10.4）。

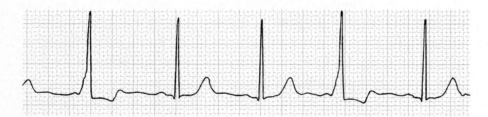

图10.1 预激综合征。图中所示患者的旁道呈间歇性传导。第2、3和5个QRS波正常，而第1、4个QRS波提示短PR间期和δ波。通过对比预激QRS波和正常QRS波，提示δ波既能缩短PR间期，也能使QRS波增宽。

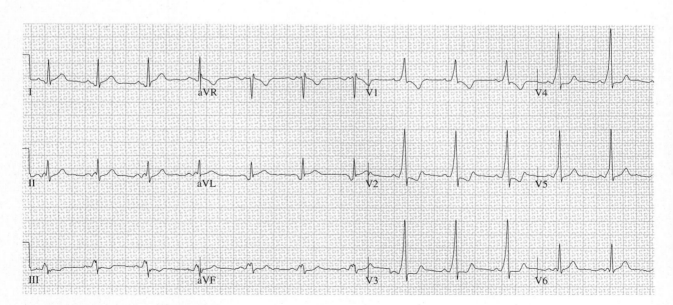

图10.2 A型预激综合征：V1导联主波向上。

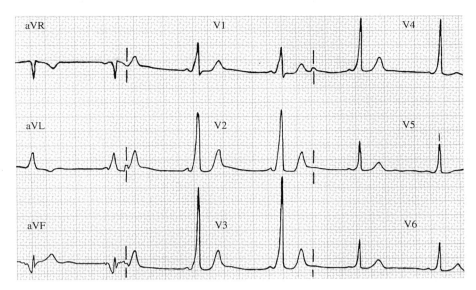

图10.3 A型预激综合征（aVF导联上的负向δ波可能被误诊为下壁心肌梗死所致的病理性Q波）。

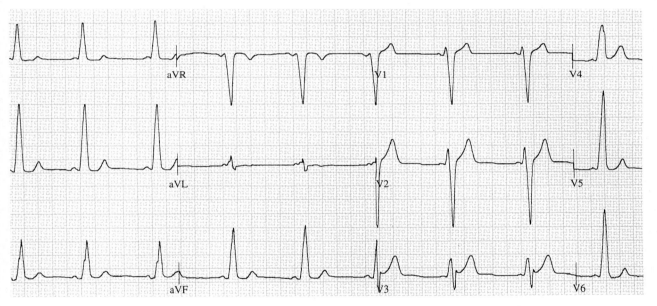

图10.4 B型预激综合征。

　　A型预激综合征常由左侧旁道引起，而B型预激综合征不一定由右侧旁道引起，特别是δ波不明显时。

　　目前有许多精确判断旁道位置的复杂心电图流程，但实际上并不十分可靠，仅有以下几点标准可供参考。V1导联正向δ波提示左侧旁道。Ⅲ导联、aVF导联的负向δ波和V2、V3导联的正向波提示后间隔旁道(图10.7b)，而Ⅱ导联、Ⅲ导联的正向δ波和V1导联的负向波常提示右侧游离壁旁道。

心律失常

    临床上,预激综合征相关心律失常主要有以下两种:心房颤动和房室折返性心动过速(AVRT)。

心房颤动

    没有预激的房颤患者房室结能够防止房颤发作时(心房率350~600次/分)心室率过快。而对于预激综合征患者,由于旁道作为附加的房室连接可使一些患者出现心房波频繁下传,引起心室率明显加快。通常情况下大多数的房颤波都能经旁道传导至心室并在心电图上形成δ波。仅有少数的激动经房室结传导至心室,形成正常QRS波。因此这种心电图患者很危险,其完全不规则的心室反应提示心房颤动。虽然一些QRS波是正常的,但大多数都伴有δ波(图10.5至图10.7)。

    房颤导致的快速心室反应有时可能导致心力衰竭或休克,心室被快速心律刺激有诱发心室颤动的风险,这可能是预激综合征患者偶尔发生心源性猝死的机制。尽管发生心室颤动的风险很小,但当房颤的δ波最短间期小于250ms(图10.7a)时,心室颤动的风险将会增加。预激综合征患者每年猝死发生率约为

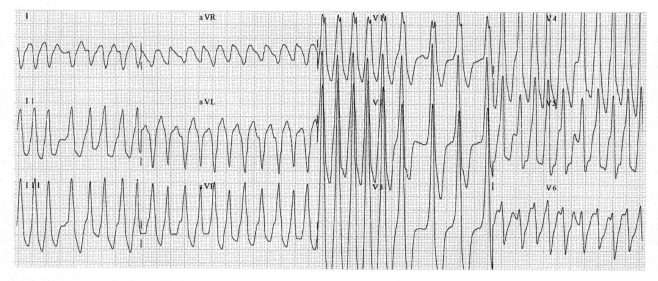

图10.5   心房颤动:不规律的、频率极快的QRS波,伴有明显的δ波(A型预激)。

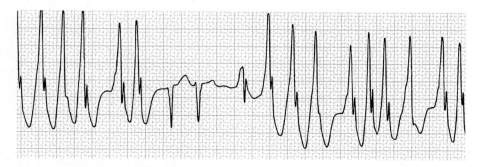

图10.6   心房颤动:多数的QRS波都有δ波,第7、8个搏动因其经房室结传导呈现窄QRS波。

(a)

(b)

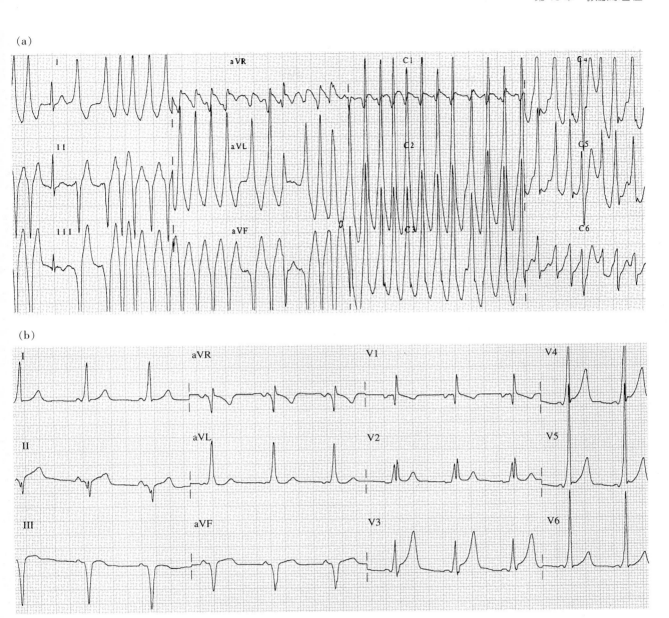

图10.7　(a)心房颤动伴快速心室率。最短的δ波间期为200ms,心电图提示心律绝对不齐,可以排除室性心动过速。(b)同一位患者的窦性心律心电图提示后间隔旁道。

0.05%。在休息状态下,动态心电图或运动心电图(见图10.1)中可能记录到间歇性预激波,间歇性旁道传导患者猝死风险较低,这些患者通常是无症状的。

房室折返性心动过速

　　房室结和房室旁道的不应期是不同的。一般情况下,房室结先于旁道脱离不应期。如果一个房性早搏到达房室交界区时房室结已经恢复传导而旁道尚在不应期,心电图上不会出现δ波,因此QRS波是窄的。而在房性早搏的冲动经过房室结激动心室后,旁道已从不应期中恢复,从而能够逆向传导至心房。当激动到达心房时,房室结又再次传导电冲动,从而造成冲动在房室间折返,导致AVRT(图9.1)。同理,室性早搏也可以经旁道传导至心房而诱发AVRT。

心动过速时心电图表现为快速规律的窄QRS波心动过速（除非合并频率依赖的束支传导阻滞）(图10.8和图10.9)。

与房颤不同，预激综合征患者AVRT发作时的心电图不会出现δ波，因此不能找到诊断预激综合征的证据。但是正如第9章中讨论的，测量AVRT时的心房激动时间间期可能有助于明确心动过速的机制。房室旁道与房室交界区有一定的距离，因此逆传P波常出现在相邻两个QRS波中点附近的位置上(图10.10)。如果Ⅰ导联上逆传P波倒置，提示左侧旁道的可能性大，如果Ⅱ、Ⅲ、aVF导联逆传P波倒置，则可能为后间隔旁道(见图9.9)。

逆向型心动过速

逆向型房室折返性心动过速较前面提到的顺向型AVRT更少见。其折返环路与顺向型AVRT相反：心房激动自房室旁道传导至心室，再经房室结逆传回心房。因此QRS波表现为明显δ波。

治疗

射频消融术

有症状的、药物无效或不能耐受的或房颤伴快速心室反应的患者均应考虑首选射频消融治疗。

无症状患者

伴如下情况的无症状患者应考虑射频消融术：无症状预激综合征因偶然发现的心室预激而影响就业或保险者（其实这些患者在今后数年仍可能会发作心动过速）；准备进行竞技体育活动，但在检查中未能发现间歇性预激者(非低危患者)。此外，无症状患者如果旁道邻近房室结，我们应该更加严格把握消融指征，此部位消融可能导致房室传导阻滞，可能需要长期心脏起搏。

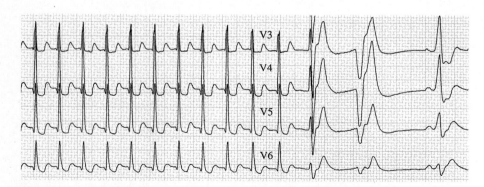

图10.8 腺苷终止房室折返性心动过速。两个室性早搏后恢复窦性心律，提示存在PR间期缩短和δ波。

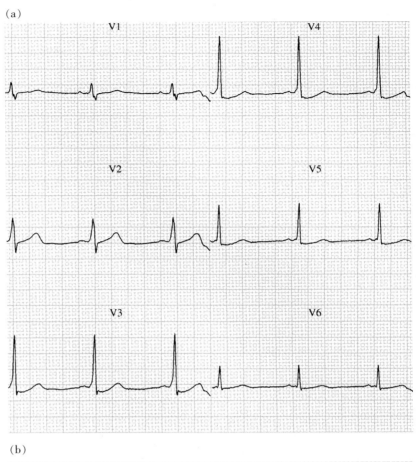

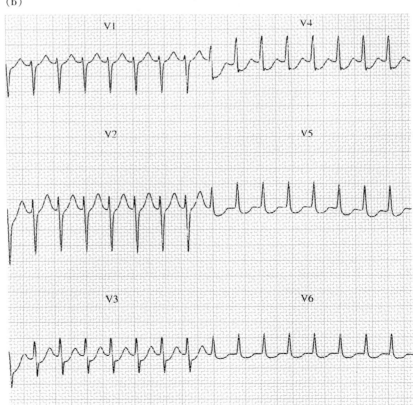

图10.9 (a)A型预激综合征（窦性心律）。(b)同一患者发作房室折返性心动过速(AVRT)时的心电图。（待续）

(c)

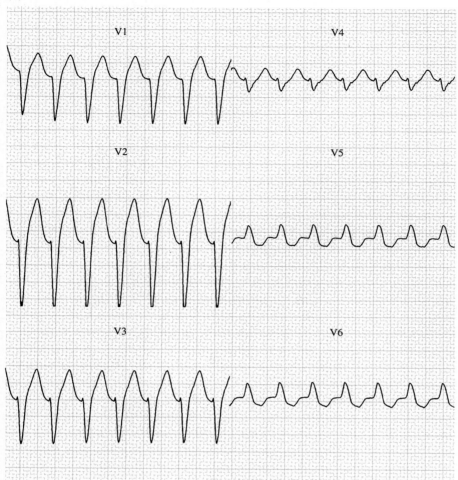

图10.9(续) (c)同一患者发作房室折返性心动过速时伴发左束支传导阻滞。

房室折返性心动过速

无论患者是否存在预激综合征,都应当采取措施终止和预防AVRT 发作(第9章)。

心房颤动

房颤发作时,大多数心房激动经旁道传导至心室。因此,对于预激综合征患者,应当慎用地高辛、维拉帕米等房室结阻滞剂。事实上,地高辛和维拉帕米都会增加房室旁道的传导频率,导致更快的心室率。因此这些患者应禁用此类药物,以防止危及生命的快速心室反应。即使患者从未发生过房颤,由于不能排除快速心室反应的可能,这些药物仍应避免使用。

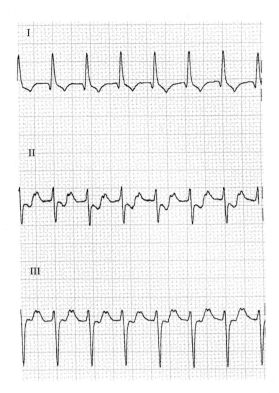

图10.10 预激综合征导致的房室折返性心动过速。逆传P波出现在相邻两个QRS波的中点（Ⅰ导联上逆行P波倒置，提示左侧旁道）。

静脉给予索他洛尔、氟卡尼、丙吡胺或胺碘酮可以减慢旁道传导，能降低房颤时的快速心室反应频率，有时能够转复窦性心律。心脏电复律是一种简单的终止房颤的方法，但不适用于房颤发作频繁的患者。

给予上述减慢旁道传导的药物可以有效预防房颤发作，但射频消融仍是首选的治疗方法。

T波记忆现象

间歇性后间隔旁道传导导致的预激综合征，在心电图上可见下壁导联宽深倒置的T波，而无δ波，常被认为是心肌缺血的表现。实际上，这是T波记忆现象，在发生心室提前激动时，T波延续了与QRS波相同的除极方向（图10.12）。

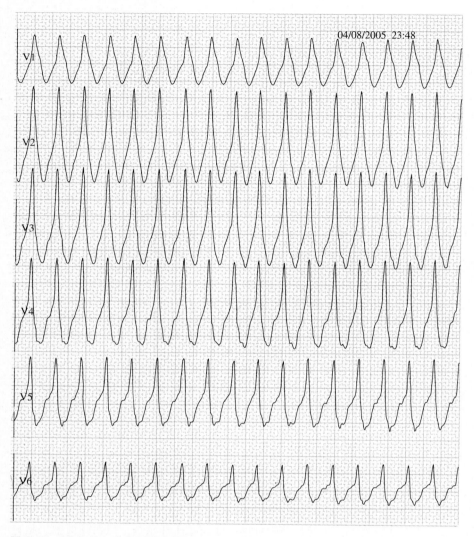

04/08/2005 23:48

图10.11 逆向型心动过速导致的宽大的A型δ波。

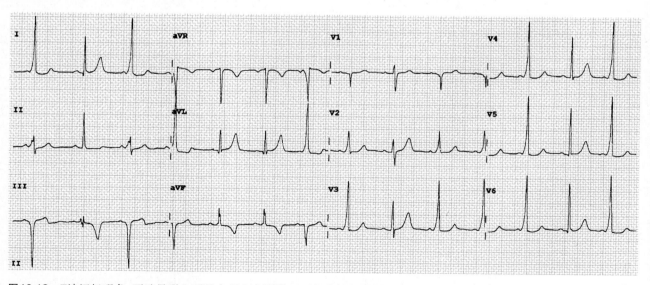

图10.12 T波记忆现象:下壁导联上可见在无心室预激QRS波后出现对称深倒置的T波,与心肌缺血非常相似。

（张其同 许纲 译）

第 **11** 章 室性快速心律失常

本章是后面三章的简单介绍。包括：单形性室性心动过速、多形性室性心动过速、尖端扭转型室性心动过速、心室颤动和宽QRS波群心动过速的分析。

室性心动过速

室性心动过速是4个或4个以上快速连续的室性异位搏动(图11.1)。室性心动过速因发作时的频率、持续时间、复发的频繁程度不同而导致不同的结果。可以导致严重的低血压或心室颤动，但是也有一些患者室性心动过速发作时有轻微症状甚至没有症状。

单形性和多形性室性心动过速

室性心动过速主要有两种类型：单形性室性心动过速和多形性室性心动过速。

单形性室性心动过速(第12章)通常是由心肌损伤引起。但是有两种特殊类型的室性心律失常可以发生在心脏结构和功能正常的患者。这两种特殊的室性心律失常是：右室流出道室性心动过速和分支性室性心动过速。

多形性室性心动过速(第13章)的特点是心室波群的方向和振幅有反复进行性的变化，表现为心室波群在基线上扭转。这种室性心动过速也可以由心肌损伤导致，但也发生在无结构性心脏病的患者。

多形性室性心动过速也可能与QT间期延长有关，称为"尖端扭转型室性心动过速"，这些患者可能没有器质性心脏病。这种心律失常是由先天性或获得性的心室复极异常导致。其治疗主要是去除导致QT间期延长的病因而并非抗心律失常药物治疗。

心室颤动

心室颤动(第13章)通常是冠心病或心肌疾病导致心肌损伤的结果。但也有可能由原发性心电活动异常所致，如Brugada综合征。

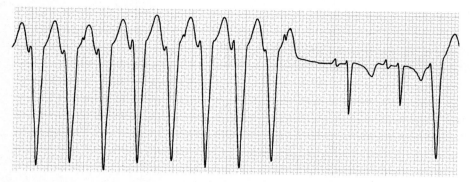

图11.1 单形性室性心动过速:连续的多个室性异位搏动,随后是2个窦性搏动,最后是1个室性异位搏动。

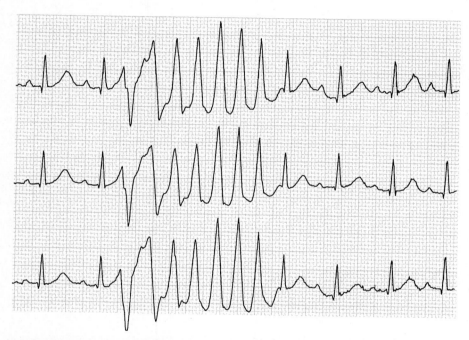

图11.2 一次尖端扭转型室性心动过速(Ⅱ、V5、Ⅲ导联)的短阵发作。其特征是QRS波群反复进行性变化伴有QT间期延长(QTc=0.5s)。

室上性或室性心动过速

当出现宽QRS波群心动过速时,有时很难区分是室上性还是室性心动过速。有一些方法可以帮助我们识别这些心动过速的起源部位(第14章)。

(张师义 译)

第 **12** 章　单形性室性心动过速

单形性室性心动过速是由快速、规则、连续的室性期外收缩组成，每个室性期外收缩有相同的形态。QRS时限超过0.12s，通常大于0.14s。房室分离、室性融合波或心室夺获提示心房活动独立于心室激动，能够确诊室性心动过速。常见的病因是：心肌梗死、扩张性心肌病、肥厚性心肌病和致心律失常型右室心肌病。

室性心动过速常常反复发作，可能导致猝死。可能需要植入心脏转复除颤器，特别对于心功能不全的患者。

右室流出道室性心动过速和分支性室性心动过速发生在心脏结构正常人群，预后良好。理想的治疗方式是射频消融术。加速性室性自主心律是室性心动过速的一种特殊类型，其频率小于120次/分，一般不需要治疗。

如有可能，心动过速时记录和保存一份12导联心电图将有助于诊断。

心电图特点

这种心律失常是由快速连续且形态相同的室性异位搏动组成，因此称为单形性室性心动过速(图12.1)。室性异位搏动形态异常，QRS波宽度超过0.12s，通常大于0.14s，除非出现心室夺获一般节律规整，其频率在120~250次/分之间。

室性心动过速时的心房活动

多数室性心动过速发作时，窦房结继续激动心房。心房活动独立于心室活动，通常频率较心室活动慢(图12.2)。此外还有一些室性心动过速，每个室性激动都通过房室结传导至心房，因此P波跟随QRS波，常隐藏在QRS波后，重叠于QRS波终末部分(图12.3)。罕见情况下，室房二度传导阻滞时，只有一部分心室激动传导至心房(图12.15b)。

心动过速时识别独立的心房活动，能排除房室结及以上起源，有助于我们鉴别室性心动过速和室上性心动过速。心房独立活动可以有直接或间接证据。

独立心房活动的直接证据

P波频率慢于心室活动频率，且与心室活动无关，是独立心房活动的直接证据(图12.2)。一部分P波可能重叠在心室波上而被掩盖，此外，不是所有导联都能

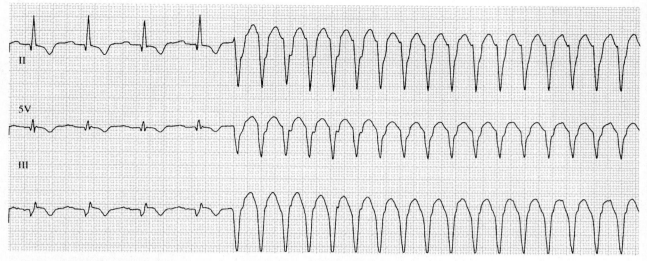

图12.1 单形性室性心动过速。4个窦性搏动后是一阵快速、规则、连续的宽QRS波心动过速(Ⅲ导联提示下壁心肌梗死)。

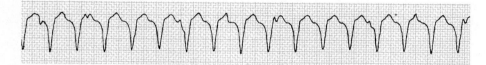

图12.2 有独立心房活动直接证据的室性心动过速。P波的间期是0.75s,在第1、3、6、8、10、13、15、17个心室波后P波清晰可见。

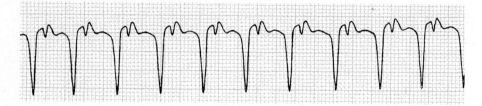

图12.3 室性心动过速伴室房逆传(avF导联)。该病例可见每个P波都重叠在心室波的T波上。

清楚地显示心房活动。观察一个节律导联常常不够,应当同时记录多个不同心电图导联。有时很难判断心动过速时心电图上的较小波形是否为心房活动,如果是心房活动,它们之间的时间间期应当相同或者为该间期的整数倍。

独立心房活动的间接证据

心室夺获或融合波是独立心房活动的间接证据。即使有一个心室夺获或室性融合波就可以诊断室性心动过速。

心室夺获是指室速发作时窦房结起源的心房冲动通过房室结下传并激动心室的时间早于下一个心室起源点发放的冲动,结果使心室波的形态及时限正常,且稍早于预期心室异位搏动出现的时间(图12.15a)。融合波的产生过程与心室夺获相似,只是来自心房的冲动激动心室的时间稍晚一些。导致心房下传的冲动和心室起源的冲动同时激动心室。结果使心室波的形态介于正常QRS波群和心室异位搏动之间(图12.4)。

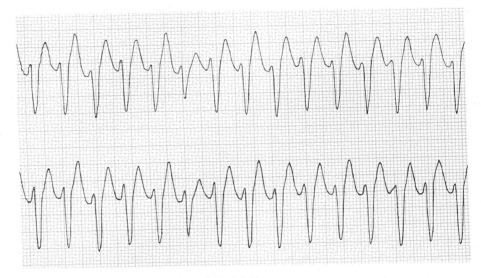

图12.4　室性心动过速。第6个QRS波是融合波。

单形性室性心动过速的心电图表现
1.节律规则
2.宽QRS波群(≥0.12s,通常>0.14s)
3.心室波的形态一致
4.可能出现独立P波
5.可能出现心室夺获或融合波

病因

室性心动过速最常见的病因是心肌梗死或心肌疾病。

室性心动过速的病因
急性心肌梗死或心肌缺血
陈旧心肌梗死
扩张型心肌病
肥厚型心肌病
致心律失常型右室心肌病
心肌炎
二尖瓣脱垂
心脏瓣膜病
法洛四联症修补术后
结节病
查加斯病(美洲锥虫病)
洋地黄中毒
特发性室性心动过速

室性心动过速的机制

室性心动过速主要有两种机制：一种是折返机制，是室性心动过速最常见的机制；另一种是自律性增高，可以是自发的或是触发的。

折返机制

折返性心动过速的发生有两个必要条件：一是由两种具有不同电生理特征的组织组成潜在折返环；二是其中一条传导通路出现短暂或永久的单向阻滞。冲动到达折返环后可以通过一条通路前向传导，并通过另一通路逆传。冲动折返环中反复传导，快速激动周围的心肌。

折返性室性心动过速

折返性室性心动过速是由纤维化或者心肌缺血导致部分区域心肌激动和恢复兴奋性延迟，从而形成一个折返环路。一次过早搏动到达病变心肌时该部位心肌正处于不应期，冲动沿病变心肌邻近的相对正常的组织传导，病变心肌四周已经被激动时，重新恢复兴奋性，并且向相反方向传导冲动，形成折返环路，进而导致室性心动过速。

折返性室性心动过速可被心室起搏期前刺激诱发和终止。

自律性增高

心肌损伤或病变可以导致部分心肌细胞自律性增高，也就是细胞去极化的频率快于窦房结，从而控制心脏的节律。自律性增高可以是自发的也可由后除极触发。后除极使心肌早期再激动，"早期后除极"发生在动作电位3相，晚期后除极出现在心肌细胞电恢复期（动作电位4相）。

心动过速开始

折返或自律性增高为室性心动过速的发生提供了基础。心律失常常由早搏触发。心肌缺血、交感神经系统兴奋性增加、电解质紊乱可能影响了心律失常的发生基质，可能会使心律失常在特定的时间段发生。

检查

我们应该根据临床具体情况确定检查的范围和内容。检查目的是明确病因，有助于指导治疗和判断预后，评估所需治疗的地位和有效性。

12导联心电图

窦性心律时心电图可能会揭示心动过速的病因。例如心肌梗死，或显著左室肥厚（除外严重瓣膜病和高血压）高度提示肥厚性心肌病的可能（图12.5）。

我们应记录心动过速发作时的12导联心电图。室性心动过速时心室波的形态可能提示室性心动过速的起源部位。心室波在V5、V6导联是正向波，并且表现为类似左束支传导阻滞图形，起源部位通常在右室。心室波V1导联主波向上，表现为右束支传导阻滞图形，起源部位通常在左室游离壁或室间隔。如果

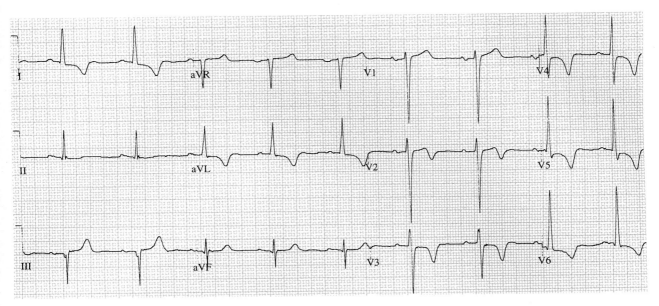

图12.5　心电图提示由肥厚性心肌病导致的显著左室肥厚。

心室波V4~V6导联主波向下,起源部位可能在左室心尖部。下壁导联Q波提示起源部位在左室基底部。对右室流出道室速和分支性室速有诊断意义的心电图表现见下文。

影像学检查

超声心动图有助于明确心律失常的病因,如:扩张型心肌病、肥厚型心肌病、致心律失常右室心肌病。

磁共振成像逐渐被广泛应用,一些人认为它是诊断致心律失常右室心肌病的金标准。如果怀疑心肌缺血是引起心律失常的原因或患者需要外科手术,应行冠脉造影检查。

动态心电图

如果患者经常发作室性心动过速,应进行动态心电图检查来评估室性心动过速发作的频率和持续时间以及治疗效果。

室性心动过速偶尔由心动过缓诱发,如果我们记录到心律失常的诱因是心动过缓,那么预防心动过缓发生将有助于预防室速发作。

运动试验

运动诱发的室性心动过速并不罕见。运动试验对于诊断心动过速和评价治疗效果有重要意义。

电生理检查

首先经股静脉植入临时起搏电极,我们在心室发放3个室性期前刺激常可以使易患这种心律失常的患者诱发室性心动过速(图13.15)。也可以采取渐进式刺激方案尝试诱发室性心动过速。

常用刺激方案包括连续发放8个基础起搏刺激(S1刺激)，周期为600ms，在最后一个S1刺激后350ms发放一个期前刺激(S2刺激)，逐渐缩短S1~S2的时间间隔给予重复刺激，直至诱发心动过速，或直至S2刺激不能激动心室（即心室不应期），或S1~S2间期降至200ms。如果未能诱发室速，将S1~S2间期设定为较心室不应期长10ms，然后发放第二个提前刺激(S3刺激)；逐渐缩短S2~S3间期，直至心室不应期或S2~S3间期至200ms。如果仍未诱发室速，我们将增加第三个期前刺激(S4刺激)，同样缩短S3~S4间期直至诱发室速或达到心室不应期。如果整个检查未能诱发室速，可将S1基础起搏周长缩短至400ms。另一种方案仅使用快速起搏刺激。

如果刺激能够诱发单形性室速，通常也能被快速心室起搏刺激终止，但有时需要电复律。应用非常激进的刺激方案诱发非持续性室速或心室颤动没有诊断意义。

心脏电生理检查对扩张性心肌病患者的诊断价值不如冠心病合并心肌缺血患者。

信号平均心电图

心室晚电位是QRS波群终末低振幅、高频信号，提示部分区域的心肌延迟激动，常见于折返机制相关室性心动过速的患者，心室晚电位可以通过信号平均心电图检查来评价。心电图通过正交系统进行记录，我们将记录导联放在两侧腋中线第4肋间，胸前(V2导联)和后背，胸骨的顶端和底部。通过计算机信号平均技术和适当滤波，消除电噪音和QRS波群的主要部分，最终显示晚电位(图12.6)。

广泛使用的存在晚电位标准是存在以下三条标准中的两条：
1.信号平均的QRS 时限>110ms
2.QRS波群终末40ms均方根<25μV
3.QRS波群终末< 40μV信号持续时间>32ms

晚电位阳性提示存在室性心动过速的基质(如慢传导区)，但并不一定发生自发性室性心动过速。晚电位阳性表明电生理检查中应当会诱发心律失常。心肌梗死后出现晚电位提示患者预后差，特别是对有广泛心肌损伤证据的患者。

临床实践中，进行信号平均心电图检查常见指征是：怀疑致心律失常型右室心肌病(见下文)。

治疗

治疗方案选择的依据是心律失常是否引起症状和血流动力学障碍，心律失常是否复发及其预后。

心动过速终止

可以选择心脏电复律、药物和超速起搏。

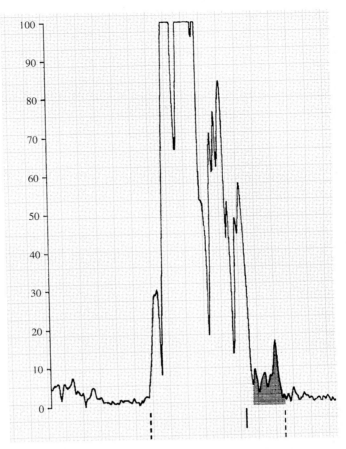

图12.6　信号平均心电图。阴影面积提示晚电位。信号平均的QRS 时限＝167ms，QRS终末40ms均方根＝7μV；高频、低振幅(＜40μV)信号持续时间＝48ms。

心脏电复律

　　如果持续性室性心动过速导致心脏骤停或者低血压，应当立即进行心脏电复律(第21章)。如果抗心律失常药物无效，有使用禁忌或应用后未能恢复正常节律而导致血流动力学恶化时应当行心脏电复律。

抗心律失常药物

　　利多卡因是终止室性心动过速的一线用药，特别是对于急性心肌梗死后的患者,因为利多卡因不引起低血压的发生。其他常用药物包括索他洛尔、丙吡胺和氟卡尼。这些药物有负性肌力作用(即减弱心肌收缩力作用),尽量避免在心力衰竭或广泛心肌损伤的患者使用。一般来讲,应用两种药物无效,应考虑其他方法终止室性心动过速。

　　胺碘酮是非常有效的二线药物。它没有明显的负性肌力作用,而且效果很好。但是它在最后抢救时效果不佳,有时需要应用24小时才发挥作用。如果室性心动过速反复发作应考虑使用胺碘酮,尽管此药起效较慢,但优于其他效果差且副作用大的药物。有时在胺碘酮逐渐发挥作用过程中需要电转复和起搏治疗。

虽然维拉帕米治疗室上性心动过速有效，但除了分支性室性心动过速和右室流出道室速外，此药对其他类型的室性心动过速无效，并且可能导致严重的低血压。因此应用维拉帕米进行试验性治疗来明确宽QRS波群心动过速的起源部位是非常危险的。

与大多数室性心动过速不同，分支室性心动过速和右室流出道室性心动过速可以被维拉帕米终止。腺苷也对右室流出道室性心动过速有效。

起搏

起搏有时可以成功终止室性心动过速(图12.7)。在药物无效的情况下，反复发作室性心动过速需要多次电复律时，或因治疗心动过缓临时起搏电极已经到位的情况下可以应用起搏治疗来终止室性心动过速。

常用的方法是右室超速起搏。给予较室性心动过速频率快10%~20%短阵心室起搏常常能终止室性心动过速。但是超速起搏存在使室性心动过速频率加快，或诱发室颤的风险，此时需要立即心脏电复律。

许多左室功能差或存在特殊类型的心肌病的室性心动过速患者，需要安装植入式除颤器(第24章)，这种设备可以提供自动抗心动过速起搏治疗。

预防室性心动过速复发

静脉用药

大部分抗心律失常药物的血药浓度在单次快速静推后迅速下降。一次静脉推注后即使转复为窦律也应该持续静脉滴注，因为室性心动过速通常会在短期内复发，如急性心肌梗死后。但如果静脉推注药物无效，或已知室性心动过速不常发作，可考虑不进行药物持续静滴。

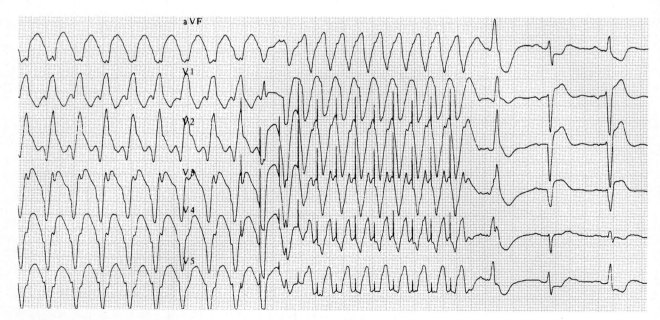

图12.7 快速起搏终止单形性室性心动过速。V3和V4导联起搏信号清晰可见。

口服药物

　　除非是急性心肌梗死或其他急性事件,室性心动过速都有可能复发,因此需要长期治疗。对于心室功能较差的患者,许多抗心律失常药物存在负性肌力作用,即可能使患者心功能恶化。同时它们有"致心律失常作用",即可能促进心律失常的发生(第19章)。左室功能差的患者可以用胺碘酮,这是目前最有效的药物,但也有一些副作用。对于室性心律失常高危患者,使用胺碘酮是合理的。如果应用后出现副作用,应当考虑采取其他治疗方案。尽管胺碘酮能显著抑制心律失常发生,但它并未改善患者预后。植入式除颤器的地位、功能及其适应证将在第24章讨论。索他洛尔对一些患者有效。在一项关于抗心律失常药物有效性的大型研究中,索他洛尔较美西律、吡美诺、普鲁卡因胺、普罗帕酮有效。在劳累过程中发生的室性心动过速是应用β-受体阻滞剂的指征。

导管消融

　　通过电极导管在室性心动过速起源点发放射频能量是治疗右室流出道室性心动过速和分支室性心动过速的有效方法。

　　致心律失常型右室心肌病和冠心病相关室性心动过速,射频消融手术成功率低。

外科手术

　　许多外科手术技术用于治疗室性心动过速,包括切除或分离心律失常病灶。但外科手术通常会损伤心脏功能。患者心功能很差进行心肺搭桥手术风险很高,因为局部心室切除可能会使心功能恶化。只有少数心脏中心常规开展室性心动过速的外科手术。

　　有报道显示仅仅依靠心肌血运重建就可能降低一些冠心病患者发生室性心律失常的风险。

　　危及生命的持续性室性心律失常是心脏移植的适应证。

冠心病

　　最常见的导致室性心动过速的原因是心肌梗死引起的心肌损伤。室性心动过速可以发生在心肌梗死后数天、数周或数年。患者心室功能越差越容易发生室性心动过速。室性心动过速通常发生在左室射血分数小于40%的患者(正常值≥60%,而不是100%)。患者射血分数越低,预后越差。

　　发生在急性心肌梗死24~48小时内的室性心动过速一般不会复发(第18章)。

肥厚型心肌病

　　肥厚型心肌病是一种遗传性心肌疾病(许多显性基因异常可导致肥厚型心肌病),但也可由散发基因突变引起(图12.5)。据估计,人群中1/500患有此病。通常此病没有症状也不影响患者预后,但也可能导致心力衰竭和猝死。部分人可遗传这种基因异常,但是没有心脏异常表现。肥厚型心肌病可以导致持续性和非持续性室性心动过速。有时猝死是首发表现,据报道由室性心动过速或室颤导致猝死的年发生率是1%。肥厚型心肌病是运动员猝死最常见原因。

　　心脏性猝死幸存者(即室性心动过速或室颤成功复苏者)和持续性室性心动过速患者是植入式除颤器的适应证。抗心律失常药物,如胺碘酮和β-受体阻滞剂常不能改善患者预后。

　　识别肥厚型心肌病猝死高危患者, 即植入式除颤器的明确获益者有一定难度。下表是一些已知猝死的高危因素。

肥厚型心肌病猝死危险因素

1. 心源性猝死幸存者
2. 早发心源性猝死家族史
3. 左室壁厚度>30mm
4. 运动试验中血压反应异常
5. 不能解释的晕厥
6. 动态心电图或运动试验记录到非持续性室性心动过速

(对这种心律失常,特别是短阵不频繁发作或对于老年患者文献中尚有争议)

　　一般认为一个患者临床危险因素越多,猝死的风险越高。相反,无任何一个危险因素有较强的阴性预测价值,即患者猝死的风险很低。有学者建议如果存在一个危险因素就应植入除颤器。

致心律失常型右室心肌病

　　致心律失常型右室心肌病(ARVC)是右室被由脂肪和(或)纤维浸润导致的,有时仅仅是心室的局部受累。磁共振成像、心室造影和超声心动图可以评价右室功能受损。有时左室功能可能受损,但不如右室功能受损明显。

　　致心律失常型右室心肌病是常染色体显性基因遗传性疾病。女性和男性遗传异常基因的概率相同,但临床上男性患者多见(如室性心律失常和心力衰竭等临床症状)。这些患者可以有家族史,基因检测应用价值有限,原因是许多基因突变都可以引起致心律失常型右室心肌病,检测结果阴性并不能排除此病。人群中约1/2000患有此病。

　　典型心电图表现为窦性心律时在V1~V3导联T波倒置(图12.8a),这些导联QRS波群宽度轻度增加。由于室性心动过速起源于右室,发作时表现为左束支传导阻滞图形(图12.8b和图12.9)。

　　心电图上可以记录到epsilon波(图12.10),表现在V1导联QRS波群末端的低振幅波,有时也可以在V2导联出现,它代表右室延迟激动的区域,相当于信号平均心电图描记的心室晚电位。

　　患者经常在20~50岁发病,伴有心悸、晕厥或近似晕厥。心律失常由运动诱发。这种心肌病是不断进展的,随着时间的推移,诱发室性心动过速的运动阈值逐渐下降。患者首次因室性心动过速就诊时,心功能异常的证据常不明显。可能出现猝死,且有时可能是该病的首发表现。

　　最近,根据影像学、心电图、组织学和家族史,制定了ARVC的复杂诊断标准,包括主要标准和次要标准。主要标准包括影像学显示右室有明显功能障碍,V1~V3导联T波倒置(如果患者超过14岁),Epsilon波,室性心动过速表现

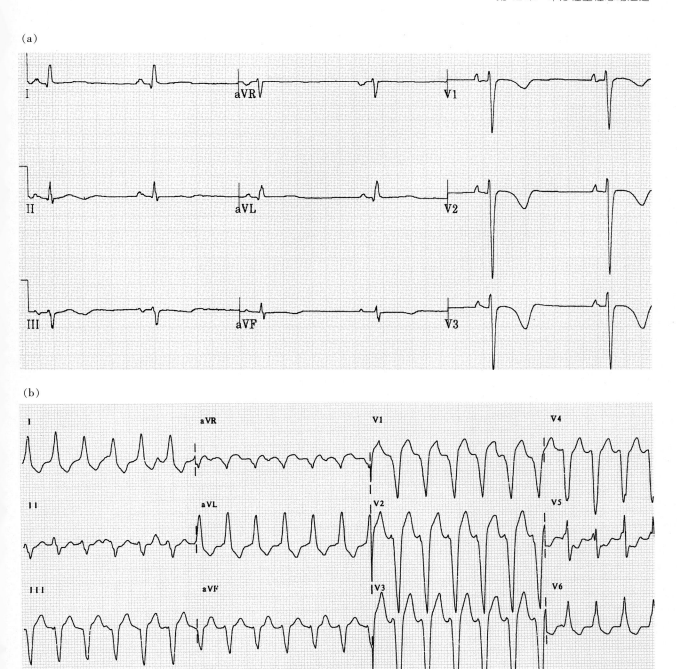

图12.8 （a)ARVC患者窦性心律心电图表现。(b)ARVC引起的室性心动过速发作。QRS波群表现为左束支传导阻滞图形（与图12.8a是同一患者）。

为左束支传导阻滞图形，家族史。次要标准包括轻微的右室影像学异常，只有V1~V2导联T波倒置，信号平均心电图提示晚电位，非持续性室性心动过速或频发室性早搏。如果符合2个主要标准或1个主要标准+2个次要标准，诊断成立。当患者最初有临床表现时我们应当重视，当时可能为可疑诊断，但随着病情的进展逐渐明确诊断。

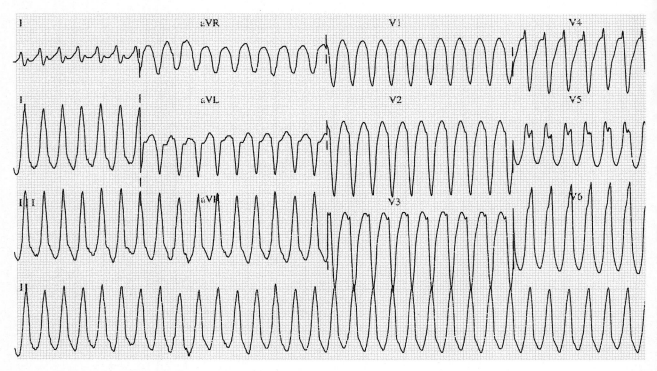

图12.9 ARVC导致快速室性心动过速发作。

致心律失常型右室心肌病的主要诊断标准
影像学提示明显右室功能障碍
V1~V3导联T波倒置
Epsilon波
室性心动过速时表现为左束支传导阻滞图形
家族史

　　患者应避免过度劳累和剧烈运动。β-受体阻滞剂和(或)胺碘酮预防室性心动过速常有效。由于此病猝死风险高，且有逐渐加重的特点，因此如患者表现为持续性室性心动过速、晕厥、右室明显扩大且合并功能障碍、心脏性猝死幸存者应当考虑植入自动复律除颤器。心脏性猝死家族史并不是较强的预测猝死风险指标。此外，如果室性心律失常控制不佳应考虑心脏移植。

扩张型心肌病

　　扩张型心肌病，无论是基因异常相关的还是获得性的，都是室性心动过速的常见原因。

非器质性心脏病室性心动过速

　　两种特殊室性心动过速常发生于心脏结构正常患者，其中多见的一种起源

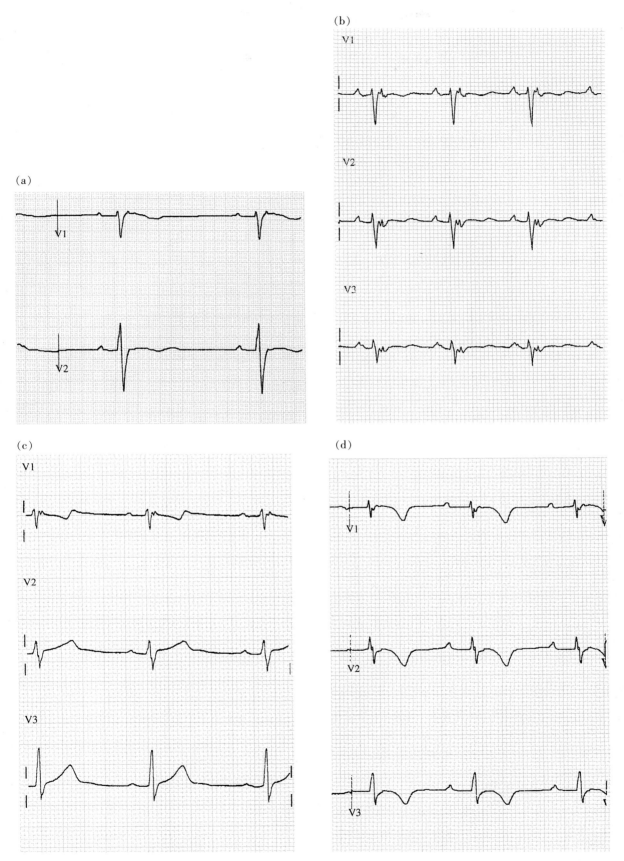

图12.10 （a~d）ARVC患者心电图可见Epsilon波，即V1导联QRS波群终末的低振幅波。识别Epsilon波需要仔细观察V1导联。

于右室,另一种起源于左室。由于这两种室性心动过速预后良好因此早期识别十分重要,它们典型的心电图表现提示患者心脏结构正常。如果患者有症状,可以考虑射频消融手术(第25章)。

右室流出道室性心动过速

这种室性心动过速的典型心电图反映其起源于右室流出道,常位于肺动脉瓣下方。由于室性心动过速起源于右室,因此心电图呈左束支传导组织图形,另外由于电冲动自肺动脉瓣下向下方扩布传导,心电图额面QRS电轴向下,即电轴右偏(图12.11)。这种心律失常起源部位非常接近房室交界部位,因此QRS波群时限相对较窄。

根据患者临床表现有两种临床类型:一种是由劳累诱发的阵发室性心动过速;另一种是休息时发作,呈反复非持续性发作。与大多数室性心动过速不同,这种室性心动过速可以被腺苷和维拉帕米终止。

一些患者可见频发右室流出道起源的异位搏动而不是室性心动过速,称为右室流出道异位搏动(图12.12)。

少见情况下,类似的室性心动过速起源于左室流出道,相比右室流出道室性心动过速,V1~V3主波常常向上(图12.13)。

还有一些患者可以出现右室流出道室性心动过速和房室交界区折返性心动过速两种心律失常(图12.14)。

分支性室性心动过速

分支性室性心动过速并不常见,常起源于左后分支或左前分支(更少见)。

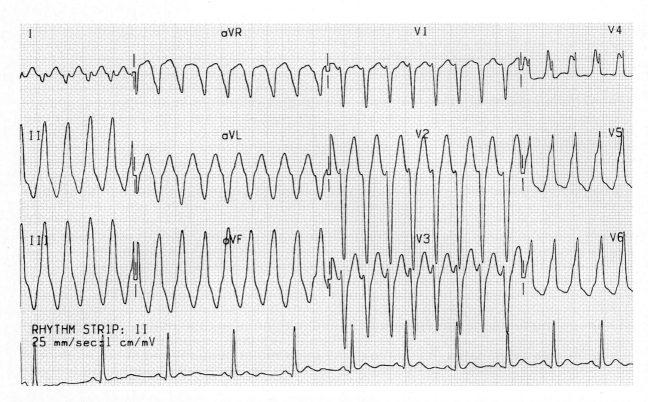

图12.11　右室流出道室性心动过速。心电图表现为电轴向下和左束支传导阻滞图形。节律导联(Ⅱ导联)记录到恢复窦性心律。

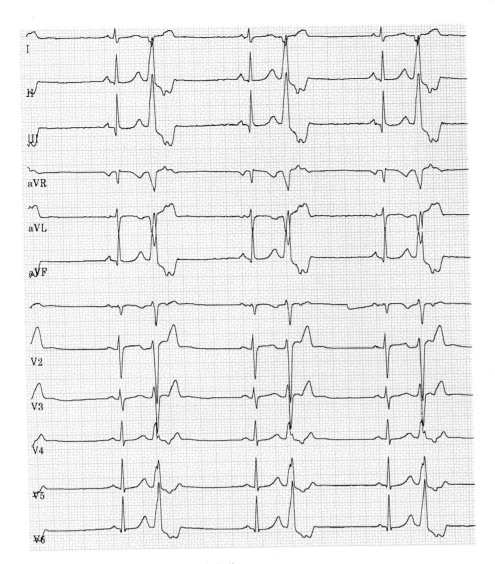

图12.12　室早二联律起源于右室流出道。

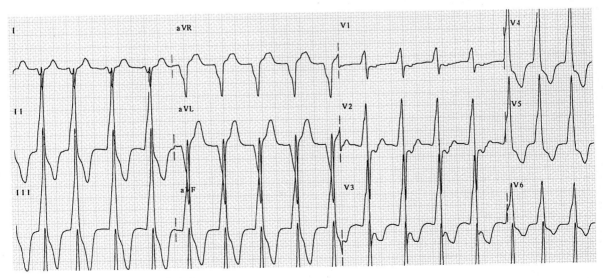

图12.13　左室流出道室性心动过速。

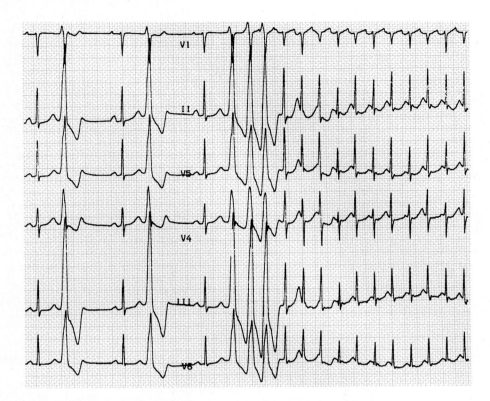

图12.14 单发的和连发三个起源于右室流出道室性异位搏动,随后诱发房室交界区心动过速。

左后分支起源室性心动过速表现为右束支传导阻滞图形伴电轴左偏(图12.15),而左前分支起源室性心动过速表现为右束支传导阻滞图形伴电轴右偏。

由于室性心动过速起源部位位于特殊传导系统,心电图QRS波群相对较窄(0.12s)。这种心律失常常被误诊为室上性心动过速。右束支传导阻滞图形可能不典型,例如原有r波被小q波取代。

与右室流出道室性心动过速相似,分支室性心动过速可被维拉帕米终止(不是腺苷)。

非持续性室性心动过速

非持续性室性心动过速定义为:3个或3个以上连续的室性异位搏动频率大于120次/分,且在30s内恢复正常节律(图12.16)。

它很少引起症状,但是有预后意义。很多(并非所有)研究显示,心肌梗死及左室射血分数小于40%的患者如合并非持续性室性心动过速,其死于室性心律失常或心力衰竭的风险显著升高。扩张型心肌病患者如合并非持续性室性心动过速,发生猝死风险轻度增加。有症状的肥厚型心肌病患者,非持续性室性心动过速与猝死高风险相关。

心脏结构正常的人偶尔发生非持续性室性心动过速,并不能预测猝死风险。

(a)

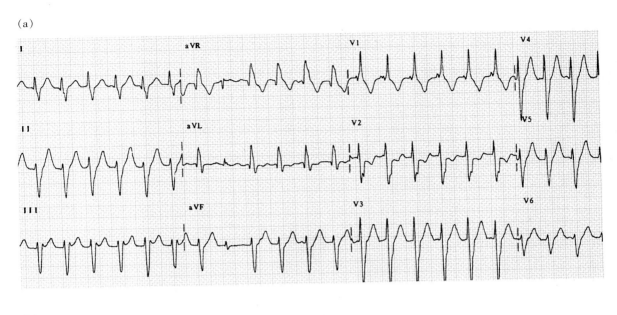

(b)

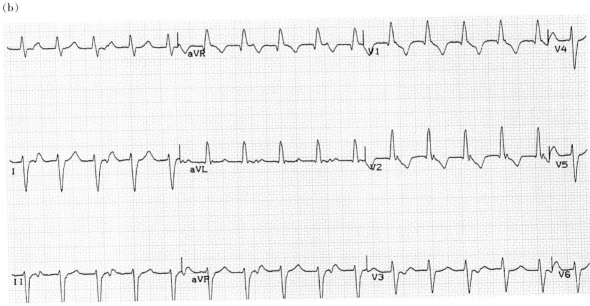

图12.15 （a)左后分支起源分支性室性心动过速。QRS波群表现为右束支传导阻滞图形伴电轴左偏。第8个心搏为夺获波。(b)左后分支起源的室性心动过速。下壁导联可见2:1室房传导。

加速性室性自主心律

频率小于120次/分的单形性室性心动过速称为加速性室性自主心律，或称为缓慢室性心动过速(图12.17)。急性心肌梗死是最常见的病因，常不需要治疗。

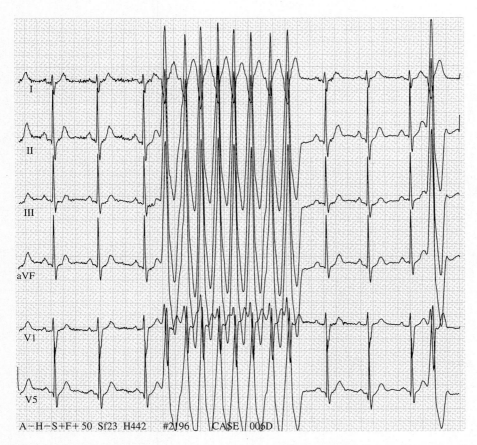

A-H-S+F+ 50 Sf23 H442   #2J96   CA$E 006D

图12.16 非持续性室性心动过速。3个窦性搏动后紧跟着一阵相同形态的室性期前收缩。

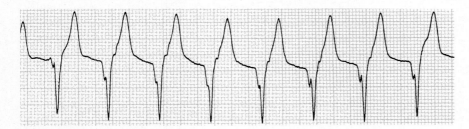

图12.17 加速性室性自主心律。

（张师义 译）

第 **13** 章　多形性室性心动过速和心室颤动

> 多形性室性心动过速的特点是QRS波的方向和振幅呈现反复性、渐进性的变化，表现为沿基线扭转的波形。
>
> 尖端扭转型室性心动过速(Torsade de pointes)特指一种继发于QT间期延长的多形性室性心动过速，我们应当积极纠正QT间期延长并治疗导致QT间期延长的病因，而不仅仅是抗心律失常药物治疗。导致尖端扭转型室性心动过速的病因包括心动过缓、延长QT间期的药物(如红霉素、抗精神病药物)以及先天性长QT综合征，其中先天性长QT综合征可以引起晕厥甚至猝死，治疗包括β-受体阻滞剂和(或)植入式除颤器(ICD)。
>
> Brugada综合征是一种遗传性疾病，其心电图特点为右胸导联ST段下斜形抬高，也可能会导致心室颤动。儿茶酚胺敏感性多形性室性心动过速(CPVT)是一种罕见的遗传性疾病，临床上表现为运动诱发的多形性或双向性室性心动过速，需要β-受体阻滞剂和(或)ICD治疗。

多形性室性心动过速

与连续形态一致的室性早搏组成的单形性室性心动过速不同，多形性室性心动过速的特点是QRS波的方向和振幅呈现反复性、渐进性的变化，表现为沿基线扭转的波形(图13.1)。心肌梗死或心肌病引起的多形性室性心动过速在窦性心律时QT间期多在正常范围，因此这类多形性室性心动过速的处理与单形性室性心动过速相同。

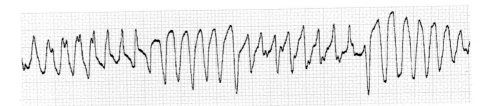

图13.1　多形性室性心动过速。

QT间期

QT间期代表心室除极和随后的复极过程的持续时间，测量QRS波起始至T波终末的时限。

正常情况下心率增快时QT间期会相应缩短，部分由心率增快本身引起，另外也可能与导致交感神经激活的窦性心动过速有关。因此测量QT间期时需根据心率进行校正。计算校正QT间期(QTc间期)时，选择体表心电图上最长的QT间期(通常测量Ⅱ导联和V5导联)，除以R-R间期的平方根(Bazett公式)。例如，一位患者心率60次/分时测量的QT间期为0.38s，窦性心动周长为1s，即QTc间期为0.38s，当心率增加至120次/分(窦性心动周长0.5s)时，QTc间期则变化为0.54s。正常成人的QTc间期男性不超过0.43s，女性不超过0.45s。

另外，如果T波的终末超过前后两个QRS波的中点，也可诊断QT间期延长。

$$Bazett公式：QTc(s) = QT(s)/\sqrt{R-R间期(s)}$$

导致QT间期延长的原因包括先天性长QT综合征、低钙血症、甲状腺功能减低、某些药物、心肌缺血及蛛网膜下腔出血。

尖端扭转型室性心动过速

尖端扭转型室性心动过速(Torsade de pointes)特指一种继发于QT间期延长的多形性室性心动过速(图13.2和图13.3)。我们应当及时识别这种心律失常，积极纠正QT间期延长并治疗导致QT间期延长的病因，而不仅仅是抗心律失常药物治疗，某些药物还可能加重心动过速。

通常情况下，尖端扭转型室性心动过速呈非持续性、反复发作特点，但可以蜕变为心室颤动。此类室性心动过速的发作通常与心动过缓导致的停搏或随后的异位搏动有关。

尖端扭转型室性心动过速通常由心动过缓(图13.4)或药物导致的心室复极异常引发。

引起QT间期延长和尖端扭转型室性心动过速的病因

先天性长QT综合征

窦房结功能不全或房室传导阻滞导致的心动过缓

低钙血症、低镁血症、甲状腺功能减低

抗心律失常药物(如奎尼丁、丙吡胺、普鲁卡因胺、索他洛尔、胺碘酮、伊布利特、多非利特、决奈达隆等)

抗生素(如红霉素、克拉霉素、环丙沙星、氟康唑、酮康唑、氯喹、喷他脒)

抗精神病药物(如匹莫齐特、硫利达嗪、氯丙嗪、氟哌啶醇、氟哌利多、三环类抗抑郁药、美沙酮、西酞普兰等)

其他药物：普尼拉明、苄普地尔、西沙必利、特非那定、普罗布考、多潘立酮、他莫昔芬、昂丹司琼

神经性厌食症

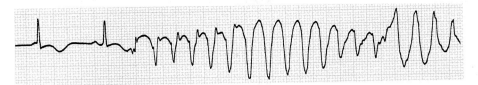

图13.2 QT间期延长导致的尖端扭转型室性心动过速。

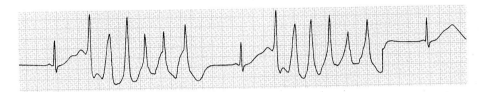

图13.3 窦性心动过缓时2次尖端扭转型室性心动过速短阵发作,心律失常发生前QT间期明显延长。

(a)

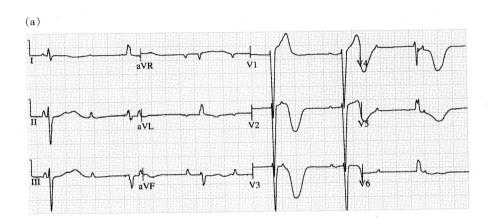

(b)

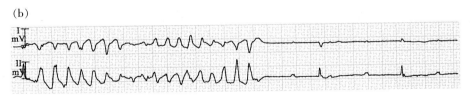

图13.4 完全性房室传导阻滞导致QT间期明显延长(a),尖端扭转型室性心动过速发作(b)。

抗精神病药物

抗精神病药物是QT间期延长和尖端扭转型室性心动过速发作的重要原因(图13.5)。大规模的研究提示氯丙嗪、氟哌啶醇、匹莫齐特、硫利达嗪可以使心脏性猝死的风险增加3倍。女性和近期有服药史的患者风险最高。因此,建议在应用大剂量抗精神病药物前需记录用药前基线心电图并测量QT间期,在早期大剂量用药阶段服药后数天及以后的每1~3个月复查心电图测量QT间期。

最近发现西酞普兰和依地普仑存在明显的剂量相关性QT间期延长作用,因此如果患者已存在QT间期延长或先天性长QT综合征,或已应用其他延长QT间期药物,应避免再应用上述两种药物。

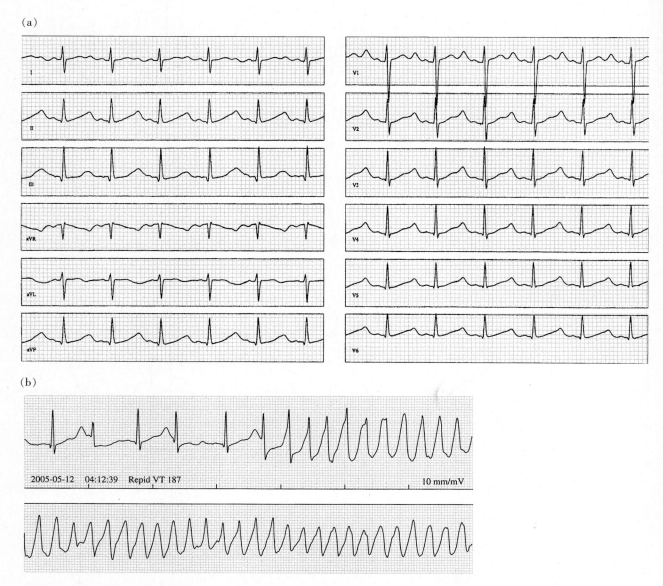

图13.5 过量应用抗精神病药物引起的QT间期延长（a）和尖端扭转型室性心动过速（b）。心律失常发生前可见T波电交替。

药物间相互作用

　　药物之间的相互作用可能导致有潜在致心律失常作用药物的血药浓度升高，从而增加发生尖端扭转型室性心动过速的风险。例如，红霉素经肝脏的细胞色素P450 3A酶系代谢，某些常用药物（如地尔硫䓬、维拉帕米等）以及一些抗真菌药物能够抑制细胞色素P450 3A酶系活性，从而在合用时增加红霉素或克拉霉素相关的猝死风险。

尖端扭转型室性心动过速的临床管理

　　治疗尖端扭转型室性心动过速的手段包括去除可能的病因和心脏起搏。即使在血镁水平正常的情况下，静脉滴注硫酸镁可能有效（以2.5mmol/h静滴）。应当停用抗心律失常药物，心脏起搏可将心率提高至100次/分常常能预防尖端扭转型室性心动过速的发生,在此期间那些可能延长QT的药物也能被排泄或代谢。

遗传性长QT综合征

遗传性长QT综合征是一种遗传性心律失常,可导致尖端扭转型室性心动过速或心室颤动, 进而引起短暂意识丧失甚至猝死, 发病率为1/5000~1/3000 (图13.6)。目前已经发现至少10种长QT综合征亚型(LQT1–10)。

遗传性长QT综合征以1、2、3型最常见, 它们的发生可能与调控心肌细胞钾通道(LQT1、2)或钠通道(LQT3)的显性基因突变有关, 又称Romano-Ward综合征。患者通常没有结构性心脏病, 常有家族史, 但发病受基因突变的影响。具有相同基因缺陷的患者中一些可能出现严重症状, 而另一些则少有或没有症状, 且心电图表现正常(图13.7)。常在儿童期和青春期出现临床症状。

Jervell Lange-Nielsen综合征(JLNS)是一种极少见的伴有神经性耳聋的先天性长QT综合征,是一种常染色体隐性遗传病。

诊断

心电图诊断标准包括：QT间期明显延长(男性>450ms, 女性>470ms)和T波形态异常。通常长QT综合征1型表现为T波增宽, 长QT综合征2型表现为T波低平且有切迹(图13.6), 长QT综合征3型则表现为ST段等电位线延长(图13.8)。一些患者容易发生明显的窦性心动过缓, 另一些患者则可能出现每天QT间期的变化, 甚至有时表现为QT间期正常。

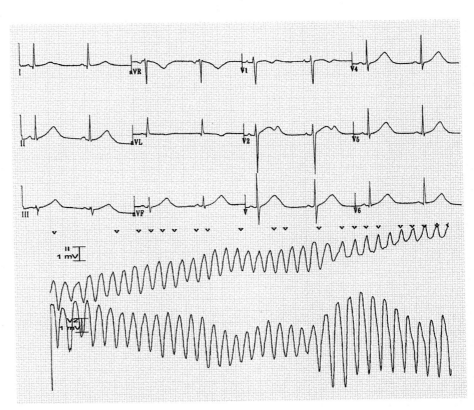

图13.6　先天性QT间期延长导致的尖端扭转型室性心动过速,QT间期延长,T波有切迹(LQT2)。

与正常人相比，当站立、运动或输注肾上腺素使交感神经系统激活时，先天性长QT综合征患者的QT间期将延长而非缩短。对于临界性QT间期延长的患者，上述试验可能有助于先天性长QT综合征的诊断。

出现过由长QT综合征导致虚脱的年轻患者首次就诊时常常被神经内科医生诊断为癫痫，因此拟诊癫痫的患者应进行心电图检查。

此外，长QT综合征患者的一级亲属需要进行心电图检查。

长QT综合征患者及其亲属的基因学检查已经广泛开展。存在基因异常的亲属较基因学正常的亲属有更高的心脏性猝死的风险。

(a)

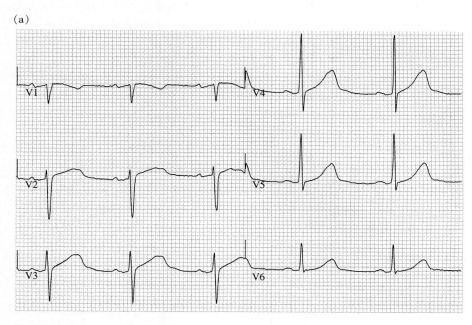

(b)

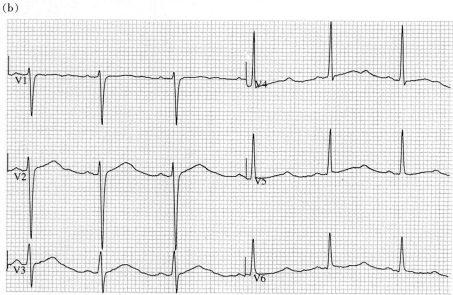

图13.7　先天性QT间期延长：心电图来自无症状的父亲(a)和他的两个有明显症状的女儿(b，c)。(待续)

(c)

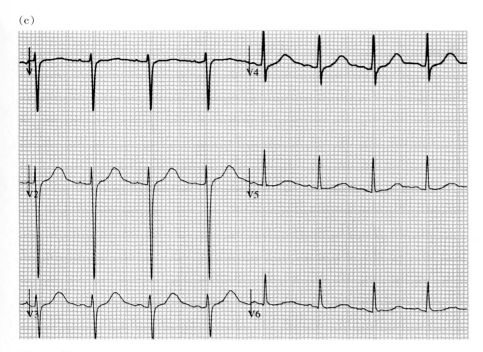

图13.7（续）

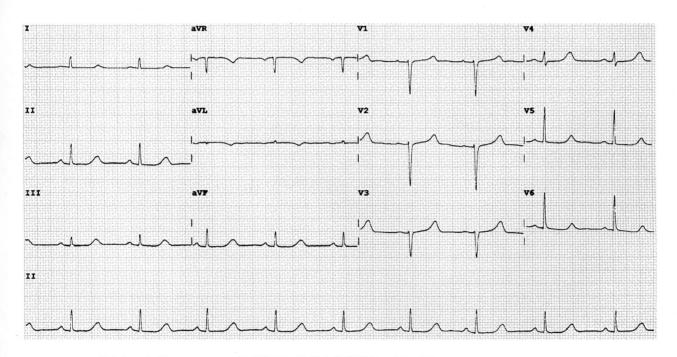

图13.8　长QT综合征3型：Ⅱ、AVF、V5、V6导联提示ST段等电位线延长。QTc=510ms。

心律失常

30%~40%的先天性长QT综合征患者在40岁前发作过意识丧失或心脏骤停，青春期发病率最高。症状常由体力活动（如LQT1患者常由游泳诱发）、兴奋或恐惧诱发。突然的声音刺激，如电话铃声，也是诱发此类心律失常的常见原因（常见于LQT2，也可见于LQT1）。长QT综合征3型症状常在睡眠中发作。男性在成年无心律失常发作后便不会发作心律失常，而女性至少在40岁前都有发生症状的风险。

QT间期明显延长（QTc≥500ms），既往发作史以及女性（LQT1和LQT2）都是死亡的高危因素。月经期和产后9个月内较容易出现室性心动过速（室颤）发作（特别是LQT2）。T波电交替，即两个相邻QRS波T波方向和幅度的逐跳变化，也是心律失常发作的高危因素（图13.5）。另据报道，心脏性猝死家族史常常提示预后不良。

药物或心动过缓相关尖端扭转型室性心动过速患者可能具有相同的心脏离子通道相关基因异常，它们可能是先天性长QT综合征的一个临床亚型，特别常见于女性。

治疗

β-受体阻滞剂对70%的患者有效。应当使用长效药物：纳多洛尔（80~160mg/d）有很长的半衰期。出现症状的尤其是发生过心脏骤停的患者可以考虑植入式除颤器（ICD）治疗。无症状的年轻患者应当使用β-受体阻滞剂。应用β-受体阻滞剂前或由β-受体阻滞剂导致的明显窦性心动过缓的患者应该考虑心脏起搏治疗。左侧颈部交感神经切除术能够减少、但不能消除β-受体阻滞剂治疗失败的风险。

建议患者尽量避免剧烈活动或使用增加交感神经系统兴奋性的药物，如利尿药物、米多君、支气管扩张剂和芬氟拉明等。避免使用延长QT间期的药物是非常重要的。

最近研究发现，有长QT综合征家族史的无症状患者，即使QT间期正常但存在基因异常者与普通人群相比猝死风险增加，有长QT综合征家族史的无症状人群需要和有症状的患者采取相同的预防措施。

长QT综合征3型与钠离子通道缺陷有关，而非钾离子通道缺陷，据报道氟卡尼可使长QT3型综合征患者心电图正常化，可能预防心律失常发作。

先天性短QT综合征

先天性短QT综合征极为罕见，QT间期小于320ms，室性心律失常或心房颤动可能导致心脏性猝死。奎尼丁可以有效延长QT间期，阻止心律失常的发作，而对于某些患者植入ICD仍是必要的。

心室颤动

心电图特点

心室颤动（室颤）是心室肌极快速的、完全不协调的收缩运动。心电图表现为极不规律的、紊乱的电活动（图13.9）。室颤能够导致循环骤停，发作10~20s就能引起意识丧失。

病因

急性心肌梗死相关死亡中90%是由心室颤动造成的，在梗死后1小时内最易发生室颤。梗死后室颤可以发生在梗死后一段时间，也可能发生在严重冠状动脉疾病而无心肌梗死患者。室颤可以是心肌梗死首发的临床表现。

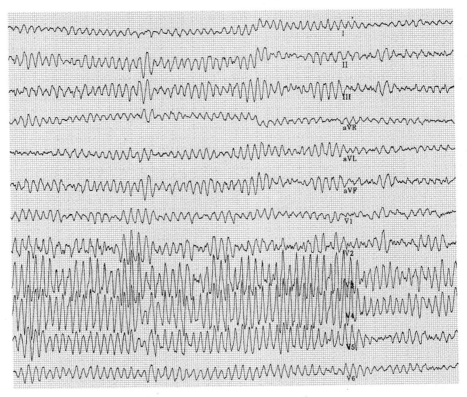

图13.9　心室颤动。12导联的心室颤动电图较难获得。

　　室颤也可以由其他心脏疾病引起,包括心肌炎、心肌病等,以及一系列原发性电活动异常疾病,例如长QT综合征、Brugada综合征等。

　　室颤可以由停搏后的室性早搏导致的单形性或多形性室性心动过速蜕变而来。

治疗

　　室颤常常持续,很难自行转复窦律。如果没有及时除颤,将导致不可逆的大脑和心肌损伤。

反复性心室颤动

　　应立即静脉给予利多卡因或胺碘酮,尽可能去除病因,加用β-受体阻滞剂常有效。长期治疗策略详见第24章。

Brugada综合征

　　Brugada综合征的典型心电图特点包括右胸导联(V1和V2导联,有时V3导联)ST段下斜形抬高,常合并不完全右束支传导阻滞,心脏结构常无异常。Brugada综合征诱发的室颤或多形性室性心动过速可导致心脏性猝死,估计患病率约1/5000。

诊断

　　V1、V2导联的QRS波常表现出典型特征(Ⅰ型):QRS波终末向量为正,振幅≥2mm(类似低温时的J波),ST段下斜形抬高和T波倒置(图13.10和图13.11)。可能伴有PR间期延长,阵发房颤并不少见(图13.12),可见晚电位(图13.13)。

部分患者的典型心电图异常间歇出现:有时ST段抬高可能是弓背向下或呈马鞍形(Ⅱ、Ⅲ型)。这种心电图表现不能诊断Brugada综合征,这些患者有时心电

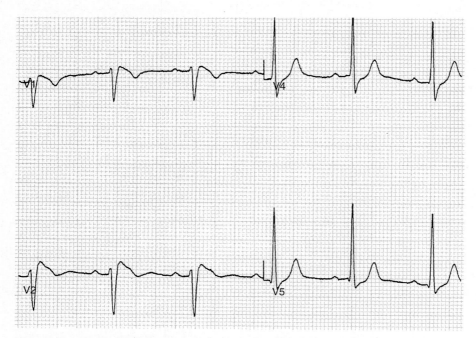

图13.10 驾车时发作室颤并成功复苏的Brugada综合征患者的心电图(胸前导联)。

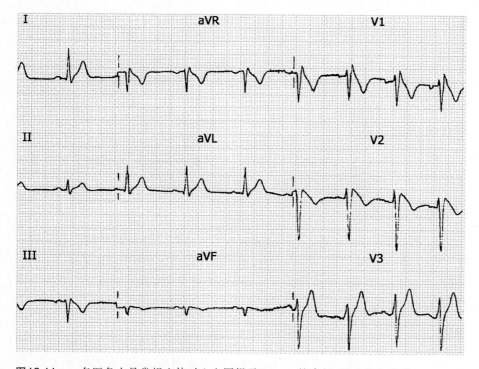

图13.11 一名医务人员常规查体时心电图提示Brugada综合征,随后发生猝死。

图正常。胸前导联电极位置高于正常位置1~2个肋间可以提高诊断阳性率,这种心电图记录方法应该用于不明原因晕厥或不明原因室颤复苏后的患者。静脉给予阿义马林(1mg/kg, 5分钟静脉推注)或氟卡尼(2mg/kg 10分钟静脉推注)可能诱发典型的 I 型Brugada综合征心电图表现用于诊断(图13.14)。发热可以诱发或加重这种Brugada样心电图表现。

病因学

Brugada综合征与心脏钠离子通道的基因异常有关:多种不同的基因异常均可导致Brugada综合征。并非所有患者都能提供明确的心脏性猝死家族史,这种情况可能与基因突变有关。

(a)

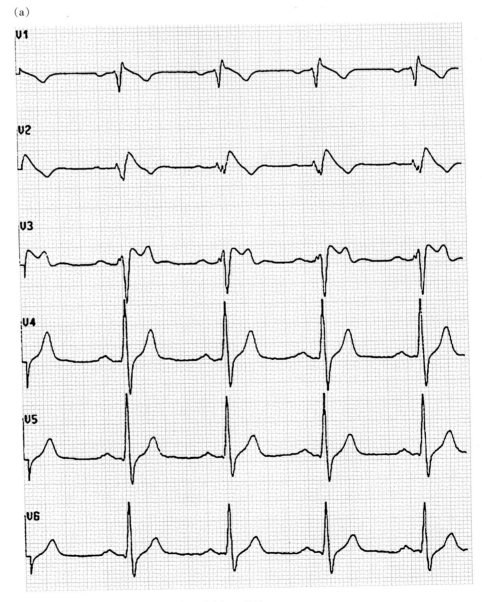

图13.12　(a)Brugada综合征患者心电图。(待续)

(b)

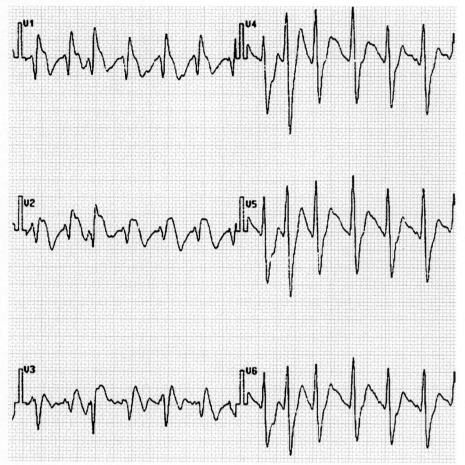

图13.12（续） （b）随后发生心房颤动。

心室颤动

　　Brugada综合征导致的室颤多在中年患者出现，很少在20岁前发病。室颤常常在睡眠或休息时发作。虽然Brugada综合征是一种常染色体显性遗传病，但心律失常在男性患者中多见。

　　目前没有抗心律失常药物能够有效预防室颤发生，但据报道奎尼丁对"心律失常风暴"患者有效。唯一的治疗手段是植入ICD（第24章）。发作过晕厥或室颤复苏后患者应当接受ICD治疗。

无症状患者

危险因素

　　目前尚无可靠方法预测室颤的发生风险。目前的临床研究存在样本量小、随访时间短，且猝死的发生率不尽相同的局限性。一些研究报道既往无症状患者发生室颤风险较高，3年内8%患者发生室颤，然而其他研究提示无症状患者室颤风险较低，如一项研究提示5年内2%患者发生室颤，另一项显示30个月内仅有0.5%患者发作室颤。

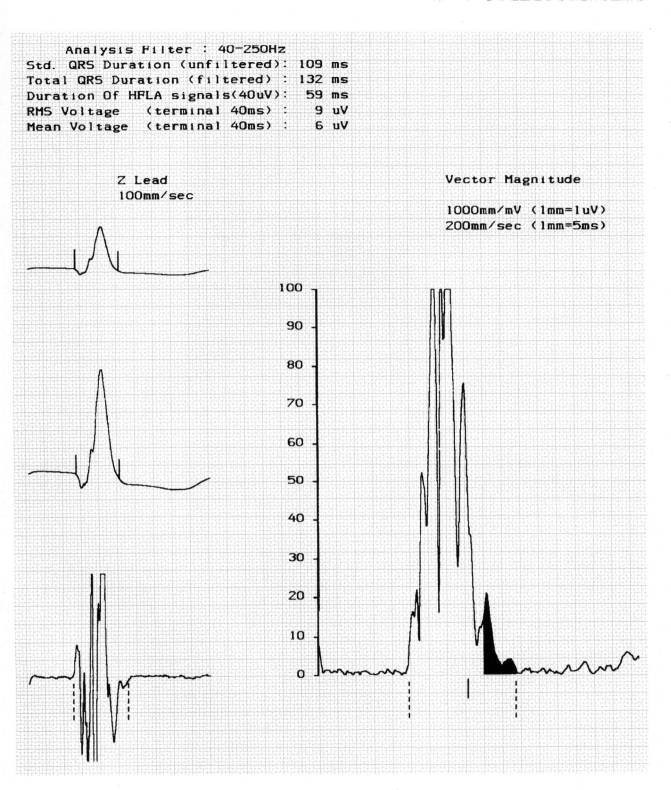

13.13　图13.10患者的信号平均心电图检查提示晚电位。

(a)

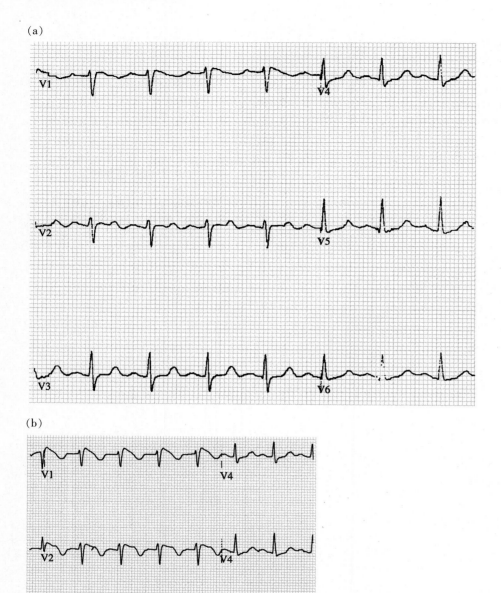

(b)

图13.14 (a)疑似Brugada综合征患者心电图(胸前导联)。(b)应用阿义马林后心电图出现 I 型Brugada综合征表现。

对于具有 I 型Brugada综合征心电图表现的患者，建议行心内电生理检查，如心室刺激能够诱发室颤,则应植入ICD(图13.15)。但随后的许多研究并不支持以上观点。

晚电位和QRS波增宽可能是患者发生室颤的可能危险因素，其他危险因素包括运动试验后出现ST段抬高,但目前尚未达成一致观点。意外的是,心脏性猝死家族史似乎并不是室颤的危险因素之一。

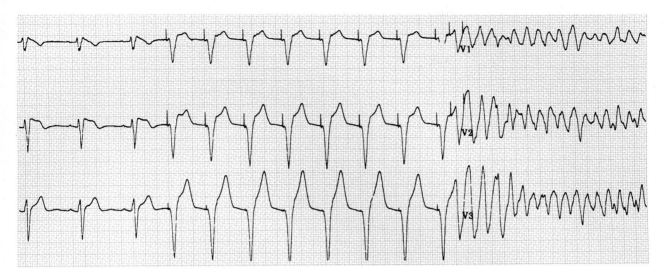

图13.15　无症状Brugada综合征患者(V1~V3导联)在电生理检查中诱发室颤:以起搏频率120次/分起搏心室8次后的期前刺激诱发了室颤(该患者随后植入ICD,随后接受过多次ICD电击治疗)。

目前普遍认为,没有自发性Ⅰ型Brugada综合征心电图表现的患者发作室颤的风险较低。

临床管理

对于无症状患者,考虑到其极低的猝死风险和长期ICD植入可能导致的高并发症发生率,并不推荐常规植入ICD。最近,有观点认为奎尼丁应常规用于无症状患者。

Brugada综合征患者应建议尽量避免应用Ⅰ类抗心律失常药物,如氟卡尼等,且应当及时治疗各种发热性疾病。

早期复极综合征

早期复极,即在下侧壁导联QRS波终末与ST段起始部交界处(称为J点)的抬高,在人群中较常见,特别是年轻男性,通常认为是良性的。但是最近研究提示如果J点抬高超过1mm,伴QRS波终末切迹,可能与室颤风险增加有关,但人群中室颤发生的绝对风险仍较低,因此不建议无症状患者植入ICD(图13.16)。

双向性室性心动过速

双向性室性心动过速指两种QRS波形态交替出现的心律失常,临床上较罕见(图13.17),这种心律失常既不是单形性室性心动过速,也非多形性室性心动过速。常见病因包括洋地黄中毒、儿茶酚胺敏感性多形性室性心动过速。

儿茶酚胺敏感性多形性室性心动过速(CPVT)

CPVT是一种罕见的遗传性疾病,主要影响心脏RyR受体钙释放通道。CPVT患者在运动或情绪激动时可诱发多形性或双向性室性心动过速,进一步导致晕厥或心脏骤停。

CPVT是一种常染色体显性遗传病。患者的心脏结构和静息心电图均正常。运动或异丙肾上腺素刺激可以诱发室性心动过速。多见于儿童或青年人,死亡率

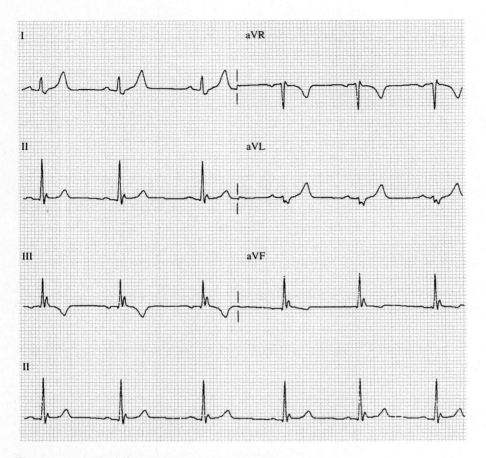

图13.16 心电图（肢体导联）下壁导联提示早期复极。

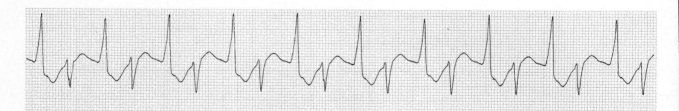

图13.17 双向性室性心动过速。

很高。可以应用β-受体阻滞剂，但有时效果不佳，因此需要植入ICD。最近研究发现单用β-受体阻滞剂效果不佳时，氟卡尼可减少室性心动过速发作。

（张其同 刘彤 译）

第 **14**章　宽QRS波心动过速

多数的宽QRS波心动过速均起源于心室，仅有少数伴有束支阻滞的室上性心动过速可以引起QRS波增宽。

室性心动过速与室上性心动过速伴束支传导阻滞的主要鉴别要点如下：既往心肌损伤、房室分离的直接或间接证据、QRS波时限大于0.14s、胸前导联QRS波主波同向性及显著电轴偏移。心动过速中的轻度心律不齐和心律失常对血流动力学的影响均不能作为判断心动过速起源的依据。当室上性心动过速伴束支传导阻滞时，QRS波形态通常表现为典型左束支或右束支传导阻滞图形。禁用维拉帕米作为诊断性试验鉴别心动过速起源。应当尽可能地在室性心动过速发作时记录12导联心电图以协助诊断。

室上性心动过速有时可能表现为宽大的QRS波，因此常被误诊为室性心动过速。然而临床上却常常将室性心动过速误诊为室上性心动过速。

宽QRS波心动过速的原因

宽QRS波心动过速主要包括以下几类：

1. 室性心动过速；
2. 室上性心动过速伴窦性心律时存在束支阻滞；
3. 室上性心动过速伴频率依赖性束支阻滞（心动过速时发生束支阻滞）；
4. 预激综合征：房颤或房扑时心房激动经房室旁道前传心室，或少见的逆向型房室折返性心动过速（心房激动经旁道前传）。

目前有很多方法用来鉴别室上性心动过速和室性心动过速。

常见误区

通常认为室性心动过速容易导致患者血流动力学障碍，而室上性心动过速不会引起。这种观点是不正确的。有时室性心动过速很少甚至不会引起任何症状，而当室上性心动过速频率很快，或伴有基础心脏病时，可以导致患者休克或心力衰竭（图14.1）。

　　另一个常见的错误观念是室上性心动过速常常是规律的,而室性心动过速则轻度不规则。

　　维拉帕米可能终止室上性心动过速或减慢房颤(房扑)发作时的心室率,通常作为鉴别心动过速起源的"治疗性"诊断试验。然而,室性心动过速时给予维拉帕米可能导致致命的低血压,因此禁忌应用维拉帕米鉴别宽QRS波心动过速。

常用鉴别诊断方法

独立心房活动

　　如果存在房室分离的直接或间接证据(图12.2,图12.4,图12.10,图14.2和图14.3),则可以排除室上性心动过速。如第12章所述,寻找心房激动证据需要仔细观察多个导联(图14.4),因此,心动过速发作过程中记录12导联心电图是十分必

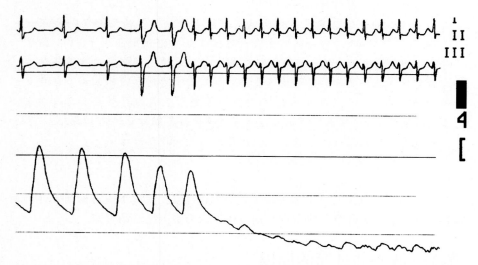

图14.1　房室折返性心动过速发作时动脉血压急剧下降。

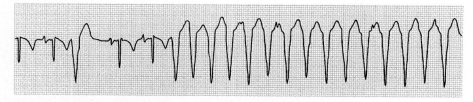

图14.2　第2个室性早搏诱发室性心动过速,心电图可见房室分离。

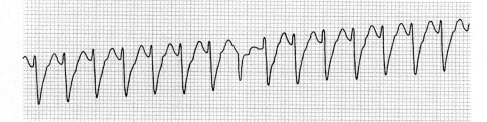

图14.3　室性心动过速(Ⅱ导联),其中第8个QRS波为心室夺获。

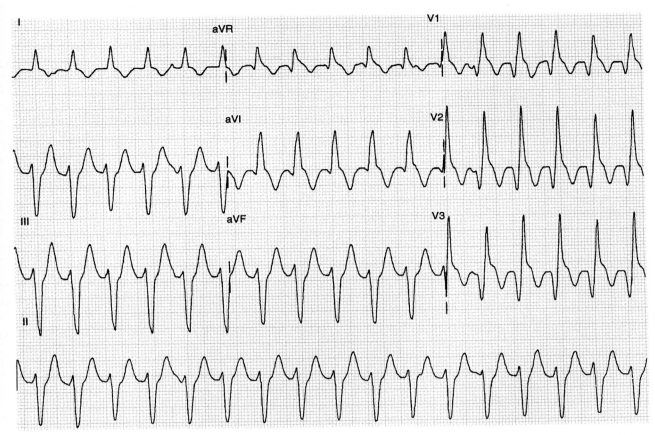

图14.4　室性心动过速,仔细观察可见房室分离, I 导联可见P波出现在第1个QRS波的T波上和第4个QRS波之后。V1导联P波出现在第1个QRS波之后。

要的(图14.5)。

　　有时房室分离只能在记录体表心电图的同时放置心内导联 (经静脉途径放置在右房)或食管导联(置于左房后)才能显示,因此在诊断困难时,上述的侵入性检查是必要的。

　　大多数的植入式起搏器和除颤器能够在心动过速发作时监测心房电图。

颈动脉窦按摩

　　颈动脉窦按摩可以暂时减慢房室传导,可能终止房室折返性心动过速,减慢房颤或房扑时的快速心室率,有助于识别快速心房激动。

　　颈动脉窦按摩也可能无法终止室上性心动过速,因此转复失败不能确诊室性心动过速。

QRS波形态

　　QRS波越宽,室性心动过速的可能性越大,室性心动过速的QRS波时限通常超过0.14s。

　　显著电轴左偏或右偏也常提示室性心动过速。此外,胸前导联QRS波主波同向性(即胸前导联QRS波主波方向全部向上或向下)也提示室性心动过速(图14.7和图14.8)。

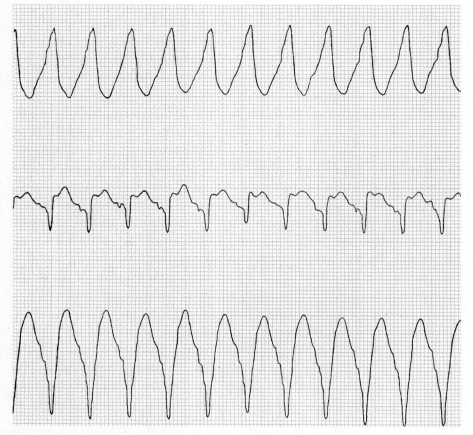

图14.5 同步记录多个心电图导联的优势（Ⅰ、Ⅱ、Ⅲ导联）：Ⅱ导联提示每个QRS波前似乎都存在P波，因此提示心动过速可能为室上性来源，而非室性来源。但是，与其他导联相比"P波"实际上是QRS波群的起始向量。

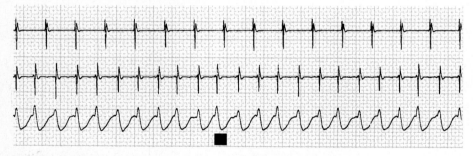

图14.6 右房电图（第一行）、右室电图（第二行）和体表心电图（第三行）：可见心房率小于心室率且独立于心室活动，证实为室性心动过速。

当室上性心动过速合并束支阻滞时，QRS波形态通常为典型左束支或右束支传导阻滞图形（图14.9和图14.10）。

期前收缩

如果发作心动过速时的QRS波形态与窦性心律时室性早搏的QRS波形态相同，提示两者可能为同一起源。在12导联心电图中，单个室性早搏相对容易判断其起源（图14.2）。

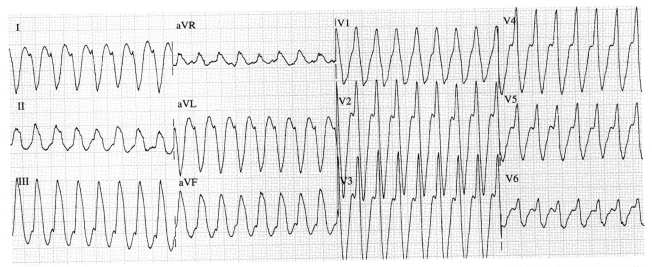

图14.7 室性心动过速：QRS波时限0.18s。胸前导联QRS波正向同向性。(少见情况下,合并左侧旁道的预激综合征患者发作逆向型房室折返性心动过速时也可表现为胸前导联QRS波正向同向性)。

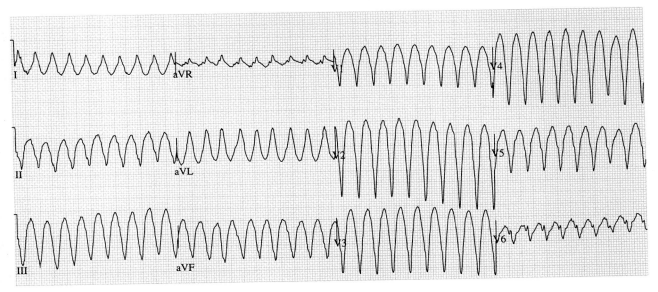

图14.8 QRS波时限0.18s,胸前导联QRS波负向同向性诊断室性心动过速。

腺苷

腺苷能够有效终止房室交界区折返机制相关的室上性心动过速，房颤或房扑时应用腺苷可以减慢心室反应,使f波或F波容易识别有助于诊断。腺苷能够终止的心动过速大多起源于房室交界区,因其作用时间很短可以安全使用(哮喘患者除外)。

但是,有少数室上性心动过速对腺苷无反应,而腺苷能够终止右室流出道起源室性心动过速，因此对腺苷的治疗反应可以作为鉴别心动过速起源的有效手段,但并非完全可靠。

心肌梗死或心肌病患者发作宽QRS波心动过速时应用腺苷是很多临床医生的下意识反应。但是,在这种情况下应高度怀疑室性心动过速,应用腺苷通常没

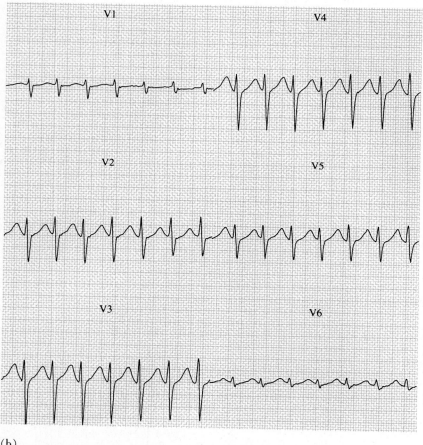

(a)

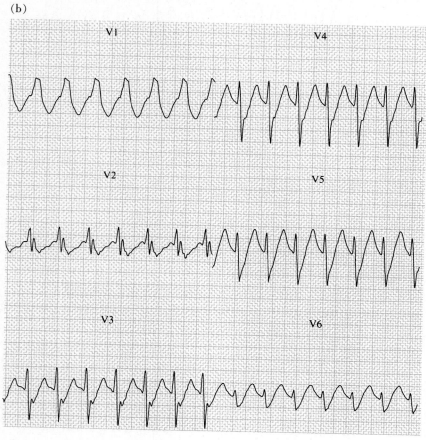

(b)

图14.9　电生理检查时记录的房室结折返性心动过速。(a)室内传导正常。(b)合并右束支传导阻滞。(待续)

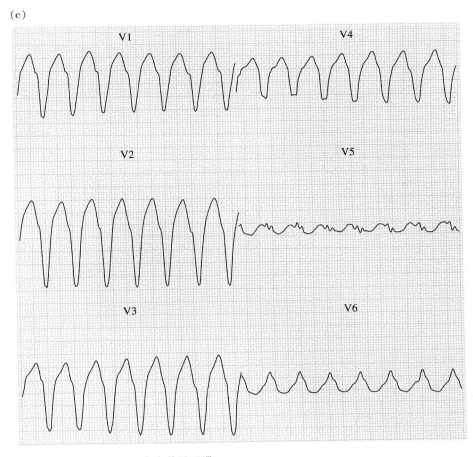

图14.9(续) （c)合并左束支传导阻滞。

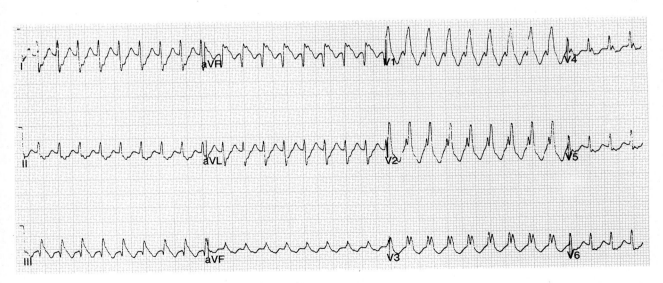

图14.10 电生理检查证实的房室结折返性心动过速伴右束支传导阻滞。

有意义,除非高度怀疑心房扑动或房性心动过速伴束支阻滞。

临床因素

　　冠心病、心肌病等导致的心肌损害可能导致室性心动过速。另一方面,心肌损害很少能够产生新的房室旁道,因此常不能引起房室交界区折返性心动过速。因此,既往有心肌损伤的患者出现宽QRS波心动过速很可能是室性心动过速。

　　心房扑动和房性心动过速常见于有心肌损伤的患者,可引起规律心室率伴束支阻滞,但仍有与室性心动过速鉴别的特征(第7,8章)。发作房颤时,无论是否存在QRS波增宽,心室节律都是不规则的,因此不可能与室性心动过速混淆。

既往心电图

　　对比既往心电图很有帮助。如果提示心肌损害,或显著心肌肥厚(提示心肌病),心动过速更有可能是室性心动过速。如果窦性心律心电图提示束支阻滞且与心动过速时QRS波形态一致,提示室上性心动过速的可能性更大。

(张其同　刘彤　译)

第 15 章　房室传导阻滞

根据心房冲动下传心室过程中是否延迟、是否存在间歇或完全阻滞,我们将房室传导阻滞分为一度、二度和三度。二度房室传导阻滞又分为Mobitz Ⅰ型(文氏)和Mobitz(莫氏)Ⅱ型房室传导阻滞。前者心电图表现为PR间期逐渐延长,直至一个心房激动未能下传心室。Mobitz Ⅱ型心电图表现为下传心房激动的PR间期恒定。双束支阻滞可能恶化为间歇性或永久性完全房室阻滞(如三分支阻滞)。

引起房室传导阻滞的原因有传导系统特发纤维化、心肌梗死、主动脉瓣疾病、先天性心脏病、心脏外科手术和血色病。

年轻人或睡眠中出现的一度房室传导阻滞和文氏阻滞通常与迷走神经张力增高有关,多为良性。高度房室传导阻滞可能导致阿-斯综合征(表现为突发的短暂意识丧失)或猝死。

分类

根据心房冲动下传心室过程中是否延迟、是否存在间歇阻滞或完全阻滞,我们将房室传导阻滞分为一度、二度和三度。

一度房室传导阻滞

心房冲动下传心室传导延迟,可以表现为PR间期延长(图15.1至图15.3)。PR间期的测量是从P波起始至QRS波群起始,无论QRS波群起始是Q波还是R波,PR间期超过0.21s定义为延长。由于常见于心房激动传导延迟,因此一度房室传导"阻滞"的说法是不完全正确的。

一度房室传导阻滞常不引起临床症状,但可能会进展为高度房室传导阻滞。年轻人中出现常与迷走神经张力增高有关,通常为良性。

二度房室传导阻滞

在二度房室传导阻滞中,心房激动间歇性不能下传心室。因此,一些P波后无QRS波群。

二度房室传导阻滞分为Mobitz Ⅰ型(也称为文氏阻滞)和Mobitz Ⅱ型阻滞。

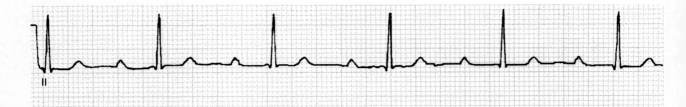

图15.1　一度房室传导阻滞(Ⅱ导联)。PR间期=0.32s。

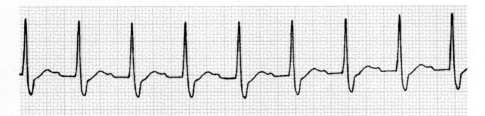

图15.2　一度房室传导阻滞和窦性心动过速(Ⅰ导联)。PR间期=0.24s。

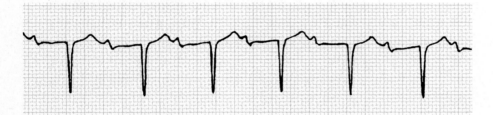

图15.3　一度房室传导阻滞(V1导联)。P波重叠在前一个T波终末部分。PR间期=0.38s。

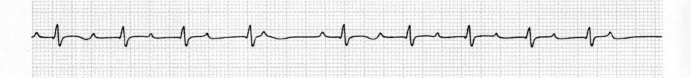

图15.4　文氏阻滞。

Mobitz Ⅰ型(文氏)房室传导阻滞

　　这种二度房室传导阻滞特点是每个连续的P波激动后房室传导延迟逐渐增加,直至心房激动不能传导至心室。即PR间期逐渐延长,直至1个P波后脱漏1个QRS波群。在漏搏后房室传导阻滞得到一定改善,PR间期较之前缩短,之后又逐渐延长,如此周而复始地出现(图15.4和图15.5)。典型文氏阻滞时文氏周期中PR间期延长的增加值逐渐缩短,导致QRS波群间距离逐渐缩短。

　　文氏房室传导阻滞常与房室结传导障碍有关。然而,与一度房室传导阻滞相似,文氏房室传导阻滞通常是良性的(尤其在睡眠中发生时),常与迷走神经张力增高有关。文氏阻滞也不能全部用迷走神经张力增高解释,如老年人清醒时发生的,与Mobitz Ⅱ型房室传导阻滞预后相似。

　　与教科书中的样图不同,我们在临床实践中经常遇到不从最短PR间期开始

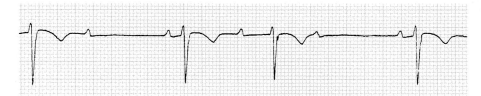

图15.5　文氏阻滞。与教科书上的样图不同,但在临床中却常常出现,以上心电图不是从最短PR间期开始的。

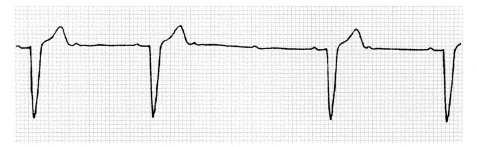

图15.6　Mobitz Ⅱ型房室传导阻滞。此图中下传和未传导心房激动的比例是变化的。

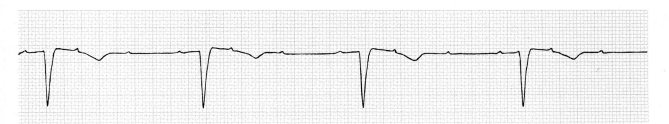

图15.7　Mobitz Ⅱ型房室传导阻滞。QRS波群时限增宽。

的文氏阻滞的心电图。乍一看,P波未下传,但是并不清楚是哪种类型的房室传导阻滞,这时就问问自己"这是文氏房室传导阻滞吗?"寻找最短的PR间期,并且观察其是否逐渐延长。

Mobitz Ⅱ型房室传导阻滞

Mobitz Ⅱ型房室传导阻滞时心房激动间歇性不能下传心室,且不伴PR间期逐渐延长现象,即下传心搏的PR间期是固定不变的(图15.6)。

相比一度房室传导阻滞和文氏房室传导阻滞,Mobitz Ⅱ型房室传导阻滞通常与束支传导受损有关。因为束支疾病可导致QRS波群增宽(图15.7)。房室结水平以下阻滞容易导致阿-斯综合征,缓慢心室率甚至猝死。

下传与未下传心房冲动的比值是变化的。常常发生2:1房室传导阻滞。类似的传导阻滞模式在文氏阻滞中也会出现,因此对于2:1房室传导阻滞伴窄QRS波群,患者无法推测其预后(图15.8)。

三度房室传导阻滞

三度房室传导阻滞时心房冲动下传心室过程完全阻滞。窦房结继续控制心房活动,心房活动独立进行且其频率快于心室率。

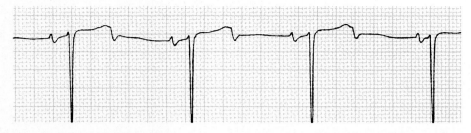

图15.8 2:1房室传导阻滞伴窄QRS波（V1导联）。未下传心房激动重叠在之前的T波上。

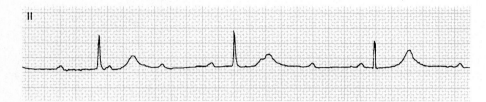

图15.9 完全性房室传导阻滞伴窄QRS波。

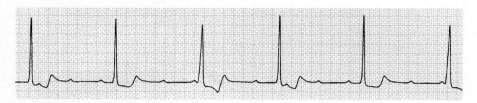

图15.10 完全性房室传导阻滞伴宽QRS波。

三度房室传导阻滞可能发生在房室结或房室结以下水平。当阻滞发生在房室结水平时，房室交界区以远就会发生逸搏心律，逸搏点常会稳定地发出低频节律。除非同时伴有束支传导阻滞，QRS波群一般是窄的（图15.9）。相比之下，在房室结下传导阻滞时，逸搏心律通常由左束支或右束支发出，使QRS波群增宽且心室率很慢（图15.10和图15.13）。这种逸搏点常不稳定，容易发生心室停搏。

心房颤动或心房扑动时也会出现完全性房室传导阻滞（图6.4，图15.11和图15.12）。

偶尔，心脏阻滞仅发生在运动过程中，导致运动相关晕厥或乏力。

超常传导

在三度房室传导阻滞中，心房冲动在极少数情况下可能下传心室。兴奋恢复后的一段时间房室传导可能会短暂改善，这段时间对应T波后半部分（图15.13）。结果落在这部分T波上的心房激动能够下传为提前出现的QRS波群。

房室传导阻滞病因

房室传导阻滞最常见的病因是房室交界区和（或）束支的特发性纤维化（Lenègre-Lev病）。这种疾病主要发生于老年人，但是偶尔也会发生在年轻人，且有家系报道。

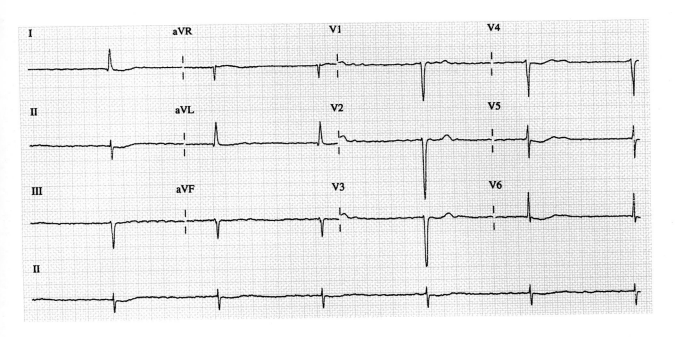

图15.11　心房颤动伴完全性房室传导阻滞。

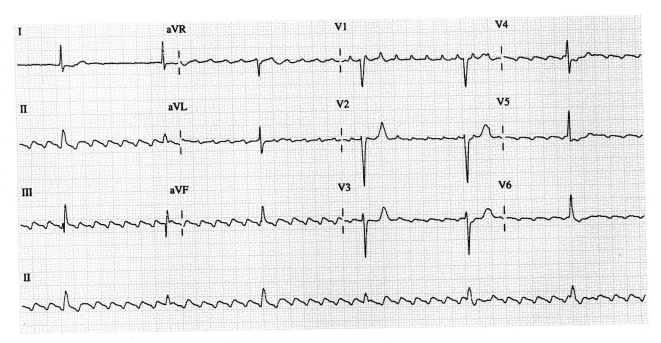

图15.12　心房扑动伴完全性房室传导阻滞。

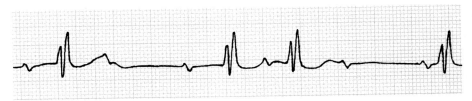

图15.13　完全性房室传导阻滞。心房激动出现在第2个QRS波的T波上，导致超常传导（V1导联）。

引起房室传导阻滞的原因
特发性传导组织纤维化
心肌梗死
主动脉瓣疾病
经动脉人工瓣膜置换术
先天性孤立病变
先天性心脏病(矫正的大动脉转位)
心脏外科手术
心脏浸润性疾病(如：肿瘤、肉瘤样变、血色病、淀粉样变及梅毒)
炎症(如：心内膜炎、强直性脊柱炎及赖特综合征)
风湿热
白喉
营养不良性肌强直
Chagas病(美洲锥虫病)
莱姆心肌炎(螺旋体感染,伯氏疏螺旋菌,主要发生在北美洲)
罕见的,家族性

房室分离

在三度房室传导阻滞中,心房激动应快于心室且与心室激动分离,房室分离也发生在窦性心动过缓时,来自交界区的逸搏节律比窦性心律快(图15.14)。第二种情况应该称为"房室分离",即心房率慢于心室率。如果不能很好地鉴别房室分离与完全房室阻滞,可能会导致不适当地植入起搏器。

双侧束支疾病

房室结下房室传导阻滞通常由左束支或右束支疾病引起。希氏束从功能上发出以下三个分支：右束支、左前分支和左后分支,但实际解剖情况可能更复杂(第4章)。

如果三个分支中的两个出现传导阻滞,称为双束支阻滞：未阻滞的束支将会下传心房激动至心室并且维持房室传导。如第三个支出现阻滞将会导致完全性房室阻滞。

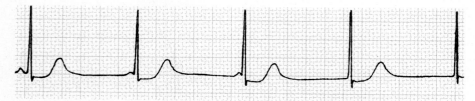

图15.14　房室分离。心房率比心室率慢：心房率和心室率分别为49次/分和51次/分。第4和第5个P波隐藏在QRS波群中。

双束支阻滞

最常见的双束支阻滞是右束支阻滞伴左前分支阻滞(图15.15)。左束支的后分支较前分支厚,不易受到损伤。因此,右束支伴左后分支比较少见(图15.16)。

PR间期延长通常由房室传导受损造成,但在双束支传导阻滞中,可能与功能性束支传导减慢有关(图15.17)。双束支传导阻滞和PR间期延长,有时称为"三分支阻滞",这是不正确的:三分支阻滞指的是房室传导的完全阻滞,而"三分支疾病"可能更合适。

三分支的传导完全被干扰会导致完全性房室传导阻滞。一些患者的三分支中的一支能够间歇传导,因此有时会表现为窦性心律伴双分支阻滞。

右束支伴左前分支传导阻滞患者由双分支阻滞逐渐进展成三分支阻滞的风险较低,只有每年百分之几的概率。没有证据表明对无症状双分支阻滞患者预防性植入起搏器能够改善预后,决定预后的主要因素是心肌及冠状动脉的情况。当完全性左束支和右束支传导阻滞交替出现时,完全房室阻滞的风险明显增加。

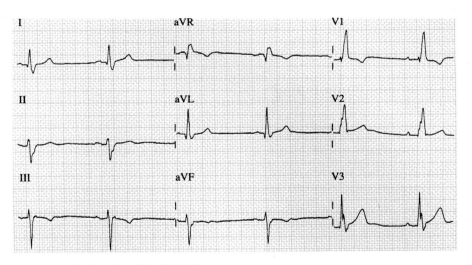

图15.15 左前分支和右束支传导阻滞。

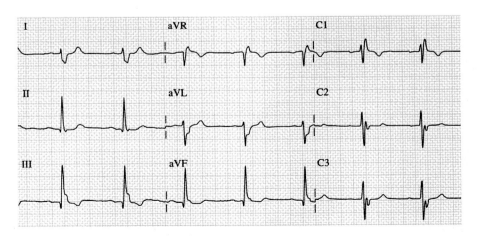

图15.16 左后分支和右束支传导阻滞。

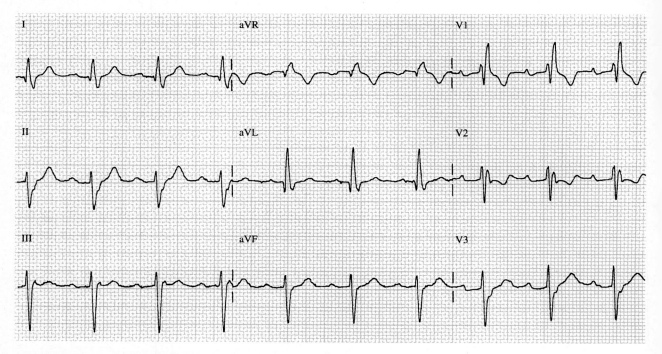

图15.17 双束支伴一度房室传导阻滞。

房室传导阻滞临床表现

一度房室传导阻滞及二度 I 型房室传导阻滞通常不引起症状,但可能逐渐进展为高度房室传导阻滞。罕见情况下,房室激动延迟能够明显减少心输出量且引起症状。

在莫氏阻滞和完全性房室传导阻滞中,较慢的心室率可能会引起疲劳、呼吸困难或心力衰竭。一些患者产生心室逸搏节律点可能会出现频率减慢或停止,导致患者晕厥,如果心室激动不能很快恢复,则会导致猝死(图15.18)。有时,晕厥

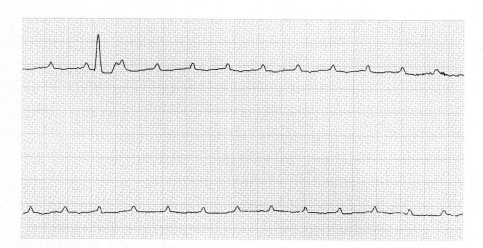

图15.18 动脉心电图记录到无逸搏节律的完全性房室传导阻滞:在单个QRS波后的一系列P波未下传。

发生是由于心脏阻滞时心室率较慢而导致尖端扭转型室性心动过速。

阿–斯综合征

由于短暂心脏停搏(或室性快速性心律失常)导致的晕厥,发作时具有典型的特征。阿–斯综合征具有诊断意义,因为房室传导异常和(或)窦房结功能不全可能为一过性,因此详细地询问病史是非常重要的。

在阿–斯综合征发作过程中,患者会突然出现意识丧失。事实上,可能没有任何前兆,一些患者有时在意识丧失前会感觉自己将要出现虚脱或乏力。患者会出现晕倒、面色苍白及无脉,如同死亡一样。通常情况下,在1~2分钟内,意识逐渐恢复,由于心脏功能的恢复,皮肤逐渐潮红。

偶有患者会出现尿失禁,但不像癫痫那样常常出现。与癫痫不同,阿–斯发作恢复很快,并且没有意识模糊及头痛。

近似晕厥

一些患者的心律失常不会持续很长时间而引起晕厥,但是患者会感觉到即将虚脱,随后很快恢复。这些患者可能会以"眩晕"为主诉,但是随着进一步的询问,患者会承认出现头昏或虚脱而不是眩晕。

先天性心脏阻滞

先天性心脏阻滞时房室传导在房室结水平被干扰。因此,下一级心室起搏点位于希氏束近端,产生稳定的窄QRS波群、频率一般在40~80次/分,运动时频率可以加快。通常情况下患者无症状且运动耐量良好。但是,少数患者中会出现晕厥和猝死,这种疾病的发生率随患者年龄的增加逐渐增加(第23章)。

母亲患有系统性红斑狼疮的婴儿先天性房室传导阻滞的发生率较高。

获得性心脏阻滞

如上所述,引起心脏阻滞的最常见原因为房室结或束支系统的特发性纤维化。这种疾病主要影响老年人,但和其他导致房室传导阻滞的原因一样,也能导致中青年人的房室阻滞。

二度莫氏Ⅱ型和三度房室传导阻滞相关的心动过缓可能减少患者心输出量,能导致气短、疲劳和心力衰竭等明显症状。这些高度房室传导阻滞患者中约2/3的患者迟早会有阿–斯综合征发作。

心肌梗死合并心脏阻滞见第18章。

治疗

心脏起搏对缓解患者症状及改善预后显著效果。
心脏起搏适应证见第23章。

(赵志强　译)

第 **16** 章　病态窦房结综合征

病态窦房结综合征是由于窦房结或窦房传导功能受损所致，可能引起窦性心动过缓、窦房传导阻滞或窦性停搏。窦房结活动长时间停止而无交界区或室性逸搏心律出现可导致近似晕厥或晕厥，需要植入起搏器。引起病态窦房结综合征的原因包括窦房结特发性纤维化、心肌病和心脏手术。

病态窦房结综合征可以合并房颤、房扑或房速，而非房室折返性心动过速时称为心动过缓–心动过速综合征(慢–快综合征)，此时体循环栓塞风险较高。

病态窦房结综合征，也称为窦房结疾病或窦房结功能不全，是由于窦房结自律性(细胞发动电冲动的能力)受损或由窦房结产生的电冲动向周围心房肌传导受损引起的，可导致窦性心动过缓，窦房传导阻滞或窦性停搏。

有些患者可以合并房颤、房扑或房速，即"心动过缓–心动过速综合征"(简称成"慢–快"综合征)。然而，房室折返性心动过速不是慢–快综合征的一部分。

病态窦房结综合征是晕厥、发作性眩晕和心悸的常见原因。尽管老年人常见，但也可以发生在任何年龄阶段。

病因

最常见的病因为窦房结特发性纤维化。心肌病、心肌炎、心脏外科手术、抗心律失常药物和锂中毒也可导致此病，家族遗传罕见。

心电图特点

病态窦房结综合征可以表现为以下一种或一种以上情况，发作常为间歇性，患者心电图大部分时间为正常窦性节律。

窦性心动过缓

窦性心动过缓是最常见的心电图表现(图16.1)。

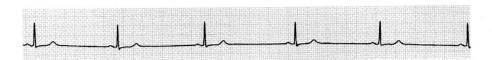

图16.1　窦性心动过缓,心率33次/分。

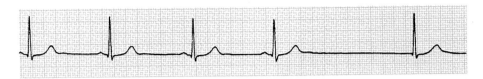

图16.2　窦性停搏合并交界性逸搏心律。

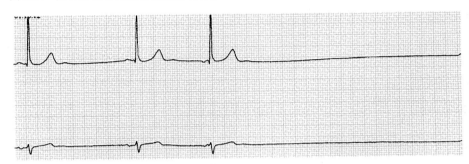

图16.3　交界性搏动后的窦性停搏导致长时间心室静止。

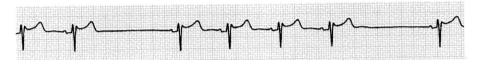

图16.4　二度窦房阻滞中P波及QRS波脱落导致两次停搏。

窦性停搏

　　窦性停搏是由于窦房结冲动无法激动心房导致,表现为正常P波缺失(图16.2和图16.3)。

窦房阻滞

　　如果窦房结冲动不能穿过窦房结和周围心房肌连接处,可以出现窦房阻滞,和房室传导阻滞一样,窦房阻滞可以分为一、二、三度。然而,体表心电图仅能识别出二度窦房阻滞,三度或完全窦房传导阻滞不能与窦性停搏区别。二度窦房阻滞时间歇性心房激动不能传出会导致P–P间期是窦性心动周期的整数倍(通常是两倍)(图16.4)。

逸搏和逸搏心律

　　当窦性心动过缓或窦性停搏发生时,下一级起搏点发出逸搏和(或)逸搏心律(图16.2和图16.5)。缓慢交界性心律提示窦房结功能不全。

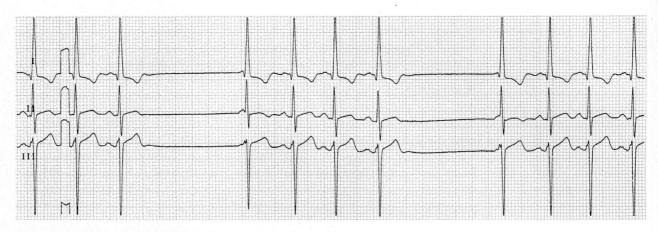

图16.5 窦性停搏后的交界性逸搏心律。

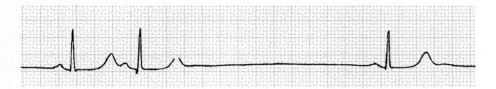

图16.6 房性异位搏动抑制窦房结自律性活动。

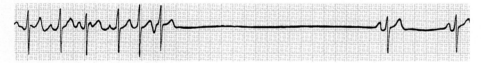

图16.7 房颤终止后出现窦性停搏。

房性异位搏动

这些心律很常见,房性异位搏动常导致长间歇,这是由于窦房结自律性被房性异位搏动抑制的结果(图16.6)。

慢–快综合征

病态窦房结综合征患者常并发房颤、房扑或房速(图16.7)。然而,房室交界区折返性心动过速不是病态窦房结综合征的一部分。

心动过速常常抑制窦房结自律性,因此心动过速停止后常发生窦性心动过缓或窦性停搏。相反,心动过速常常继发于心动过缓并发的逸搏心律(图16.8和图16.9),因此,心动过速和心动过缓常常交替发生。

房室传导阻滞

房室传导阻滞常和病态窦房结综合征并存。合并房颤的病态窦房结综合征患者在没有应用房室结阻滞药物时也会出现缓慢心律,提示房室结功能受损。

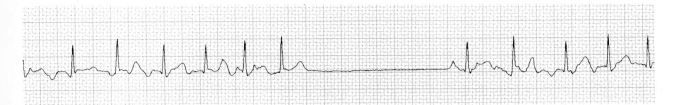

图16.8　房颤终止后出现窦性停搏。在一个窦性心律后房颤复发。

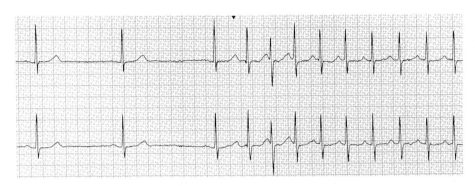

图16.9　心动过缓–心动过速综合征,窦性心动过缓基础上继发房性心动过速。

临床表现

在不伴有适当逸搏心律时窦性停搏可能导致晕厥或近似晕厥,这主要取决于窦性停搏的持续时间。心动过速通常产生心悸症状,随后产生的窦房结抑制也可在心悸终止时导致晕厥或近似晕厥。

一些患者一天内会发生数次相关症状,然而其他症状较少发生。

全身性栓塞在慢–快综合征患者中较常见。

变时功能不全

窦房结功能受损可能导致患者心率在运动时不能适当增加,导致运动适应性下降。变时功能不全指在最大运动量时心率不能达到100次/分。

诊断

窦性心动过缓或缓慢交界性心律患者如出现晕厥、近似晕厥或心悸应怀疑病态窦房结综合征,较长的窦性停搏或窦房阻滞能够确诊。

有时心电图标准能够提供诊断信息,但常需要动态心电图协助诊断,如果症状发作不频繁也可考虑应用植入式心电图记录器。

应注意,睡眠中出现窦性心动过缓和短暂的停搏是正常的,不是诊断病态窦房结综合征的证据。此外,健康年轻人白天出现2s以内的窦性停搏是高迷走神经张力的表现。正常人动态心电图常会记录到睡眠中的心动过缓和运动中的心动过速。有时会误把这些正常表现当做慢–快综合征。

治疗

  建议植入心房或双腔起搏器来控制患者症状（第23章），抗心律失常药物通常可能加重窦房结功能损害，如果需要应用药物控制心动过速，通常需要植入起搏器。窦性心动过缓或窦性停搏可导致快速性心律失常的发生。心房起搏会预防这种心律失常的发生。

  慢-快综合征患者全身性栓塞发生风险高，可以考虑抗凝治疗。

（赵志强　译）

第 **17** 章　神经介导性晕厥

血管迷走性晕厥和颈动脉窦综合征是继发于自主神经系统反射异常的综合征,常引起由心动过缓和(或)低血压导致的晕厥。恶性血管迷走综合征,也称神经心源性晕厥表现为坐位、站立时反复突发晕厥,可以进行直立倾斜试验检查明确是心脏抑制型还是血管抑制型。心脏起搏可能预防由心脏抑制导致的症状,而对血管抑制导致的症状无效。大量摄入水和盐分可能有效预防这种综合征的发生。

颈动脉窦综合征指患者近期出现近似晕厥或晕厥,且颈动脉窦按摩导致窦性停搏或完全性房室传导阻滞在3s或以上。

"姿势性虚脱"通常由多种原因引起,比如见血、静脉穿刺、疼痛、情绪以及环境压力。

晕厥是指一过性全脑血流灌注不足引起的短暂意识丧失,并且能够完全自行恢复。

神经介导性晕厥包括血管迷走神经综合征,颈动脉窦综合征及一些少见的综合征,如排尿性晕厥,这是由于血管扩张导致不适当心动过缓或低血压引起的自主神经系统反射而诱发的。

那些没有心电图证据支持病态窦房结综合征和房室传导阻滞的不明原因晕厥患者应考虑神经介导性晕厥。

恶性血管迷走综合征

恶性血管迷走综合征,也称为神经心源性晕厥。表现为站立、坐位(包括驾驶汽车)时突然或反复发作晕厥,直立倾斜试验阳性,未发现病态窦房结综合征和房室传导阻滞。"恶性"是强调发作前无任何前驱症状或明显的触发因素,与姿势性虚脱相鉴别。

患者站立或坐位时由于血液较多地蓄积在下肢而导致晕厥发生。静脉回流减少导致低血压,主动脉弓和颈动脉压力感受器检测到血压下降后引起交感神经反射性增强,从而使心肌收缩力增加。由于静脉回流减少,左心室舒张期血液充盈减少。心脏收缩导致对心室机械感受器过度刺激,在伴有血管迷走综合征的患者中能够触发不适当的反射性血管扩张和心动过缓。对静脉张力和反射控制也出现异常。一些患者出现"心脏抑制"，即出现心动过缓，窦性停搏或房室传导阻滞，而另一些患者主要表现为"血管扩张"。

即便患者出现心脏停搏，这种综合征通常不会导致猝死。晕厥可以频繁、反复发作，且呈多变性和不可预料性；可在某一时间段集中出现；青年及老年人均可发生。与病窦综合征和房室传导阻滞导致的晕厥相比，由于持续低血压，患者意识丧失的时间可能较长，少数患者可能出现二便失禁。

直立倾斜试验

患者小心平卧在直立倾斜床上，然后迅速地将患者体位由仰卧位变成倾斜60°角，保持这个站立姿势约45分钟。连续监测心电图和血压水平。如果患者出现显著心动过缓（常为心脏停搏）和（或）低血压导致的典型的自发症状，提示试验阳性（图17.1至图17.3）。将患者体位恢复到水平位置，血压和心率将很快恢复。

我们通常应用异丙肾上腺素或硝酸甘油来增加试验的敏感性（阳性率更高），但是这些药物也会降低试验的特异性（阳性结果可能出现在无自发性反射晕厥的受试者中）。如果应用这些药物出现阳性结果，在诊断血管迷走综合征前应确定患者经历过相关典型症状。

直立倾斜试验过程中大部分患者会出现血管抑制反应，而出现过自发症状的患者可能观察到心脏抑制反应。

血管迷走综合征的治疗

预防

患者应该采取措施预防静脉血液蓄积：应避免长时间站立或静坐并应规律地紧张和收缩下肢肌肉来帮助静脉回流。应该避免脱水，鼓励多饮水。鼓励大量摄取食盐，有时一些患者因在饮食中完全不摄入食盐而出现这种综合征。

一项研究表明，有计划地逐渐延长"直立体位姿势训练"或"倾斜训练"可能对这种综合征有效。例如患者应该每天靠墙站在40分钟以上（脚距离墙15cm）。

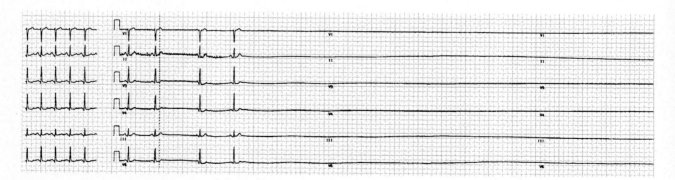

图17.1 血管迷走综合征。直立倾斜试验3分钟后出现心脏停搏。

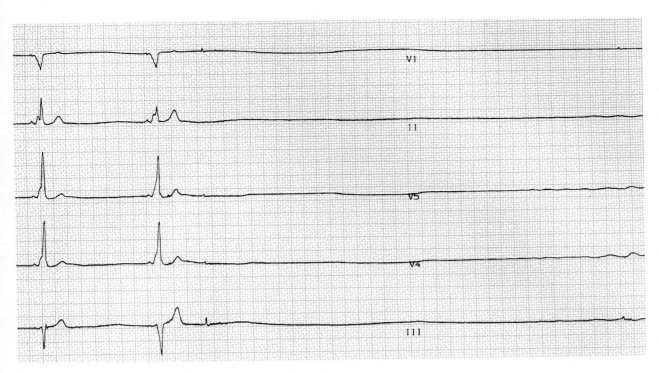

图17.2　预激综合征伴晕厥患者,曾经认为其晕厥可能由阵发性心动过速引起,直立倾斜试验阳性。

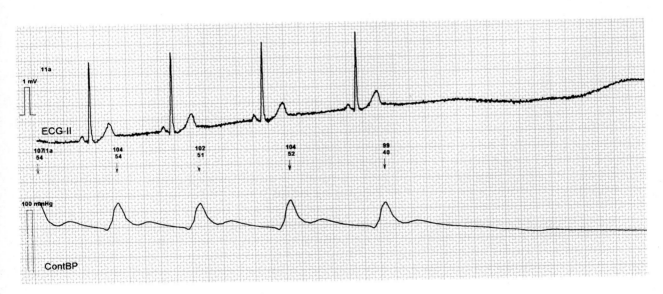

图17.3　直立倾斜试验提示主要为心脏抑制反应。

治疗

　　血管迷走神经反射先兆发作时采取手臂肌肉等长收缩可以升高血压并且避免晕厥发生:患者应当尽量伸展双臂,然后双手交叉用力前伸。另一种有效的措施是下蹲动作。患者迅速平卧也能终止发作。

　　对于因心脏抑制而频繁发作黑蒙的患者,可以考虑行双腔起搏器治疗。由于

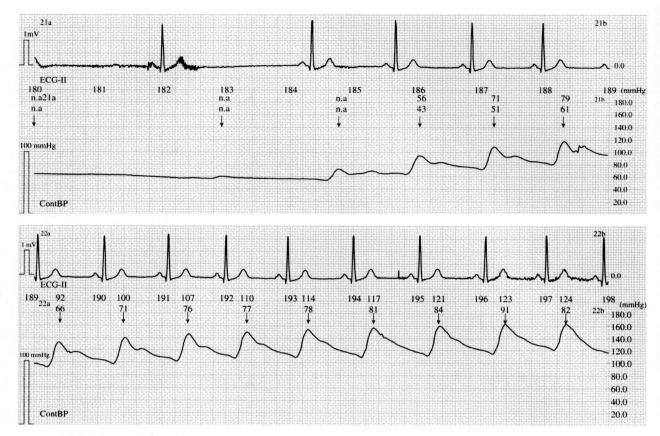

图17.4 直立倾斜试验过程中出现显著心动过缓和低血压，患者平卧后血压和心率很快恢复正常。

起搏治疗不能预防血管抑制型患者的症状，这些症状会继续存在。值得注意的是，一些临床试验未能显示起搏治疗的益处，其原因可能与入选试验的人群有关。作者看来，反复发作心脏抑制型晕厥，且预防措施效果时，起搏治疗的获益最大。心率下降算法可能是起搏的最好方法：如当心率突然下降到40次/分时，我们将触发起搏调整至较高频率，如90~130次/分。较高心率可能会抵消某些血管张力效应。

对血管抑制型患者的治疗较困难。临床上应用的药物包括β-受体阻滞剂、丙吡胺、莨菪碱、帕罗西汀、米多君及氟氢可的松，但其疗效都不十分显著。

单纯昏厥(情境性晕厥)

血管迷走综合征导致的晕厥必须和"单纯昏厥"(情境性晕厥)区分开，后者常见于年轻人，由多种"情境因素"触发，如不愉快的情境、血液或针头、疼痛、极端的情绪或闷热的房间。发生晕厥的常见场所有教堂、医院和餐厅。相比恶性血管迷走综合征引起的突然发作的晕厥，单纯昏厥通常有头晕、出汗、恶心等前驱症状，进而出现意识丧失。目击者通常能发现患者皮肤明显苍白。恢复过程中常有虚弱和恶心。

急性腹泻和大量失血同样能引起晕厥。

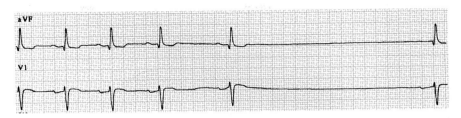

图17.5　颈动脉窦综合征。颈动脉窦按摩导致3s窦性停搏。

颈动脉窦综合征

颈动脉窦综合征指发作接近晕厥或晕厥的患者在单侧颈动脉窦按摩5s内发生窦性停搏或完全性房室传导阻滞在3s及以上（表17.5）。颈动脉窦按摩导致脑卒中的风险很小,偶有颈动脉窦按摩引起室颤的报道。因此,颈动脉窦按摩应该在有复苏设备的条件下进行。对于既往脑卒中病史、颈动脉疾病或存在颈动脉血管杂音的患者不宜行颈动脉窦按摩。如果右侧颈动脉窦按摩结果阴性,此试验应该在左侧重复进行一次。在仰头姿势行颈动脉窦按摩可增加试验的敏感性。一些患者出现严重的低血压,可能与血管扩张和心动过缓有关。

心脏起搏(第23章)可能改善或去除心动过缓症状;然而,一些患者由于血管抑制导致症状,其症状可能会持续存在。

一些无症状受试者,特别是老年人,行颈动脉窦按摩可能会导致显著的心动过缓。颈动脉窦综合征仅在出现典型自发症状患者中诊断。

体位直立性低血压综合征

体位直立性低血压综合征(简称POTS)指患者不能耐受由站立引起的心悸、头昏、接近晕厥及疲劳等症状,同时心率增加30次/分或超过120次/分,不伴明显低血压。该综合征女性常见,年龄多在20~40岁,直立倾斜试验可以明确诊断。

低剂量β-受体阻滞剂,高盐和流食摄入,尽量避免站立的运动,游泳和划船可能对患者有益。

晕厥的病因

当患者出现晕厥时,应牢记表中列出的可能原因。

晕厥的病因

心律失常

    窦房结疾病

    房室传导阻滞

    阵发性室上性心动过速

    阵发性单形性室性心动过速

    阵发性多形性室性心动过速

神经介导性晕厥

    单纯昏厥

    颈动脉窦综合征

    血管迷走综合征

结构性心脏病

    主动脉狭窄

    肥厚型心肌病

    心房黏液瘤

    急性心肌缺血

    肺栓塞

立位晕厥

    自主神经紊乱综合征：初发，可由糖尿病、淀粉样变引起。

    出血

    腹泻

    艾迪生病

    体位直立性心动过速综合征

（赵志强 译）

第 **18** 章 心肌梗死后心律失常

约10%的急性心肌梗死患者发病1小时内会出现心室颤动,需要立即电除颤治疗。频发、"R on T"室性异位搏动和其他"预警性心律失常"在急性心肌梗死患者很常见,但实际上并不能预测心室颤动的发生。急性心肌梗死后第一个24小时内发生的心室颤动或室性心动过速通常不会再发。急性心肌梗死发病24小时后出现的心房颤动或室性心律失常通常提示心肌大面积损伤。

窦性和交界性心动过缓,完全性房室传导阻滞常继发于下壁心肌梗死,通常不需要处理,除非引起症状或显著低血压。前壁心肌梗死合并房室传导阻滞常常能够自行恢复,不是永久起搏器植入的指征。前壁心肌梗死导致双束支阻滞或高度房室传导阻滞提示大面积心肌坏死,预后很差。

急性心肌梗死会引起各种各样的心律失常,一些需要立即处理,而其他的并不需要治疗。心律失常多见于心肌梗死发生后的前几个小时。

最常见持续性心律失常包括心室颤动、心房颤动和室性心动过速。近年来,急性心肌梗死后严重心律失常似乎较之前减少,这可能与溶栓治疗和直接血管成形术的广泛应用而减小心肌坏死面积有关。心律失常多发生于ST段抬高型心肌梗死(STEMI)。

心肌梗死患者4小时内心律失常的发生率	
心室颤动	16%
室性心动过速	4%
室性异位搏动	93%
室上性心律失常	6%
窦性和交界性心动过缓	34%
二度或三度房室传导阻滞	7%

心室颤动

急性心肌梗死导致死亡中90%是由心室颤动所致。室颤的发生率在胸痛开始的第1小时内最高，随后逐渐下降。急性心肌梗死40%的死亡发生在发病后1小时。因此，许多患者死于得到医疗救助之前。

然而，那些到达医院的患者中心室颤动及其他心律失常仍然十分常见，需要在配备抢救设备的监护病房连续心电监护24~48小时，如冠心病监护病房。冠心病监护病房中仍有3%~10%的急性心肌梗死患者发生室颤。入院前时间耽搁越短，室颤发生率越高。

心室颤动多由"R on T"型室性异位搏动触发（图18.1）。

治疗

在冠心病监护病房，除颤仪应该随时待命以缩短心肺复苏的时间。150~200 J双相电击能使90%患者成功除颤。如果不成功，以同样能量增加除颤次数也会有效。对于连续电击未成功除颤的患者，应使用第二台除颤仪及不同的电极板进行再次除颤。

过去我们在患者转复窦性心律后静脉给予利多卡因预防室颤再发，但是少有证据表明利多卡因或其他抗心律失常药物在这种情况下有效。对于少数再发室颤的患者来说利多卡因是最佳选择。如果利多卡因无效，可选药物包括β-受体阻滞剂和胺碘酮。

如果室颤发生在心功能正常患者的窦性心律下，称为"原发性"室颤，而发生在心力衰竭或心源性休克状态下的室颤称为"继发性"室颤。继发性室颤的除颤成功率很低。

心室扑动

心室扑动是一种波形连续变化的快速心室节律，QRS波群和T波难以辨认（图18.2）。心室扑动治疗方案与心室颤动相同。

急性心肌梗死患者心室颤动的预防

传统经验认为，频发、多源、"R on T"、反复室性异位搏动等预警性心律失常预示心室颤动或室性心动过速的发生（图18.3至图18.6）。临床上常使用抗心律失常药物来抑制这些异位搏动。

然而，连续心电记录分析显示，室性异位搏动几乎在所有急性心肌梗死患者中均会发生，无论是否发生心室颤动，预警性心律失常一样常见。因此，预警

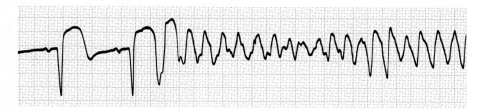

图18.1 室性异位搏动触发心室颤动。

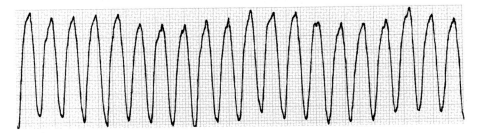

图18.2　心室扑动。

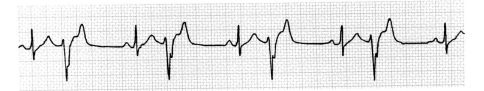

图18.3　频发单源性室性异位搏动。

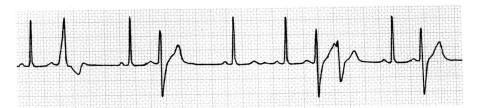

图18.4　频发多源性室性异位搏动。第1个异位搏动起源位置与随后的异位搏动不同。第4个窦性心律后有一对异位搏动。

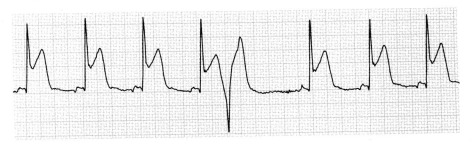

图18.5　"R on T"型室性异位搏动。

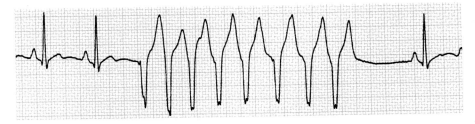

图18.6　阵发室性异位搏动。

性心律失常不能预测心室颤动,即使它们真能预警时,最好的冠心病监护病房里的医护人员也常不能察觉到它们。

　　由于"预警性心律失常"实际上并不能预警,有人主张所有心肌梗死患者都给予利多卡因治疗。最近几个"溶栓时代"进行的研究显示利多卡因能够真正减少室颤的发生率，但并不能降低急性心肌梗死的死亡率。实际上，已经显示出死亡率增加的趋势。目前不主张预防性使用利多卡因。口服美西律，一种与利多卡因相似的IB类药物，已经被证实会增加急性心肌梗死患者的死亡率。

室性心动过速

室性心动过速可以自行终止(图18.6)或持续存在(图18.7)。室性心动过速可以被"R on T"或较晚的室性异位搏动触发(图18.8)，可以是单形性或多形性。

有时室性心动过速可以导致休克或循环骤停。另一方面，室性心动过速也可不引起或引起轻微症状。心肌梗死时，即使没有血流动力学恶化，规律的宽QRS波心动过速经常为室性心动过速。

急性心肌梗死后第一个24小时内非持续性室性心动过速非常常见。只有持续性室性心动过速需要处理。 当心脏骤停或休克发生时，需要立即同步电复律(第21章)。此外，应给予静脉利多卡因。如果利多卡因无效，二线药物包括索他洛尔和胺碘酮。二线药物无效时必须进行心脏电复律。心室超速起搏可能会终止反复性室性心动过速。

再灌注心律失常

通过溶栓或球囊血管成形术开通闭塞冠状动脉会产生再灌注心律失常：心室颤动，加速性室性自主心律(图18.9)或室性心动过速。

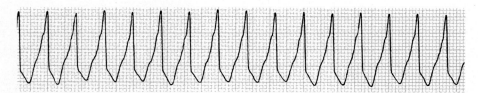

图18.7　单形性室性心动过速。

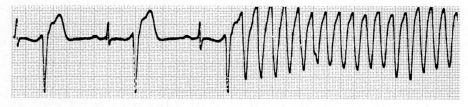

图18.8　第3个室性"R on T"型异位搏动触发室性心动过速。

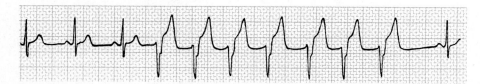

图18.9　加速性室性自主心律。

近期心肌梗死后心律失常

一项研究应用植入性心脏事件记录器评价了近期心肌梗死伴心肌严重受损患者(射血分数<40%)心律失常的发生情况,各种心律失常的发生率如下:房颤(28%),二度或三度房室传导阻滞(10%),非持续性室性心动过速(13%),持续性室性心动过速(3%)和心室颤动 (3%)。

室性心律失常的长期预后意义

急性心肌梗死发病后第一个24小时内的室性心动过速和心室颤动在24小时后通常不再复发。尽管一些研究认为早期发生的原发性心室颤动与预后不良有关,可能是大面积梗死的标志,但大多数研究提示急性心肌梗死早期的室性心律失常和心肌损害程度无关,也没有长期预后意义。

室性心动过速/室颤和梗死面积大小、长期治疗的关系		
	与梗死面积的关系	长期治疗
早期	可能无关	不需要
晚期	有关	需要

与早期心律失常不同,发生在心肌梗死 24~48 小时后的室性心动过速或室颤在数天、数周甚至数月后仍有可能再发。应该长期使用抗心律失常药物,如索他洛尔或胺碘酮。对于心肌梗死后射血分数 ≤ 35%的患者,心肌梗死后 6 周内植入心脏复律除颤器并不能降低患者死亡率。心肌梗死后 6 周才应考虑植入除颤器。大多数心律失常出现较晚的患者心功能都较差,患者能够从血管紧张素转化酶抑制剂和 β-受体阻滞剂中获益。

心肌损伤面积越大,患者预后越差。晚期室性心律失常的发生率与梗死的面积有关。然而,室性心律失常也是患者预后的一项独立预测指标。也就是说,广泛心肌损伤伴晚期心律失常的患者比同样广泛心肌损伤而无晚期心律失常的患者预后更差。

出院时的频发室性异位搏动预示广泛心肌损伤和预后较差,但并不增加心律失常死亡风险。没有证据显示控制室性异位搏动或非持续性室性心动过速能改善患者预后。研究证明 Ⅰ 类抗心律失常药物实际上使患者预后恶化。

加速性室性自主心律

也被称为"慢频率"室性心动过速:频率通常小于 100 次/分,为良性,一般不需要治疗(图 18.9)。

室上性心动过速

一个急性心肌梗死出现室上性心动过速多为心房颤动、心房扑动或伪室性心动过速。房室交界区折返性心动过速只发生于存在附加房室连接的患者(第5章)；因此很少发生在第一次出现急性心肌梗死时。

心房颤动

大约10%的急性心肌梗死患者会在发病后前几天内出现心房颤动，房颤导致的快速心室率和心房收缩减少引起的心输出量下降有时可导致严重低血压(图18.10)，需要紧急心脏电复律。我们也可以使用静脉 β-受体阻滞剂、维拉帕米、地尔硫卓(前提为是患者未接受口服 β-受体阻滞剂治疗或不存在左心衰竭)或胺碘酮降低快速心室率。自行转复窦性心律也很常见。

心房颤动常发生于大面积心肌损伤或老年患者，因此预后较差。频发房性早搏常预示房颤的发生。

窦性和交界性心动过缓

窦性和交界性心动过缓较常见，尤其在下壁心肌梗死时 (图18.11和图18.12)。如无并发症常不需要治疗。心肌梗死时发生心动过缓患者可能获益，因为心肌耗氧量与心率相关，低耗氧量可能限制患者梗死面积。

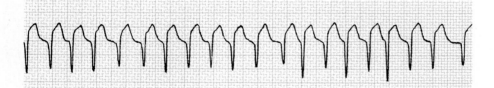

图18.10 前壁心肌梗死患者合并心房颤动伴快速心室率(V3导联)。

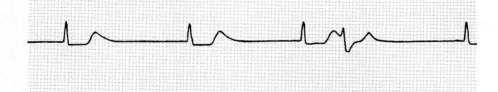

图18.11 交界性心动过缓。第4个心搏为一个"R on T"室性异位搏动。

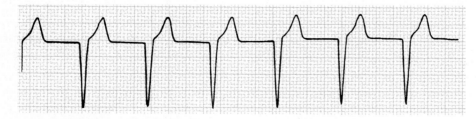

图18.12 前壁心肌梗死后窦性心动过缓导致的交界性逸搏心律。

然而,如果心动过缓导致患者低血压(收缩压小于90 mmHg),意识模糊,少尿,四肢发冷或室性心律失常,应给予静脉阿托品(起始 0.5 mg)。有时需要临时心脏起搏,尤其适用于需要频繁给予阿托品的患者。如果心率纠正后仍然有持续低血压,应考虑合并右室心肌梗死(典型心电图为Ⅵ导联ST段抬高),静脉补液十分必要。

房室传导阻滞

前壁心肌梗死和下壁心肌梗死合并房室传导阻滞的处理和预后明显不同。

下壁心肌梗死

下壁心肌梗死时,房室传导阻滞很常见,常由房室结缺血引起。永久性房室结损害罕见。下壁心肌梗死合并房室传导阻滞总体预后较好,但是有些研究提示会增加住院死亡率。

一度和二度Ⅰ型(文氏)房室传导阻滞除了停用影响房室传导药物外(如维拉帕米,地尔硫䓬,β-受体阻滞剂),一般不需要任何处理,(图18.13和图18.14)。

如果出现完全房室传导阻滞,希氏束水平的下一级起搏点可以控制心室(图18.15)。这些起搏点以适当的频率发放冲动。但是,有时心室率显著下降(小于40次/分),可能出现低血压,少尿或室性心动过速。这种情况下,需要进行临时起搏。前6小时内阿托品可能会有效,糖皮质激素和儿茶酚胺类药物无效。

房室传导阻滞通常会在心肌梗死后3周内恢复,很少需要长期心脏起搏。

前壁心肌梗死

在前壁心肌梗死中,发生缺血损伤的部位是束支而非房室结。前壁心肌梗死合并房室传导阻滞较下壁心肌梗死严重的原因如下:第一,起源于阻滞水平以下

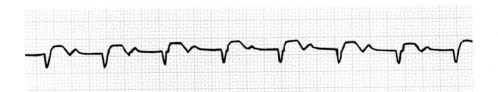

图18.13 一度房室传导阻滞(aVF导联)。

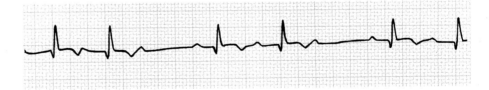

图18.14 下壁心肌梗死合并文氏传导阻滞(aVF导联)。

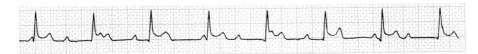

图18.15 下壁心肌梗死合并完全房室传导阻滞(Ⅱ导联)。

的远端传导系统的下一级起搏点发放冲动更趋缓慢，且不可靠。因此，心室率下降导致的低血压很常见，患者常发生心脏停搏。第二，大面积心肌梗死必然会影响双侧束支。心肌梗死的预后与梗死程度有关。因此前壁心肌梗死合并房室传导阻滞的患者预后很差。

双侧束支损伤的证据(交替性左右束支传导阻滞，或右束支传导阻滞合并左前分支或左后分支阻滞)常常预示二度(莫氏Ⅱ型)或完全性房室传导阻滞的发生(图18.16至图18.19)。双侧束支损伤进展到二度或完全性心脏阻滞的概率大约为30%。这些高度传导阻滞的首发表现可能是心室静止(图18.20)。如果患者有双束支损伤的证据应考虑行静脉临时起搏，最好是经验丰富的术者，否则临时起搏的风险会大于起搏的获益。

前壁心肌梗死导致的二度或三度房室传导阻滞通常是临时起搏的指征。患者通常会在几天后恢复窦性心律，但有些患者的房室阻滞可能会持续存在，可能需要长期起搏。

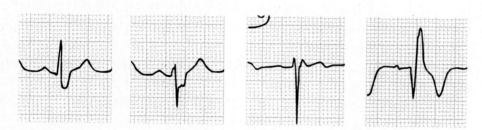

图18.16 前壁心肌梗死合并左前分支和右束支传导阻滞（Ⅰ，Ⅱ，Ⅲ和V1导联）。

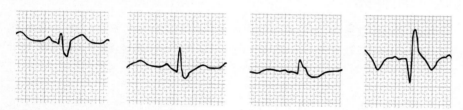

图18.17 前壁心肌梗死合并左后分支和右束支传导阻滞（Ⅰ，Ⅱ，Ⅲ和V1导联）。

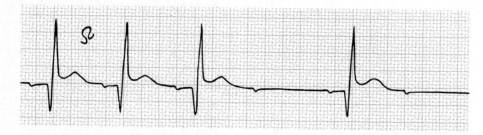

图18.18 前壁心肌梗死合并双分支阻滞患者间断出现二度Ⅱ型房室传导阻滞(V2导联)。

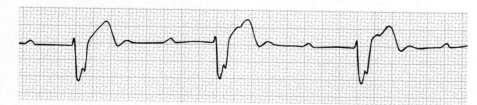

图18.19 前壁心肌梗死合并完全房室传导阻滞。

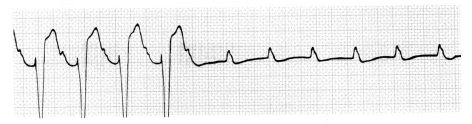

图18.20　前壁心肌梗死合并双束支阻滞患者出现完全房室传导阻滞而导致心室停搏。

前壁心肌梗死合并房室传导阻滞发病3周内的死亡率很高,只有患者度过这个时期才能进行永久起搏治疗。

即使患者恢复窦性心律,双束支阻滞也常持续存在。完全房室传导阻滞可能于急性心肌梗死几周或几月后复发,但目前没有明确证据显示植入起搏器会改善这些患者的预后。这是因为这种情况下患者广泛的心肌损伤常会导致心室颤动或心力衰竭。

房室分离

与完全房室传导阻滞不同,房室分离时心房率慢于心室率:一般不需要治疗(图15.14)。

（邱久纯　译）

第 **19** 章 抗心律失常药物

抗心律失常药物的疗效有限,常引起不良反应。它们终止心律失常的效果优于预防心律失常复发。药物可以导致心律失常,特别在心室功能受损的情况下。

氟卡尼可有效预防心房颤动,但禁用于心室功能差或合并冠状动脉疾病的患者。腺苷主要用于治疗房室交界区折返性心动过速。静脉应用维拉帕米能够迅速控制房颤和房扑心室率。索他洛尔治疗室上性和室性心律失常都有效,但需要注意它延长QT间期的作用。地高辛中毒较常见,在大多数情况下可以交替使用抗心律失常药物。胺碘酮是目前可用的最有效的药物,但是由于它潜在的副作用,仅用于危及生命的心律失常或其他治疗方案无效的患者。

局限性

这些药物广泛用于各种心律失常的治疗,但是我们应关注它们存在的局限性。抗心律失常药物的疗效有限,换句话说,即使药物的处方剂量正确,用药指征适当,但仍可能无效。对于许多药物来说,维持稳定的药物治疗水平是困难的。我们已经基本掌握各种抗心律失常药物的作用方式,但对于每位患者选择既有效耐受又好的药物常是一个反复尝试和不断调整的过程。用药过程中可能出现副作用,如低血压、心力衰竭、特殊传导系统损害、胃肠道及中枢神经系统症状。

致心律失常作用

许多抗心律失常药物,尤其ⅠA类和ⅠC类药物(见下文),有时可能加重或导致心律失常,甚至导致致命后果。其中心功能差的患者用药风险最高,而心脏结构正常的患者风险相对较低。

抗心律失常药物的局限性
疗效有限
很难维持药物治疗水平
选择有效药物常常需要反复尝试和不断调整
副作用常见
导致心律失常

治疗的选择

药物只是一种治疗方式,其他方法如导管消融、心脏电复律、人工起搏或手术可能会得到更好效果。

影响治疗选择的因素包括:心律失常类型,情况的危急程度,需要短期或长期治疗和心脏功能损害程度,病态窦房结综合征或房室传导异常。

我们应仔细考虑应用一种抗心律失常药物的用途,是用来终止心律失常,还是预防心律失常复发,或是发挥减慢心室率的作用。有时用药物控制症状,其他情况下可能用来预防危险性心律失常的发生。

作用方式

抗心律失常药物的作用方式可以根据药物对整体心脏的作用来分类(临床药物分类),或根据药物在离体实验细胞水平的作用分类(动作电位分类)。第2种分类虽然实际应用价值有限,但被广泛引用。

临床药物分类

根据药物对整体心脏的主要作用部位不同将药物分为3类。

根据对整体心脏的主要作用部位的抗心律失常药物分类	
作用部位	举例
房室结	维拉帕米,地尔硫草,腺苷,地高辛,β-受体阻滞剂
心室	利多卡因,美西律
心房,心室,房室旁道	奎尼丁,丙吡胺,胺碘酮,氟卡尼,普鲁卡因胺,索他洛尔,普罗帕酮

第1类包括主要作用在房室结减慢传导的药物。这些药物在治疗室上性起源心律失常可能有效。第2类为主要用于室性心律失常的药物。第3类包括作用于心房、心室,以及预激综合征或房室折返性心动过速、房室旁道的药物。因此这些药物对于室上性和室性心律失常均有效。

动作电位分类

在此分类中,根据药物在细胞水平上的电生理作用分为4类。

根据电生理作用的抗心律失常药物分类			
	Ⅰ类	Ⅱ类	Ⅲ类	Ⅳ类
A	奎尼丁 普鲁卡因胺 丙吡胺	β-受体阻滞剂	胺碘酮 索他洛尔 多非利特 决奈达隆	维拉帕米 地尔硫䓬
B	利多卡因 美西律			
C	氟卡尼 普罗帕酮			

Ⅰ类药物

　　Ⅰ类药物在细胞活化开始时阻断钠离子的跨膜转运，因此减慢动作电位的上升速度(0相)。根据对动作电位时程作用分为A、B和C类(对体表心电图QT间期的影响)。ⅠA类药物延长动作电位时程，ⅠB类药物缩短动作电位时程，ⅠC类药物几乎不影响动作电位时程。ⅠB类药物的抗心律失常作用局限于心室，ⅠA类和ⅠC类药物同时作用于心房和心室。ⅠA类，特别是ⅠC类药物减慢室内传导，ⅠA类药物能够显著延长QT间期。

Ⅱ类药物

　　Ⅱ类药物抑制交感神经系统对心脏的作用。不影响大多数心肌细胞动作电位，但会降低起搏细胞自动除极斜率(4相)，从而降低起搏细胞发放冲动频率。

Ⅲ类药物

　　Ⅲ类药物主要阻断钾离子跨细胞膜转运，延长动作电位时程进而延长不应期和QT间期，但不减慢0相除极速率。

Ⅳ类药物

　　Ⅳ类药物主要拮抗细胞钠内流后的钙离子跨膜转运。房室结和窦房结细胞对Ⅳ类药物敏感。应该了解二氢吡啶类钙通道阻滞剂，如硝苯地平和氨氯地平没有抗心律失常作用。

动作电位分类的局限性

　　大多数药物为ⅠA类，这一类药物临床效果显著不同。有些药物存在多种作用，如胺碘酮除Ⅲ类作用外，还有Ⅰ、Ⅱ和Ⅳ类作用！此外，一些药物(如地高辛和腺苷)没有纳入分类。

各种药物的使用注意事项

氟卡尼

　　氟卡尼临床效果好，可以口服及静脉给药，其适应证包括阵发性房颤、预激综合征和室性心律失常。可以有效抑制室性异位搏动,但治疗室性心动过速时效果较差。

此药半衰期较长,约16小时,可以每日口服两次。常规口服剂量为100mg,每日两次。如果出现副作用,减量至每日最低 50mg仍然有效。少数情况下,50mg每日两次同样有效,偶尔需要每日 300mg。氟卡尼有每日一次的缓释剂型,剂量为每日200mg。

氟卡尼静脉使用方法为1~2mg/kg,10分钟静脉推注;对心室功能不全患者给药速度需更慢。氟卡尼经过肝脏代谢和肾脏排泄。

此药治疗窗较窄,很难保证既达到治疗效果又没有副作用。大剂量会导致视觉障碍,尤其在转头时,可同时出现头晕、恶心。治疗期间QRS波显著延长(>25%)提示血药浓度可能太高。此药物可能升高起搏阈值。

氟卡尼有明显负性肌力作用,心力衰竭或广泛心肌损伤的患者应该避免使用。可导致心律失常,特别是对于存在持续性室性心动过速病史和(或)心功能较差的患者。一项心肌梗死后室性期前收缩患者干预研究中,氟卡尼可增加患者死亡率。目前一致认为氟卡尼不应用于冠状动脉疾病患者。

氟卡尼会导致QRS波群轻度延长继而延长QT间期,与奎尼丁和丙吡胺一样不延长QT间期的JT部分。

对于心脏结构正常的患者应用氟卡尼预防房颤和房室折返性心动过速是有效和安全的。也可用于症状明显的特发性室性期前收缩患者。

偶尔,氟卡尼也会像其他 I 类药物一样加重房性心律失常:氟卡尼可以将房颤转为房扑同时又增加患者房扑时心室率(图19.1)。

此药禁用于Brugada综合征患者。

普罗帕酮

此药具有 I C类及轻度β-受体阻滞作用,对室上性及室性心律失常均有效。可以导致心律失常,禁用于心室功能不全或Brugada综合征患者。根据笔者经验,其心脏外不良反应较常见。

胺碘酮

胺碘酮优于其他抗心律失常药物。它对室上性和室性心律失常都有效,对于其他药物难以治疗的心律失常, 其治疗成功率为70%。其半衰期较长 (20~100天),每日一次给药,它不影响心室功能,可以用于心力衰竭患者。然而,胺碘酮有较严重的副作用,仅用于危险性心律失常或其他抗心律失常药物无效者,或因患者预后较差,我们可以不考虑副作用因素,如老年患者和严重心肌损伤患者。

虽然它在治疗室性心律失常方面很有效, 近期研究表明它在心功能较差患者的一级预防方面没有作用, 也就是它并不减少这些患者致命性心律失常的发生率。不过,很多植入心脏转复除颤器的患者需要服用胺碘酮以减少室性心律失常预防ICD频繁放电。

不良反应

短期静脉应用胺碘酮治疗副作用较少,仅少数报道提示药物相关肝炎的发生。外周静脉给药容易导致静脉炎。

长期口服胺碘酮治疗副作用发生率较高。

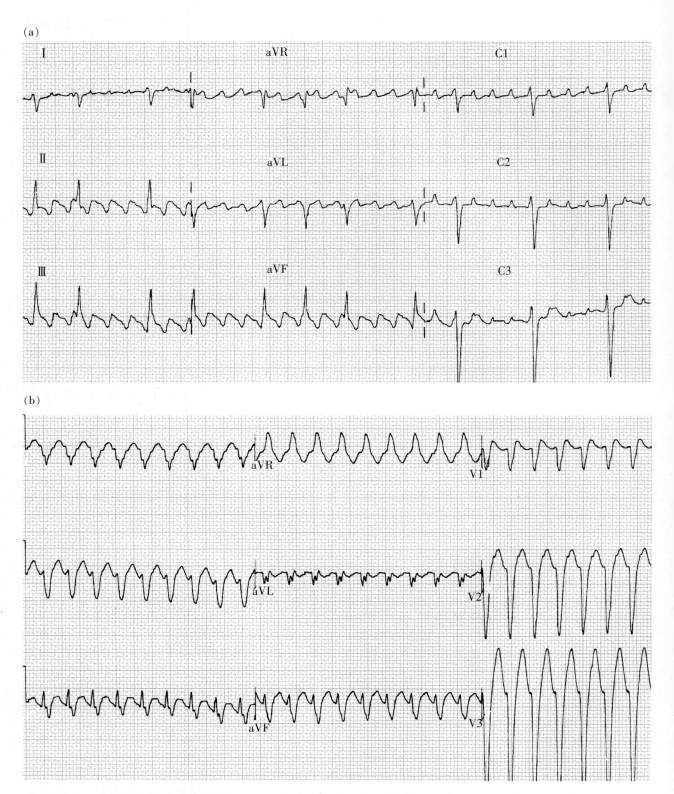

图19.1 （a）心房扑动伴2:1房室传导患者。 （b）同一患者应用氟卡尼后心房频率减慢，导致1:1房室传导，使心室率显著增快。

胺碘酮:主要不良反应
皮肤:光敏反应和蓝灰色素沉着
角膜色素沉着
甲状腺功能紊乱:甲状腺功能亢进和甲状腺功能减低
肺纤维化
肝炎
神经病变
肌病
睡眠障碍:失眠,多梦和恶梦
震颤
脱发
尖端扭转型心动过速
华法林作用增强

皮肤

2/3患者会出现皮肤对长波紫外线照射的光敏反应。仅少数患者光敏反应严重,所有患者都应该告知这种反应的风险。如果需要,推荐穿着衣物避免皮肤暴露,避免长时间日晒,及使用含有氧化锌的防护霜。严重光敏反应是停药的最常见原因。相关症状可能会持续一年。这种副作用与患者皮肤类型或用药剂量无关。

长期服用后少数患者出现明显的皮肤蓝灰色素沉着,尤其是鼻子和前额。即使停用胺碘酮后这种色素沉着仍会持续很多年。

眼睛

所有患者可能出现角膜色素沉着,但是不会出现持久性损害,停药后会消失。微粒沉积是患者依从性好的标志。有少数出现视神经病变的报道。

甲状腺

胺碘酮含有大量碘,能够引起血清甲状腺素和反三碘甲状腺原氨酸(反T3)浓度中度升高,血浆T3降低。促甲状腺激素(TSH)也会下降。胺碘酮治疗期间甲状腺功能可以在正常范围。然而,胺碘酮既能引起甲状腺功能亢进又能引起甲状腺功能减低,其发生率约为15%。

甲状腺功能亢进可能发生在已经存在亚临床甲状腺疾病的患者,用药后进一步导致甲状腺激素合成增加,也可能是原来正常的甲状腺出现甲状腺炎而导致激素释放增加。如果出现甲状腺功能亢进,患者会表现为体重下降和其他甲状腺功能亢进的症状,已经得到控制的心律失常可能会复发。血清甲状腺素和三碘甲状腺原氨酸水平升高。甲状腺功能亢进可能症状严重,起病突然。可能在停用胺碘酮数月发生。如果可能,应该停用胺碘酮,但是一些患者需要持续使用胺碘酮预防频繁发作的高危室性心律失常。可能需要大剂量卡比马唑。严重病例可给予短期激素治疗。同时建议至内分泌医师处就诊。甲状腺炎可能为自限性,有报道显示再次服用胺碘酮未进一步加重甲状腺功能亢进。甲状腺功能亢进复发可能提示患者需要放射性碘治疗。

如果出现甲状腺功能减低,血清甲状腺素水平下降,促甲状腺激素水平会升高,患者有时没有临床症状,甲状腺功能减低是甲状腺激素替代治疗的指征。没有必要停用胺碘酮。如检测到甲状腺自身抗体提示既往存在甲状腺疾病，即使停用胺碘酮，甲状腺功能减低也可能会进展。

长期接受胺碘酮治疗的患者应该每6~12个月检查一次甲状腺功能。正在使用或以前使用过胺碘酮治疗的患者总是存在甲状腺功能减低的发生风险。

其他不良反应

其他严重不良反应包括肺纤维化、肝炎、神经病变和肌病。有时几个主要不良反应能同时发生。通常情况下严重副作用与胺碘酮的大剂量应用有关。

这些严重不良反应中肺纤维化是最常见的。患者常表现为呼吸困难，有时症状很严重，肺野内可见广泛阴影，可能被误诊为肺水肿。已经存在肺疾病的患者发生肺纤维化的风险并不增加。一旦明确诊断就应停用胺碘酮，并给予短期类固醇激素治疗。患者全肺弥散功能减低而无临床症状很常见。

其他不良反应包括恶心，皮疹，脱发，震颤，睾丸功能障碍，失眠和恶梦。

药物的Ⅲ类抗心律失常作用结果会导致患者QT间期延长，常伴显著的U波。也有胺碘酮导致尖端扭转性心动过速的报道（见第13章）。此药常引起窦性心动过缓。

值得注意的是此药会加强口服抗凝剂的疗效，需要将抗凝剂剂量减半。胺碘酮会增加地高辛、奎尼丁、维拉帕米、氟卡尼和环孢素的血浆水平。

对于某些心律失常，胺碘酮的主要优点即有效性、无负性肌力作用及作用时间长等，但无法抵消其一系列副作用。然而，大多数副作用是可逆的，这些副作用风险不能作为某些患者服用胺碘酮的禁忌证，主要包括出现危及生命的心律失常，预期寿命较短，或其他抗心律失常治疗无效的患者。

使用方法

胺碘酮起效缓慢。口服给药时，经常需要3~7天起效，可能需要50天才能达到最大疗效。如果需要，可以开始给予很大剂量（如每日600~1200mg）应用1~2周以缩短药物起效时间，然后将剂量减至每日400mg。

患者的心律失常一旦被控制，应逐渐减小胺碘酮剂量直至最小有效剂量。胺碘酮的常规维持剂量为200~400mg/d。少数患者最小剂量为200mg隔日一次。笔者经验为如果成人剂量减到300mg/d以下时心律失常通常会复发。因此，对于危险的心律失常，不要冒险减量而导致心律失常复发，对于这些患者最好不要将剂量减至300mg/d以下。

该药物由肝脏代谢，不从肾脏排泄。主要代谢产物为去乙基胺碘酮，它本身也有抗心律失常作用。胺碘酮及其代谢物在肺、心脏、肝脏及脂肪组织中能够达到较高浓度。

静脉给药较口服治疗起效快，与大多数药物不同，胺碘酮通常并不会即刻发挥抗心律失常作用，常在1~24小时内起效。如果心律失常难以控制时，应继续静脉维持胺碘酮，疗效优于换用其他效果差的药物或不良反应发生率高的药物。

胺碘酮静脉推荐剂量为5mg/kg，维持30分钟至1小时，然后在24小时内应用15mg/kg维持剂量。紧急情况下，开始注射速度可以更快些，但是胺碘酮的血管扩张作用可能会导致明显低血压。为避免静脉炎的发生，常采取经中心静脉导管给药方法。如果不能使用这种方法，应经常更换外周静脉输液部位预防静脉炎的发生。

决奈达隆

决奈达隆是胺碘酮的衍生物,具有和胺碘酮相似的电生理作用。由于决奈达隆缺乏胺碘酮的碘自由基,不会产生甲状腺、肺、肝脏、皮肤不良反应,与胺碘酮相比作用时间较短,药物半衰期1~2天。常规剂量400mg每日两次。决奈达隆可引起皮疹、恶心和呕吐、腹泻。

研究显示决奈达隆预防心房颤动复发疗效适中,但不如胺碘酮。此药还能减慢房颤患者心室率。不同于氟卡尼和普罗帕酮,决奈达隆可用于冠状动脉疾病患者。

但是,近来研究提示决奈达隆可以加重心力衰竭并增加心力衰竭患者住院死亡率,有报道此药物即使无碘自由基也可能导致严重肝功能损害和肺纤维化。决奈达隆的禁忌证包括:既往应用胺碘酮导致肺或肝脏毒性病史,心力衰竭或左室功能障碍患者,永久性心房颤动。该药在研发中理论上很理想,但目前仅作为成人房颤治疗的二线药物,用于临床稳定的阵发性或持续性心房颤动患者成功心脏复律后窦性心律的维持。应用过程中应该监测肝肾功能,如果出现呼吸困难应进行肺部检查。

此药不应和Ⅰ类及Ⅲ类抗心律失常药物合用。与地高辛、β-受体阻滞剂、钙拮抗剂、某些他汀类药物、达比加群酯及可能导致尖端扭转型室性心动过速的药物合用时可能会出现问题。

胺碘酮的另一个衍生物塞利瓦隆(Celivarone),目前正评估中。

多非利特

多非利特是新型Ⅲ类抗心律失常药物,可能有效终止和预防房颤和房扑发生,且无负性肌力作用。

与胺碘酮相似,多非利特延长QT间期。大约3%的患者会导致尖端扭转型室性心动过速。尽管有致心律失常作用,对心力衰竭患者应用不会增加其死亡率。尖端扭转型室性心动过速通常(不是经常)出现在治疗的前几天内。住院期间至少连续3天进行心电监测和连续QT间期测量。

口服剂量通常为500mg每天两次,肾脏疾病患者应减少剂量。如果首次给药后QT间期延长超过15%,以后的剂量应当减半。如果QT间期超过500ms应当停药。

多非利特不用于已经存在QT间期延长的患者,或正接受维拉帕米、西咪替丁、酮康唑、甲氧苄啶和丙氯拉嗪等药物的患者。

一些药物包括胺碘酮、地尔硫䓬、甲福明和阿米洛利以及葡萄柚汁,会增加血中多非利特药物水平。

维那卡兰

维那卡兰是一种选择性影响心房肌细胞电生理的药物。对于最近发生房颤的患者,静脉注射维那卡兰能够在数分钟使一半患者转复窦性心律。对72小时内发生的房颤成功率会更高。其副作用较少,包括低血压、手指感觉异常和恶心。

腺苷

腺苷是一种较强的房室传导阻滞剂。它作用时间极短,为20~30s。对于终止房室交界区折返性心动过速非常有效(图19.2),并可一过性减慢或干扰房颤和房扑的心室反应,使f波或F波更容易辨认(图19.3)。此外,腺苷还能够终止一些房

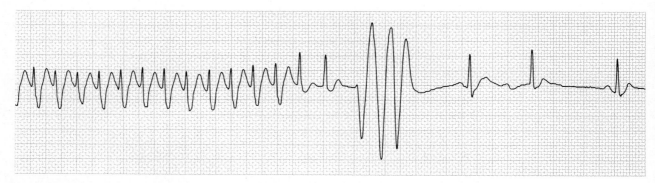

图19.2 房室交界区折返性心动过速伴频率依赖的右束支传导阻滞。腺苷轻度减慢心率使随后两个心动周期恢复正常心室内传导,然后终止心律失常。心律失常终止后可见三个室性异位搏动,并有短暂房室传导延迟。

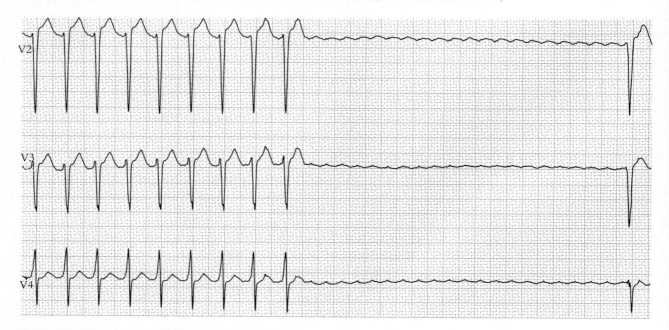

图19.3 腺苷暂时阻断房室结传导,显示心房扑动。

性心动过速(图19.4)。由于其作用持续时间很短和很好的安全性,腺苷已经成为终止房室和房室结折返性心动过速的首选药物之一。

室上性起源的心动过速对腺苷的反应敏感。但是,少数室上性心动过速对腺苷没有反应,可能需要一个超过推荐上限的剂量,腺苷还能终止右室流出道室性心动过速。因此对腺苷有无反应是判断心动过速起源的一个有用指标,但并不绝对可靠。

多数患者应用腺苷后会出现胸部紧缩感、呼吸困难和面色潮红,但症状持续小于60s。心动过速终止后可有几秒钟的完全性房室传导阻滞。此药没有负性肌力作用。腺苷很安全,只是哮喘患者应用后可能会诱发支气管痉挛。此药作用可被氨茶碱抵消,被双嘧达莫增强。腺苷可以导致窦性心动过缓,可以暂时加重病态窦房结综合征患者的窦房结功能。

应该给予快速(2s)弹丸式静脉注射,立即予盐水冲管。成人和儿童的起始剂量分别为3mg和0.05mg/kg。如果无效,下一步剂量为6mg(0.10mg/kg),如果必要间隔1分钟后可以再给予12mg(0.20mg/kg)。

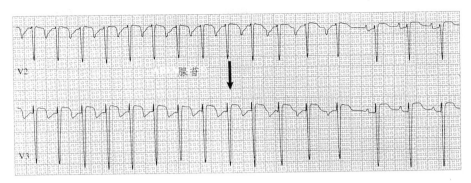

图19.4　腺苷终止房性心动过速伴1:1房室传导。

腺苷滥用

　　腺苷常习惯性地用于既往心肌梗死或心肌病患者的宽QRS波心动过速。这些患者极可能是室性心动过速,这种情况下使用腺苷毫无意义,除非高度怀疑心房扑动或房性心动过速伴差异性传导,在此情况下应用此药目的是为了诊断而不是终止心律失常。

　　腺苷也经常用于房颤患者。即使患者为宽QRS波群,从总体不规则心室率也能明确诊断房颤。腺苷仅能减慢房颤心室率约几秒钟,很明显无意义(图19.5)。

维拉帕米

　　静脉推注维拉帕米(5~10mg,30~60s以上)可以迅速有效地减慢房室结传导。能够终止房室交界区折返性心动过速,能够迅速减慢房颤和房扑的快速心室反应。

　　口服维拉帕米治疗房室交界性折返性心动过速往往无效,但常用于控制房颤患者心室率。由于大多数药物由肝脏代谢,需要较大剂量(120~360mg/d),最好给予控释剂型。

　　维拉帕米能够终止右室流出道心动过速和分支型室性心动过速。然而,口服应用常不能有效预防心律失常复发。

　　如果患者已经接受静脉或口服β-受体阻滞剂,应禁忌使用静脉维拉帕米,可能导致严重心动过缓或低血压,甚至会致命。有时联合口服维拉帕米和β-受体阻滞剂会引起显著窦性或交界区心动过缓。由于对窦房结或房室结的抑制作用,维拉帕米在窦房结或房室结功能受损或地高辛中毒时为禁忌,除非已有心室起搏保护。

　　维拉帕米有明显的负性肌力作用,心功能很差的患者应用可能会引起低血压。两个研究报道静脉应用维拉帕米前即刻给予静脉氯化钙能预防低血压发生。

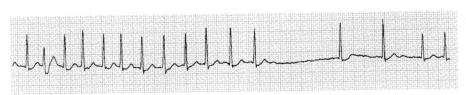

图19.5　腺苷滥用。心律完全不规整,明确为心房颤动。腺苷导致心室活动短暂停止。这样又有什么意义?

地尔硫䓬

地尔硫䓬的作用与维拉帕米相似。

可使用口服控释制剂，如盐酸地尔硫䓬，剂量为200~300mg/d。地尔硫䓬能引起皮疹。静脉注射剂量为20mg弹丸式注射，如需要可15分钟后重复一次。静脉维持剂量为5~15mg/h。

β-肾上腺素受体拮抗剂

由于具有拮抗儿茶酚胺心脏效应的基本作用，β-受体阻滞剂有抗心律失常作用。对由交感神经系统兴奋性增强导致的心律失常非常有效（如由运动、情绪激动、甲状腺毒性、急性心肌梗死和遗传性长QT综合征诱发）。

β-受体阻滞药物减慢房室结传导，同维拉帕米一样，对室上性起源心律失常有效，尤其减慢心房颤动患者的心室率。β-受体阻滞剂导致的心动过缓可迅速被阿托品逆转。

静脉艾司洛尔半衰期极短，约2分钟。它的β-肾上腺素受体拮抗作用及相关不良反应持续很短。

索他洛尔

除了β-受体阻滞作用外，索他洛尔能够延长动作电位时程，从而延长QT间期，它具有明显的Ⅲ类或胺碘酮样作用。不同于其他β-受体阻滞剂，索他洛尔对心房肌、心室肌和房室旁道的复极有显著影响。

索他洛尔半衰期较长，可以每日给药一次。口服剂量为160~320mg/d。经肾脏排泄，肾功能损害患者必须减量。静脉注射应缓慢给药至1.5mg/kg的剂量。

有报道此药与其他药物合用或患者低血钾时可引起尖端扭转型心动过速。因此，对QT间期延长或遗传性长QT综合征家族史的患者禁忌使用。如果QT间期超过500ms必须停药。

几项研究提示对于预防心房颤动和其他室上性心律失常，索他洛尔比其他β-受体阻滞剂更有效。也可治疗室性心动过速，包括植入心脏转复除颤器的患者。

地高辛

地高辛临床使用较广，作为一种房室结阻断剂用于控制心房颤动患者心室率。然而地高辛对房颤患者活动时心率控制常无效。

常用剂量为每日0.25~0.375mg。低钾血症、肾功能损害、高龄、脱水（常由利尿剂引起）、维拉帕米或胺碘酮，可能导致患者容易出现地高辛中毒，是地高辛减量的指征。

地高辛中毒

地高辛中毒是临床常见问题。服用地高辛的患者中超过10%入院时有地高辛中毒。

地高辛中毒的常见症状包括厌食、恶心、呕吐、腹泻、意识模糊、黄视症和视觉模糊。然而，这些症状中没有一个是地高辛中毒特有的；在有严重心衰的患者中，胃肠道症状常由心力衰竭引起而与地高辛无关。

地高辛中毒常可导致各种心律失常，包括房性心动过速伴房室阻滞（图

19.6)，交界区心动过速（图19.7），室性异位搏动（常为二联律）（图19.8），室性心动过速，一度、二度和三度房室传导阻滞，房颤伴缓慢心室反应（图19.9）和窦房阻滞（图19.10）。一项有关房颤抗凝治疗的大规模研究提示接受地高辛治疗的患者死亡率增加。

地高辛常用于控制房颤患者的心室率。接受地高辛治疗的房颤患者心律整齐时应考虑以下几种可能：第一，恢复窦性心律。第二，地高辛中毒相关心律失常（如房性心动过速伴房室阻滞，交界性心动过速或房颤伴完全房室阻滞）。如果不进行心电图很难判断规则节律是否由心律失常引起。

我们可以测定血浆地高辛水平，但必须结合临床特征。血浆地高辛水平低于1.5ng/mL，无低钾血症，不考虑地高辛中毒。地高辛水平高于 3.0ng/mL提示很可能存在地高辛中毒。如地高辛浓度在1.5~3.0ng/mL可能为地高辛中毒，特别是患者存在症状或有地高辛中毒相关心律失常，或患者存在肾功能损害，或应用地高辛剂量较大。测定地高辛浓度取血时间为最后一次服药至少6小时后。

通常情况下需要立即停药并纠正低钾血症。严重地高辛中毒可以使用绵羊

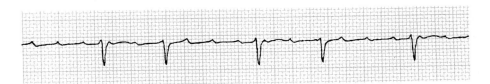

图19.6 房性心动过速伴不同程度房室阻滞。

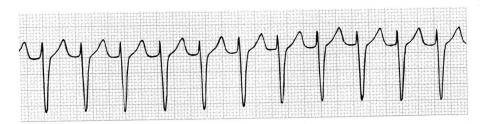

图19.7 交界性心动过速。

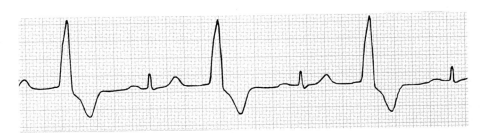

图19.8 一度房室阻滞伴室性早搏二联律。

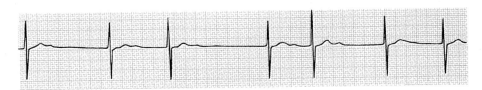

图19.9 房颤伴缓慢心室反应。

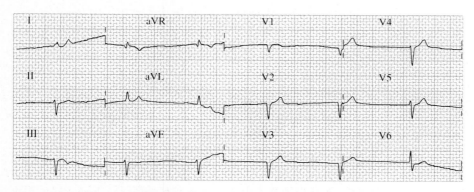

图19.10 服用地高辛房颤患者出现交界性心律。地高辛水平为5.9 nmol/L。

培养的特异性地高辛结合抗体治疗。

　　如果出现高度传导阻滞，需要临时心脏起搏。地高辛中毒时心脏电复律很危险。如果必须心脏电复律，应使用低能量（如5~10J），根据需要逐渐增加，并给予75~100mg利多卡因。

利多卡因

　　利多卡因是室性心律失常治疗的一线药物，但对室上性心律失常无效。此药可以收缩血管，与其他很多药物不同，很少导致低血压或心力衰竭。

　　给予利多卡因100mg冲击剂量静脉注射超过2分钟常能成功复律，如果不成功，可在5分钟后再次给予50~75mg。

　　目前临床上有几种不同浓度的利多卡因。如果使用错误浓度可导致灾难性后果。应牢记每10mL 1%利多卡因相当于100mg。

　　利多卡因可短期预防室性心律失常。利多卡因的治疗效果与其血浆水平密切相关，其血浆水平常于注射冲击剂量后迅速下降。因此在给予冲击剂量后应立即给予持续静脉输注。然而，如果冲击剂量无效，给予持续静脉输液也无意义。如果需要长期预防，由于利多卡因不能经口给药也无意义。

　　我们很难维持利多卡因浓度在一定治疗水平。在亚治疗剂量时，患者有心律失常的风险，而中毒剂量会引起患者中枢神经系统相关症状，包括头晕、意识混乱、抽搐、感觉异常和癫痫发作。常规输液速度（1~4mg/min）输注1~2小时可达亚治疗剂量水平。

　　利多卡因由肝脏代谢，如果患者存在肝病，或因心力衰竭或休克时肝血流减少，应将剂量减半避免中毒。低钾血症可能会降低利多卡因疗效。

奎尼丁

　　奎尼丁能够导致尖端扭转型心动过速。许多研究显示此药增加患者死亡率，甚至包括没有危险性心律失常的患者。对于多数心律失常有更加安全的可选择的药物。

　　然而，近来有报道提示奎尼丁可用于Brugada综合征心律失常风暴的治疗和罕见短QT综合征的治疗。

丙吡胺

　　丙吡胺可用于室上性和室性心律失常。但是此药疗效有限且可能有严重不良反应。

丙吡胺静脉注射剂量为1.5~2.0mg/kg,最大剂量为150mg,给药时间不少于5分钟。如果心律失常终止应停止注射。可以20~30mg/h速度予静脉滴注维持,最大剂量为800mg/d,也可改为口服治疗。口服剂量为300~800mg/d,分3~4次给药。必要时给予300mg口服负荷量。

丙吡胺静脉给药较利多卡因及其相关药物更容易导致低血压和心力衰竭,如果未按照推荐的最短给药周期用药,可导致灾难性后果。

丙吡胺口服副作用主要与其抗胆碱能(阿托品样)作用有关,常引起口干、视觉模糊、尿潴留,通过增加房室结传导增加房扑和房颤心室率。对心功能不全患者可能会导致心力衰竭发生。丙吡胺偶尔会引起尖端扭转型室性心动过速,不能用于QT间期延长的患者。丙吡胺可能加重窦房结功能损害,禁用于病态窦房结综合征患者。此药部分经过肾脏排泄,肾脏疾病时应减量。

普鲁卡因胺

普鲁卡因胺与奎尼丁有相似的抗心律失常作用。其应用不广泛,笔者至今未使用过。它半衰期较短,口服时多次给药。即使是缓释剂型,也需每8小时给药一次。此外,其不良反应如系统性红斑狼疮综合征、胃肠道症状、低血压和粒细胞缺乏症等,致其不适合长期应用。肾功能不全和体内乙酰化速度减慢时应减少普鲁卡因胺剂量。N-乙酰普鲁卡因胺,普鲁卡因胺的一个代谢产物,作用持续时间较长,不引起系统性红斑狼疮。

雷诺嗪

近来人们发现抗心绞痛药物雷诺嗪有抗心律失常作用。此药对钾和钠离子通道发挥作用,且耐受性好,一些小样本研究提示雷诺嗪在治疗缺血性心律失常、心房颤动、室性心律失常、遗传性长QT综合征(虽然此药延长QT间期)等方面都可能有效。

葡萄柚汁

葡萄柚汁和新鲜果块可使肝细胞色素P450系统失活,能导致多种心脏药物血浆水平升高:抗心律失常药物包括维拉帕米、胺碘酮、奎尼丁和普罗帕酮,其他心脏药物包括卡维地洛、阿托伐他汀、辛伐他汀和硝苯地平。葡萄柚汁可以轻度延长QT间期。

妊娠期间抗心律失常药物使用

没有一种抗心律失常药物在妊娠期间是完全安全的。我们主要关注妊娠前8周用药的致畸作用、影响胎儿子宫内生长和药物在乳汁分泌。对于可以耐受心律失常的患者应避免用药,特别是在前3个月。

常用药物中,腺苷、β-受体阻滞剂和氟卡尼(治疗胎儿室上性心动过速非常有效)已经广泛使用,比较安全。地高辛会通过胎盘屏障,可导致胎儿死亡。胺碘酮会引起先天性畸形包括甲状腺功能减低。

(邱久纯 译)

第 **20** 章　心脏性猝死

　　心脏性猝死最常见的原因是冠心病和扩张型心肌病导致的心功能不全而引起的室性心动过速和心室颤动。其他病因包括遗传性长QT综合征、致心律失常性右室心肌病、Brugada综合征及肥厚型心肌病。

　　由于急性心肌梗死和其他可逆原因导致心脏性猝死复苏成功者很可能再次发作,对这些患者需要进一步评估和治疗,其中包括植入心脏除颤器。

　　猝死常常由心源性疾病导致。估计猝死年发生率为1‰~2‰,英国年猝死病例约100 000例,美国约300 000例。已知心脏疾病患者猝死发生率更高,如陈旧性心肌梗死患者,特别是合并左室功能不全的患者。最近报道由于冠心病预防措施的加强,心脏性猝死发生率有一定程度下降。

定义

　　心脏性猝死指首发症状出现60分钟内由于心脏原因导致的不可预料死亡。许多猝死都无客观证据并很少在心电图监护过程中发生,因此我们不能认定猝死等同于心律失常性死亡,还可能有其他原因,如瓣膜病、先天性心脏病、心脏肿瘤、电机械分离、脑血管意外、肺栓塞及主动脉瘤破裂等。此外,即使是明确的室颤发作也可能是恶性心血管事件(如大面积心肌梗死)的终末阶段,但绝大多数心脏性猝死都是由室速或室颤等心律失常导致(图20.1)。

心律失常性猝死病因

　　心室颤动常由室性心动过速恶化而来,而并非原发的心律失常(图20.2)。少数心律失常死亡由心动过缓引起。

　　冠心病是心脏性猝死最常见的原因。虽然急性心肌梗死常导致心室颤动,但在猝死患者中的比例不足1/3,大部分心脏性猝死患者都存在严重冠心病和左室功能衰竭,而并非急性心肌梗死,其主要原因见下表,也将在其他章节归纳讨论。

心律失常性心脏性猝死病因
急性心肌梗死
急性心肌缺血
冠心病导致的心肌损伤
先天性冠状动脉畸形
扩张型心肌病
肥厚型心肌病
致心律失常性右室心肌病
心肌炎
房室传导阻滞
遗传性和获得性长QT综合征
Brugada综合征
预激综合征
特发性室颤
儿茶酚胺敏感性多形性室速
短QT 综合征
电解质紊乱
致心律失常药物(包括可卡因)
心脏震击综合征

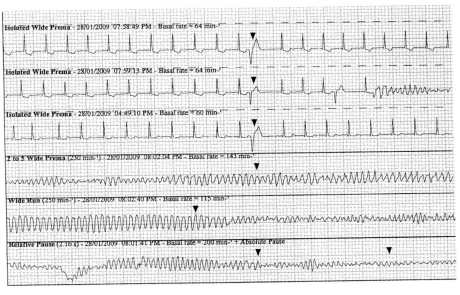

图20.1　单源性室性异位搏动后导致心室颤动。

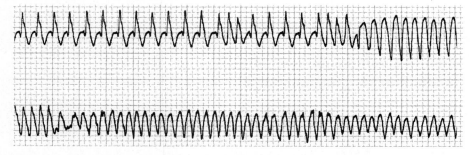

图20.2 持续心电监护提示单形性室性心动过速恶化为心室颤动。

遗传学病因

如果心脏性猝死患者明确由遗传性疾病导致,应推荐患者家属进行心脏和(或)遗传学检查。对于年轻猝死患者,如果经过详细尸检未找到结构性心脏病的证据,很可能是由心脏离子通道病所致,应同时警惕其家属虽然心电图正常但可能携带有异常基因。

心脏性猝死幸存者

许多中心研究显示院外心肺复苏可挽救生命,然而仅 8%~10%在社区复苏成功的患者可存活出院。那些复苏成功和急性心肌梗死存活者仍存在风险,2 年内复发风险大于 60%。

心脏骤停不是由急性心肌梗死或其他可逆原因引起的患者,必须在出院前进行评估是否需要进行心肌再血管化治疗、药物治疗和(或)植入自动转复除颤器。

复苏后低钾血症很常见,通常是复苏后应激反应所致,但不能确定其是室性心律失常的原因。

心室功能不全

心室功能不全导致心脏骤停的患者,射血分数下降很可能使心脏骤停再发。不良预后的其他因素包括左束支传导阻滞和非持续性室性心动过速。

胺碘酮不能降低患者死亡率,其他抗心律失常药物可能增加死亡率。

β-受体阻滞剂、血管紧张素转换酶抑制剂螺内酯或依普利酮及他汀类药物都可能通过抗心律失常或其他作用改善患者预后。这些患者最重要的治疗手段是植入除颤器(见第 24 章)。

运动员猝死

心脏性猝死偶尔发生于竞技体育运动中。年轻人常见的猝死原因包括肥厚型心肌病、致心律失常性右室心肌病、长 QT 综合征和扩张型心肌病,而老年男性常为冠心病。如果患有上述疾病,应当建议患者避免参与高强度的竞技性体育运动。

　　几个权威学术机构推荐将"预先参加"筛查用于预防竞技性体育运动中的心脏性猝死。然而实际上并没有客观证据表明患者生命得到救治,主要问题是筛查并不划算。另外还有"运动员心脏"和心脏疾病的鉴别问题,体育锻炼可以导致左室肥厚、心电图非特异性ST-T改变、高迷走神经张力继发的一度和文氏房室传导阻滞。目前的困难是这些表现可能提示存在临界心脏疾病,如QTc值为440~470ms。

心脏震击综合征

　　运动中心脏性猝死的一个罕见原因是心脏震击综合征,当心前区受到非穿透性钝性外力打击刺激落在心电图T波上升支而引发室颤,常发生于球类和其他身体接触性运动的年轻人群。尽早电除颤可以提高患者生存率。

(刘长乐 译)

第 **21** 章　心脏复律

心脏电复律是给予心脏短暂高能量的直流电击以终止心动过速。经胸心脏电复律电极板或电极片放置的部位在心尖区和胸骨右上区。除室颤外,发放电击均应与心电图R或S波同步下进行。首次选择能量(双相)为:房扑50J、室颤150J。转复房颤通常为150~200J。地高辛中毒是电复律的禁忌证。

对于房颤或房扑,复律前需抗凝治疗。

为了预防植入式起搏器或除颤器受损,需要将除颤电极板远离脉冲发生器至少15cm。酶学检查结果显示电复律影响骨骼肌而非心肌。经静脉较经胸电复律转复房颤更有效,特别适用于老年患者。

心脏电复律是应用短暂高能量的电击方法终止快速性心律失常 (图21.1)。电击可以使心肌除极,终止心动过速,随后窦房结激动控制心脏节律。

药物复律是应用抗心律失常药物恢复正常心律,将在其他章节讨论。

经胸心脏电复律

通常在胸前放置两个电极板进行电击复律。

步骤

心电监护及心肺复苏设备备用。

复律前要再次判断心律以保证患者没有自行恢复窦性心律。

麻醉

电复律前患者应禁食4小时。

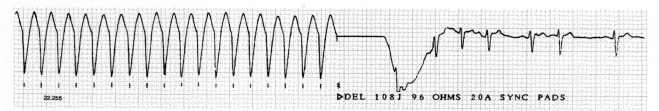

图21.1　100J电击终止室性心动过速。

清醒患者应给予短效全身麻醉，或通过静脉给药达到短暂深度睡眠状态。静脉应用较小的递增剂量咪达唑仑(总剂量1~10mg)联合芬太尼(50mg)非常有效。必须严密监测患者气道通气情况及血氧饱和度，需准备芬太尼拮抗剂（如纳洛酮)和咪达唑仑拮抗剂(如氟马西尼)以防呼吸抑制等事件发生。

发放电击

电击通过两个电极发放，因此电极位置十分关键，通常将一个电极放在心尖水平接近腋中线，另一个放在胸骨上部右侧。

如果是较薄电极贴片，可将一个放在患者后背部正对心脏，另一个放在患者心前区。如果没有电极贴片，可在患者侧卧后将标准电极板前后放置，一个放在心前区，另一个放在左肩下脊柱左侧。

为了达到良好的电接触同时避免灼伤皮肤，应提前将凝胶涂在金属电极放置区域，但应避免将凝胶涂在两个电极板间。电极凝胶涂太多可能使凝胶流到其他区域，包括操作者本人！

除颤器充电至预设能量(见下文)需要几秒钟，按下电极板按钮进行充电。应将金属电极与胸壁紧密接触以减少胸腔阻抗。放电前应保证没有其他人员接触患者。如果转复失败可根据情况提高除颤能量再次尝试电击。操作者应非常熟悉除颤器的使用方法。

同步

如果一次电击恰巧落在心室T波上可能诱发室颤。因此，除颤器可以设定为触发放电时与R或S波同步。同步除颤适用于除室颤外的所有心律失常电转复。因为室颤时检测不到R波，无法应用这种方法，如果使用同步转复，除颤器将无法放电。

在同步电复律前，操作者应检查同步信号与QRS波群起始一致。有时须将心电图振幅调高才能启动同步复律。

双相波形

现代除颤器可释放双相波电击，而不是单相电击。双相波电击放电过程中电流方向会发生反转。双相波除颤在较低电压时能够输出较高能量。双相150J放电能量大致等于单相200J放电能量。

并发症

并发症很少见。

心脏电复律可导致肌酸肌酶明显升高，但肌钙蛋白常升高不明显。因此，心脏电复律可能损伤骨骼肌而心肌损害较小。双相波除颤很少损伤骨骼肌。心脏电复律有时可引起皮肤灼伤，但双相除颤时很少发生。

偶尔发生一过性心律失常，一般问题不大，除非患者存在地高辛中毒。对于慢-快综合征的患者，心脏电复律可能导致显著心动过缓，可能需要临时起搏过渡。

对房颤患者心脏电复律时，可能发生系统性栓塞(见下文)。

地高辛中毒

当患者存在地高辛中毒时进行心脏电复律可能导致危险的室性心律失常，心脏电复律常是最后的选择，复律前应先应用利多卡因75~100mg。可能存在地高辛中毒时，心脏电复律应以5~10J低能量开始。

考虑到地高辛中毒的危险，临床上通常在复律前停用地高辛24~48小时。然而对于地高辛在治疗剂量水平内进行电转复是安全的。如果患者接受标准剂量地高辛且肾功能和电解质正常,没有地高辛中毒心电图特征表现,不需要推迟电转复(见第19章)。

植入式心脏起搏器和除颤器

电复律可能导致植入式起搏器或除颤器受损,应将除颤电极板远离植入性装置至少15cm以上,且放置在合适位置,保证其与植入性装置和心脏连线成一定夹角。

适应证

心室颤动

必须立即进行电转复。起始能量选择150~200J(双相波),转复失败再次200J(单相波360J)除颤。

对于没有重复进行360J电除颤的患者,可接受带有不同除颤电极的两个除颤器连续或同时电除颤。

室性心动过速

如果心律失常导致休克或心脏骤停且药物治疗失败时应进行电复律。当室性心动过速频率很快时很难进行同步电除颤,则需要非同步除颤,并选择心室颤动的除颤能量。

心房颤动

电复律可使大部分房颤患者恢复窦性心律,然而部分患者可能复发。

通常需要较高能量除颤。首次能量选择双相150~200J,如果需要,采用双相200J重复一次。采用前后电极除颤可能对难治性病例有效。

抗凝治疗

电复律可引发已形成的血栓脱落造成全身性血栓栓塞。电除颤后心房机械功能常在3周内无法恢复正常,电复律本身可以造成血液高凝状态,以上是电复律后新发血栓形成的原因。因此栓塞常发生在复律后几周内。指南推荐对于无紧急转复指征且持续超过24~48小时的房颤患者,电复律前需口服华法林至少3周,转复窦性心律后至少4周。有栓塞风险的高危患者需要长期抗凝治疗,因为有阵发或持续性房颤反复发作的可能。

如果抗凝治疗前需要紧急电复律,应行经食道心脏超声检查排除左房血栓或血流淤滞。左房血流淤滞的超声特征是自发性回声增强和左心耳血流速度缓慢。如需紧急电复律,应使用肝素并应用华法林以达到充分抗凝。

心房颤动复发

电复律仅仅使少数患者长期维持窦律,新发房颤(<12个月)患者,特别是病因不明、导致房颤疾病已愈或自行好转时,应考虑积极维持窦性心律。对于持续超过12个月症状严重的房颤患者,即使维持窦性心律的希望很小,也应考虑电复律。

如果房颤再发,经过抗心律失常药物治疗后,对那些仍有明显症状的房颤患者应进一步尝试电复律。许多药物如丙吡胺、氟卡尼、索他洛尔和胺碘酮,可以减少复律后房颤再发,应在复律前使用。

心房扑动

心房扑动药物治疗效果常常不佳,可经低能量(50J)电击复律。栓塞风险低于房颤。然而,房扑和房颤常并存,因此建议其抗凝策略应与房颤一致。如果有心肌病、瓣膜病或栓塞史,强烈建议抗凝治疗。

大多数患者都会成功电复律,有一半病例会复发,转复成功至复发可能有数月时间。

房室交界区折返性心动过速

当其他治疗手段例如迷走神经刺激或静脉推注腺苷或维拉帕米无效时,可以使用电复律。

经静脉心脏电复律

目前,经静脉电复律是终止房颤较成熟的手段。将电极经静脉途径放置在右心房和冠状窦或肺动脉,选择低能量(15~30J)电除颤。虽然能量较低,但镇静和麻醉要求与经胸电复律相同。

应用单导线球囊指引系统可在需要时进行心房和心室起搏 (图21.2)。

其成功率高于经胸电复律,特别是高龄患者。

这种方法可用于经胸电复律失败但需要维持窦性心律的患者,已作为老年患者的一线治疗策略。

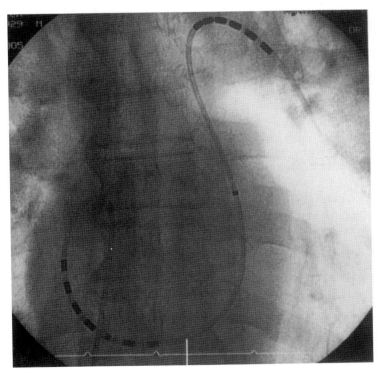

图21.2　经静脉电复律。图示单导线导管,多极电极(阴极)放置在左肺动脉、其他的多极电极(阳极)放置在右心房。

(刘长乐　译)

第 **22** 章　动态心电监测

> 动态心电图可以长时间监测心脏节律,对于晕厥、近似晕厥、心悸及可能由心律失常导致症状者,当常规心电图无法提供明确诊断时,动态心电图具有很好的诊断价值。伪差可能类似心律失常,但我们可以通过仔细分析心电记录将其识别。
>
> 正常人群研究提示动态心电图检测的一些节律可能无病理意义,例如心脏结构正常者出现室性异位搏动、夜间窦性心动过缓和夜间房室文氏传导阻滞。
>
> 对于发作不频繁,不影响正常生活的心悸患者,便携式事件记录器(植入式Holter)是最好的检测手段。体积很小的植入式Holter可以对症状发作次数很少、间隔时间较长患者进行心电监测超过1年。

静息标准12导联心电图记录心脏节律不超过30s,不适合检测间歇性心律失常。动态心电图监测是很有价值的诊断工具,可以长时间连续或间断地监测心电图。

连续心电图记录

佩戴于颈部或腰部的便携式记录器(电池电源)通常可以连续记录心电图达24~120小时。心电图以数字形式记录在固态记录系统中。患者可以自由行动不影响日常活动。

通过粘附在清洁皮肤上的贴片电极记录心电图。一个电极贴在胸骨上缘,另一个贴在胸前导联V5位置。另一选择是将一个电极贴在胸前导联V1上部作为改良V1导联,另一个贴在左锁骨侧下方。

大多数系统允许同时记录两个或更多导联,这样可以提高诊断准确性并有助于辨别伪差,这些伪差不可能同时出现在所有导联上(图22.1)。有时一个导联未提示的重要诊断信息可在另一个导联发现(图22.2)。

心电记录能以60~100次实时回放分析。回放系统可以很容易将需要的部分以标准速度打印到心电图纸上。虽然在临床实践中操作者不得不审核分析结果,但大多数记录系统可以自动检测心动过缓、心动过速和异位搏动。

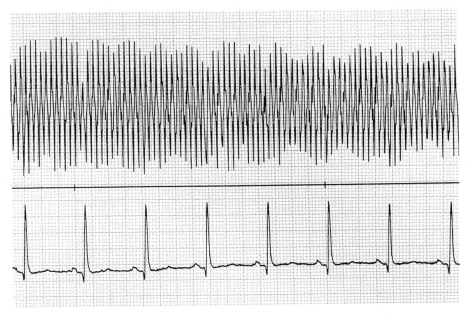

图22.1　上一行的记录伪差可被误认为室颤,但下一行未同时记录到室颤。

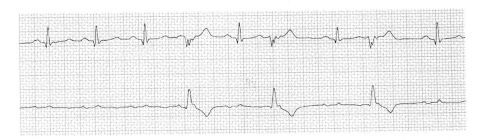

图22.2　下一行显示房室传导阻滞,但同时上一行清楚显示小波群并不是P波。

心电伪差

动态心电图监测中许多技术问题可遗漏本应发现的心律失常。

常发生的是记录中一个导联脱落,因为没有记录到任何心电活动,心电图会出现直线和类似窦性停搏表现。另外有时电路出现间断连接异常也会导致反复出现"窦性停搏"。然而,一个导联的连接问题可以出现在心动周期的任何部分,然而窦性停搏不会在心室T波后。

如果窦性停搏出现在心房或心室波中,可以断定是伪差(图22.3 a)。

偶尔伪差可以产生类似心动过速图形,但仔细检查会发现正常QRS波群"走行"于心动过速之中(图22.3 b)。

如果任何原因使记录速度减慢,心电波群会紧密相连貌似心动过速。然而每个心室波的持续时间会短于正常值,这就提示可能是伪差。相反,如果记录速度过快,会出现增宽的心室波貌似心动过缓。

临床应用

连续心电监测能够发现和诊断间歇性心律失常并揭示如晕厥、近似晕厥、心

(a)

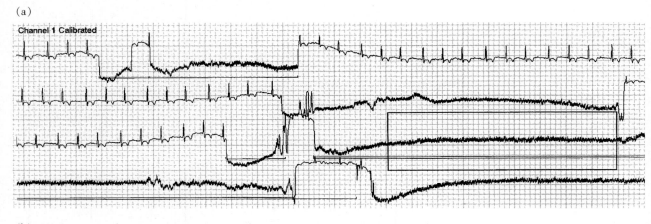

(b)

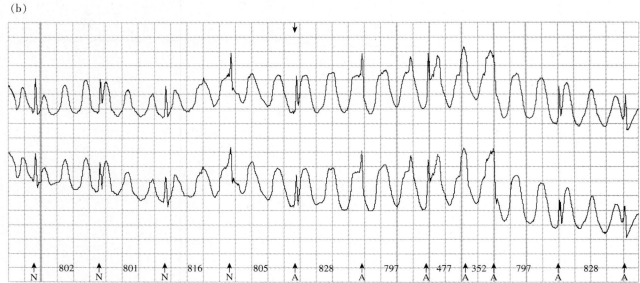

图22.3 (a) 间断导联连接故障导致的伪差:始于T波,貌似停搏图形。(b) 仔细检查发现窄QRS波群(用字母N和A标示)走行于貌似室性心动过速图形之中。

悸和胸痛等症状的病因(图22.4至图22.9)。

可明确阵发房颤是否是患者脑卒中的原因。其他应用包括房颤心率评估、肥厚型心肌病或心肌梗死患者具有预后意义室颤的识别(图22.9)、起搏器功能评估和评价抗心律失常药物的致心律失常作用。

如果动态心电图记录过程中患者出现了症状,这时的记录是最有价值的。应告知患者记录下症状发作时间及其表现和类型,评价症状是否与心脏节律相关。患者可以按下记录器的事件标记键标记症状发作的时间。

当心电记录时患者未发作症状,具有诊断意义的节律异常也可以被发现。显然如果心电记录时患者没发作症状也没发现节律异常,不能排除引起患者症状是心律失常原因。相反,如果心电记录时患者发作了典型症状但没有发现心律异常,可以推断症状不是源于心律失常。缺少典型症状情况下,仅发现少许节律异常不能排除与患者主诉相关的更多重要的心律失常。

在一种心律失常发作前快速分析心率非常重要。例如,房性心律失常发作前

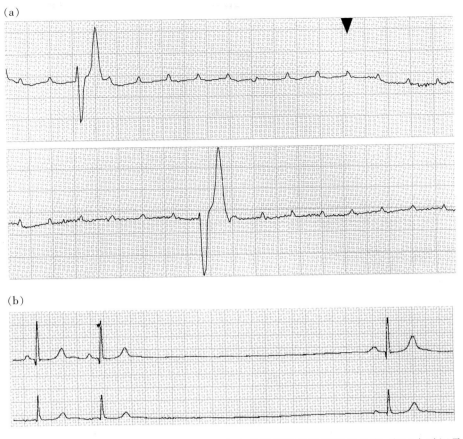

图22.4　（a）仅出现两个心室波的完全性房室传导阻滞导致阿斯综合征,在24小时记录的其余时段患者为窦性心律。（b）窦性停搏导致近似晕厥。

的窦性心动过缓提示心房起搏可能抑制快速心律失常发生。一种快速心律失常发作前的窦性心动过速可提示儿茶酚胺继发节律异常,提示应用β-受体阻滞剂可以预防发作。

正常表现

正常人睡眠状态下窦房传导阻滞导致的窦性心动过缓及短暂停搏（最高达2s）、一度和文氏房室传导阻滞（图22.10和图22.11）,不应作为存在传导系统疾病的证据。以上节律也可发生在白天,见于迷走神经张力增高的年轻人。

窦性心动过速也可见于进行体力活动的正常心脏人群。

由于一个常规12导联心电图大约记录60个心搏,24小时心电记录就会包含至少90 000个心搏。因此与标准记录对比,动态心电图是一个更加灵敏的工具。例如,与24小时记录100个室性异位搏动相比,常规心电图发现一个室性异位搏动说明发作更频繁。实际上应用动态心电图研究正常人群发现,与室上性早搏一样,单源性室性早搏通常也可发生。室性早搏发作频率随年龄而增加。一些研究发现正常年轻人也会有相对慢频率的短暂室性心动过速发作。

非持续性室性心动过速很少发生在无结构性心脏病患者群,即使发生也不存在风险。

(a)

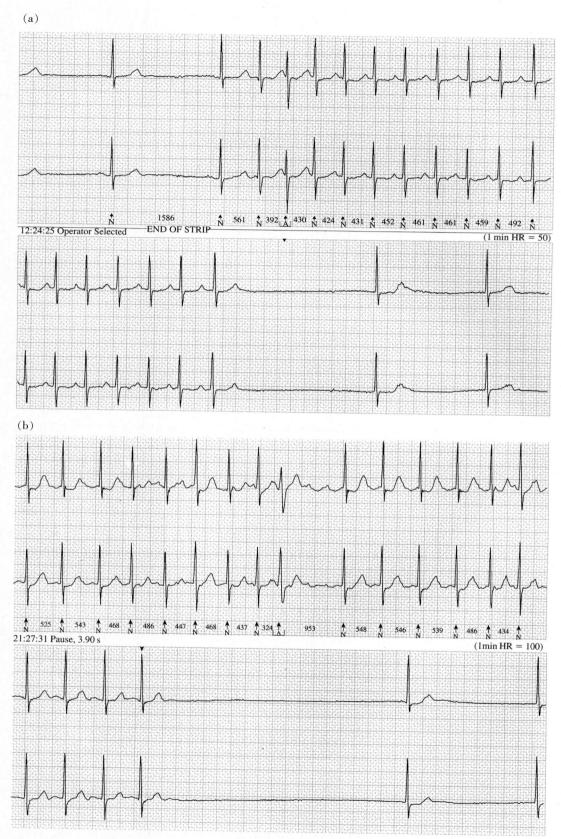

(b)

图22.5 (a) 阵发房性心动过速导致心悸,房性心动过速前为窦性心动过缓,随后出现房室交界性逸搏,称为慢-快综合征。(b)阵发性房颤出现窦性停搏。记录均来自同一患者。

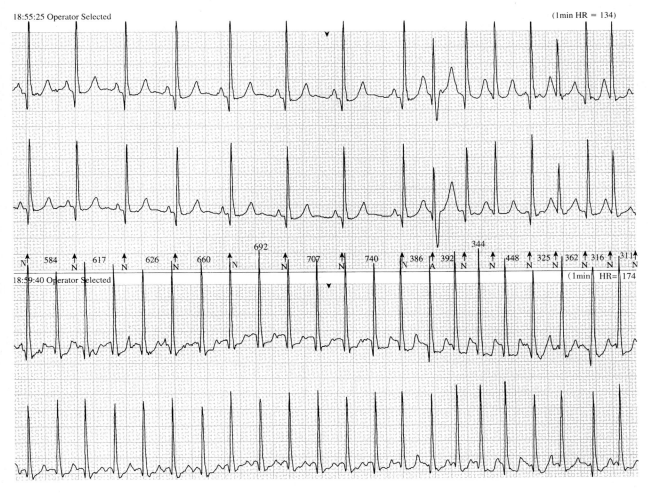

图22.6　阵发性房颤导致心悸。

间断心电图记录

心电事件记录器

　　在连续动态心电图24~120小时内不可能记录到症状发作间隔时间短于1周患者的一次事件。便携式心电事件记录器廉价又实用，可以记录患者症状发作时30s长的心电图。患者可随身携带方便记录。仪器电极可贴于患者胸壁，记录结果可储存并可回放或经手机传输至心电图机(图22.12)。某些仪器可以同时记录许多心电信号。

　　准确告知患者何时并怎样使用记录器十分重要。若心电事件发生时患者不能激活记录器，就不适合佩戴这种装置。

　　有时会记录到窦性心动过速，其节律与患者症状相吻合。然而有另外一种可能是窦性心动过速可能继发于另一种快速性心律失常，而后者在记录器被激活前就已经终止了。

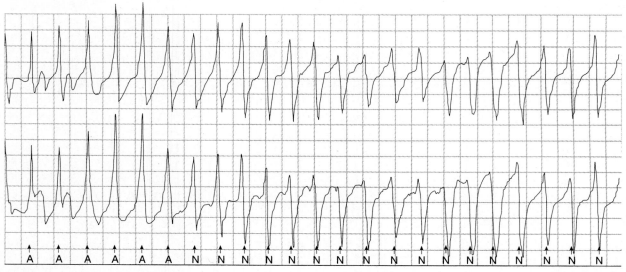

22:26:27

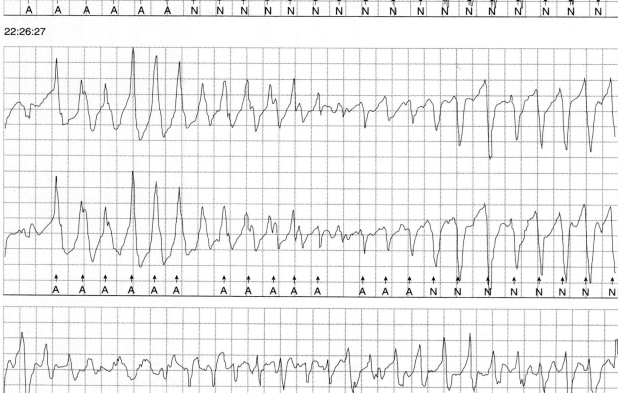

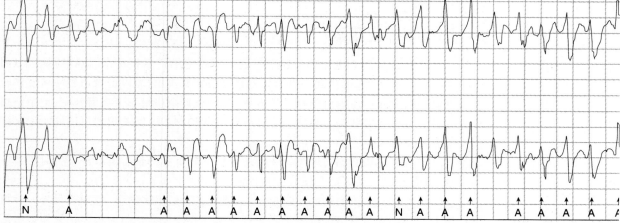

图22.7 尖端扭转型室性心动过速引发晕厥(标注:慢走纸速度下记录)。

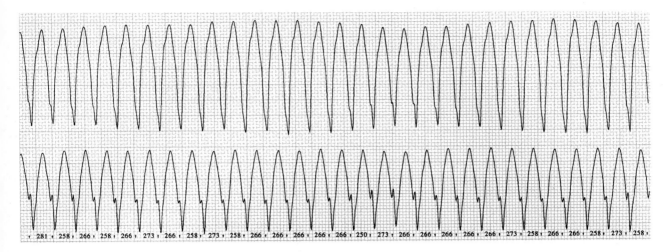

图22.8　心肌病患者的室性心动过速。

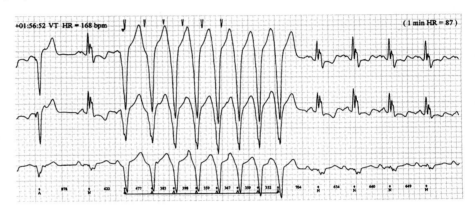

图22.9　肥厚型心肌病患者的非持续性室性心动过速。

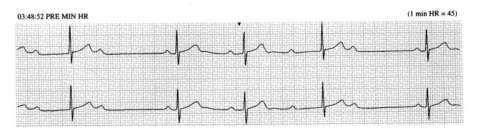

图22.10　年轻人夜间窦性心动过缓伴房室文氏传导阻滞：正常发现。

最近有一种小型记录器可以记录长达7天时间。仪器检测到的心律失常和患者激活事件标记心律都可储存。重要的是症状性事件前或检测出事件前的心律也可以保存下来。

植入式Holter

植入式Holter体积很小(仅15g)很容易植入皮下。可以进行心电图监测长达3年，是症状不常发作的患者最理想的诊断手段。

植入部位常选择左锁骨下方几英寸胸骨旁，两个电极呈半垂直位埋藏于皮下。确定放置仪器的皮下囊袋紧密程度很重要，如果囊袋过松导致仪器活动会使

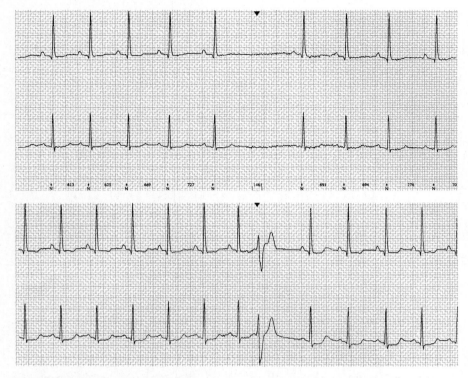

图22.11 夜间窦房传导阻滞导致的单次停搏和心脏结构正常者白天出现的室性异位搏动 : 正常病例。

心电信号丢失,可能会误读为心脏停搏。

当患者发生典型症状后,患者可将外部仪器置于植入式Holter上以触发储存症状发生时及以后的心电图 (图22.13和图22.14)。该设备可以程控记录时间长短,事件发生后患者最多有30分钟来启动记录,因此可导致短暂失去活动能力的心律失常心电图能够保存下来。心电信息可以下载至计算机进行分析。

记录器经程序设计后可自动识别和记录心动过缓、心房颤动和房性心动过速及室性心动过速。即使在患者无法使用外部激活设备时记录器仍可确保重要心律失常得以保存, 但缺点是记录的心律失常可能与症状不符而没有实际临床意义。

机场和其他安保系统、磁共振成像或计算机X线断层显像扫描、透热疗法、电外科灼烧治疗、 放射治疗、体外除颤 (除颤电极板不能直接放置在记录器体表面)、震波碎石、经皮电神经刺激疗法或射频消融术等都不会影响设备而危及患者安全,但记录器可能发生电学重置和(或)心电图数据毁坏。当记录器植入后伤口愈合最初6周内应避免进行磁共振成像检查。

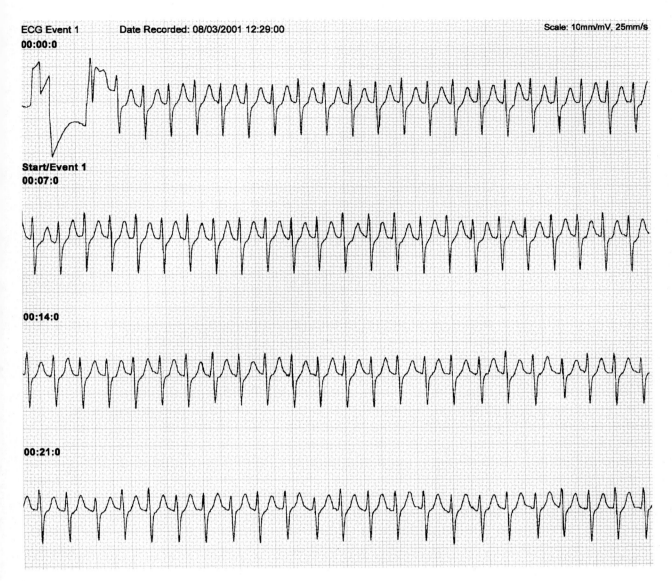

ECG Event 1   Date Recorded: 08/03/2001 12:29:00   Scale: 10mm/mV, 25mm/s
00:00:0

Start/Event 1
00:07:0

00:14:0

00:21:0

图22.12　心悸发作时记录到的阵发性室上性心动过速。

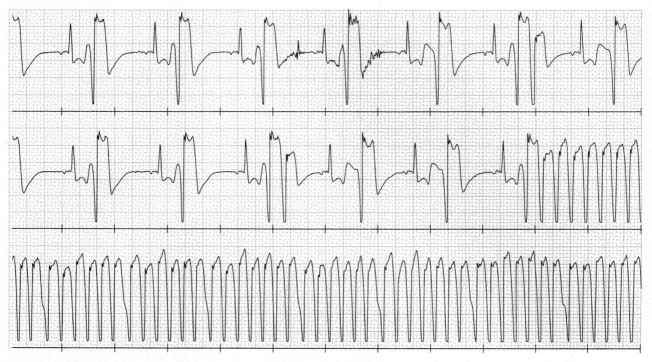

图22.13 携带植入式Holter患者恢复意识时记录的室性早搏二联律及单形性室性心动过速。

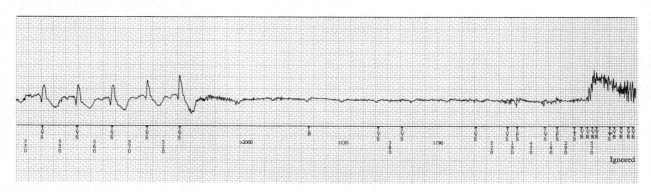

图22.14 携带植入式Holter患者恢复意识时记录的完全性房室传导阻滞及心室停搏。

（刘长乐 译）

第 **23** 章 心脏起搏

永久起搏治疗的适应证是由房室传导阻滞或病态窦房结综合征导致的症状性心动过缓，对于一些存在高度房室传导阻滞和长时间窦性停搏的患者，即使无症状也应考虑植入永久性起搏器。

双腔起搏器（DDD）可以获得正常的房室间收缩同步从而保证最佳的血流动力学获益，在窦房结功能正常时能提供运动相应变时效应。窦房结功能不全的患者植入频率适应性起搏器（DDDR/VVIR）后可随运动增加心率从而满足患者的生理需要。

现代起搏器具有体积小、轻便、寿命长的特点。它通常被植入于胸大肌之上。电极导联线通过锁骨下静脉和头静脉植入心脏。感染是植入手术最常见的并发症。

家用电器的电磁干扰和电子监控设备都不会对现代起搏器的正常工作造成影响。但在使用电复律、电热疗法、磁共振成像和放射治疗等医源性电子设施时要注意对起搏器的干扰。

永久心脏起搏

人工心脏起搏器产生电脉冲刺激心肌收缩。刺激是通过经静脉植入的电极导线发放，极少数是经过心外膜导线发放。（目前，一种无电极导线的微小起搏器也已经开发，可以经皮直接植入右室。）

1958年植入第一台起搏器。随着技术的改进和人们对起搏治疗益处认识的加深，起搏治疗的应用越来越广泛。无论是刚出生的婴儿还是百岁老人，都可进行起搏治疗。

永久心脏起搏绝对适应证

起搏器植入适应证有国际性指南可循，但其中一些笔者发现较难解释！以下这些适应证与指南一致。

完全性房室传导阻滞

晕厥

起搏治疗最常见的原因是由于完全性房室传导阻滞(AVB)导致的晕厥或近似晕厥。只要发生一次就是起搏治疗适应证，由于下一次黑蒙可造成身体创伤，甚至是致命，故应该尽早植入起搏器。即使患者的预期寿命不长，也应及时植入起搏器以预防晕厥及身体损伤。

呼吸困难和心力衰竭

完全性房室传导阻滞可以导致心输出量下降，因此可引起劳力性呼吸困难，有时出现心力衰竭。

预后

完全性房室传导阻滞患者如果不植入起搏器预后很差。植入起搏器后，这些患者的预期寿命可以达到普通人群水平，但患有严重冠心病和心力衰竭的患者预后要差一些。

对于无症状完全性房室传导阻滞患者，尤其是心率≤40次/分的患者也应植入起搏器，通过预防首次晕厥的发生避免损伤。

QRS波宽度

完全性房室传导阻滞时出现窄QRS波，提示房室阻滞发生在房室结水平，下一级起搏点位于希氏束，其逸搏频率相对较快且稳定。这类患者也常出现晕厥症状、运动耐量受限，因此需要植入心脏起搏器。

先天性心脏阻滞

先天性房室传导阻滞，指出生或幼年时就发现存在完全性房室传导阻滞，而不存在其他获得性原因，过去认为这类患者预后良好，但现在认为这种观点不正确。患者症状可以发展并且可能猝死。一旦心脏阻滞引起症状就应植入起搏器。

年幼无症状患者是否植入起搏器要权衡植入起搏器的获益及植入后数十年可能出现的并发症。明确的危险因素包括：日间心室率低于50次/分，QRS波增宽，大于3.0s的停搏，频发室性早搏心律和变时功能不全。未植入起搏器的患者应定期进行静息和运动心电图检查。患有先天性心脏传导阻滞的年长患者，安装起搏器的指征应放宽。

神经肌肉疾病

患有神经肌肉疾病的患者，如肌强直性营养不良、肢带型肌营养不良和腓肠肌萎缩的患者，如果存在高度房室传导阻滞应给予起搏治疗以预防心源性猝死。实际上，无论患者有无症状，只要其心电图有房室传导阻滞，无论程度如何均应植入心脏起搏器，因为这类患者迅速进展为完全性房室传导阻滞的风险很高。

二度房室传导阻滞

莫氏Ⅱ型房室传导阻滞通常会发展为完全性房室传导阻滞，故对这类患者的处理与完全性房室传导阻滞者相同。

一项研究反驳了既往莫氏Ⅰ型(文氏型)房室阻滞预后良好的观点,该研究提示一度房室传导阻滞患者其临床症状、预后及从起搏治疗中的获益均与莫氏Ⅱ房室阻滞者相同。然而,年轻人中常出现的一过性的、夜间文氏型房室阻滞与迷走神经张力有关,通常是良性的,不需起搏治疗。但成年患者如果日间出现持续性的文氏型房室传导阻滞应给以起搏治疗,除非患者从事大运动量体育活动,这种情况下出现的房室阻滞有可能是迷走神经张力过高引起的。

一度房室传导阻滞

一度房室传导阻滞通常不是起搏治疗的适应证。如果一名患者存在一度房室传导阻滞并出现晕厥,极有可能发生了一过性二度或三度房室传导阻滞,除非证据确凿(动态心电图结果),起搏治疗也不是必需的。

少见情况下, 如果PR间期过长导致P波紧随在上一心动周期QRS波后出现,这在血流动力学上等同于发生"起搏器综合征"(见后文),应安装双腔起搏器。

束支阻滞和分支阻滞

束支阻滞

无症状左束支和右束支阻滞患者发展为高度房室传导阻滞的可能性较小(见第4章),不是起搏器的适应证。这些患者如发生晕厥或近似晕厥,应寻找间歇性高度房室传导阻滞的证据。

双分支阻滞

双分支阻滞时残存分支如果发生间断或持续性传导障碍,可导致高度房室传导阻滞。如果患者有典型的阿斯综合征发作史,则无需检查,必须安装起搏器预防晕厥发生。如患者症状不典型, 还需要进一步寻找高度房室传导阻滞的证据。值得注意的是一些双分支阻滞患者有发生室性心动过速的风险。

无症状双分支阻滞患者,发展为高度房室传导阻滞的年发生率为2%,决定预后的主要因素包括存在冠心病或心肌病,通常不需要安装预防性起搏器。合并一度房室传导阻滞或腔内希氏束电图显示希氏束以下(HV)传导时间延长通常提示有功能的分支传导功能也受损。指南明确指出对这些双分支阻滞基础上合并希氏束电图(见第25章)明显HV间期延长的患者应考虑给予起搏治疗。

交替性束支阻滞

"交替性束支阻滞"左束支阻滞和右束支阻滞交替出现,或在右束支阻滞的基础上交替出现左前分支阻滞或左后分支阻滞, 这些患者都需要给予起搏治疗。

心肌梗死后的房室传导阻滞和束支阻滞

下壁心肌梗死导致的房室传导阻滞通常会在数天至3周左右恢复。当前壁心肌梗死合并高度房室传导阻滞时通常提示心肌损伤范围广泛，预后不良。如果房室阻滞持续存在，应谨慎地考虑是否植入起搏器，因为患者可能会死于心肌梗死。因此，除非下壁或前壁心肌梗死后持续性二度和三度房室传导阻滞超过3周，否则不主张植入心脏起搏器。

急性心肌梗死后双分支阻滞持续存在伴有一过性房室传导阻滞发展为完全性房室传导阻滞的可能性增加。但尚无证据表明预防性植入起搏器可以减少患者死亡率。

因心脏传导阻滞住院的患者排除急性心肌梗死后应尽早给予永久起搏治疗。除非患者有典型胸痛或心电图有典型近期心肌梗死的表现，一般来说，由于急性心肌梗死造成的房室传导阻滞的可能性很小，故不应延误治疗。

病态窦房结综合征

晕厥

因病态窦房结综合征而安装起搏器的患者占所有需要起搏器治疗患者的1/3以上。当患者发生晕厥或近似晕厥时就是起搏治疗的指征。

应牢记窦性心动过缓或窦性停搏达到2s，尤其在夜间发生，是生理性的。

慢-快综合征

对于慢-快综合征的患者，起搏治疗的目的是避免抗心律失常药物造成的严重的心动过缓。房性心律失常前有严重心动过缓者可以通过心房起搏来预防。

预后

对于无症状的病态窦房结综合征患者是否给予起搏治疗尚无明确定论。但对于日间心脏停搏达到数秒的患者还是建议给予起搏治疗，尤其是患者从事操作机器的职业，包括驾车等，都应该植入起搏器以避免因晕厥造成事故。

颈动脉窦综合征和恶性血管迷走综合征

起搏治疗可以改善因心脏过度抑制造成的症状（见17章）。

肥厚型心肌病

肥厚梗阻型心肌病患者左室流出道存在明显的压力阶差，这些患者安装双腔起搏器并设置短的AV间期可减低左室流出道压力阶差并改善症状。

再同步治疗

对于QRS波明显增宽且左室功能受损的患者给予双心室起搏可以改善症状和预后。心室"再同步化"治疗是起搏器通过位于右室和左室的电极导线发放近乎同步的电刺激使双心室同时收缩，心电图表现是QRS波宽度明显变窄。

左心室起搏是通过将电极导线放置在冠状静脉窦的左室侧支来实现的（图23.24b）。其技术难点是将电极放置在冠状静脉窦合适分支并保证满意的起搏阈值及避免膈肌刺激。双心室起搏主要针对心力衰竭而不是心律失常，故不在本书的讨论范围。

起搏模式

　　第一代起搏器是固定频率起搏。无论自身有无心搏,起搏器通常以70次/分的频率起搏(图23.1)。起搏心律与自主心律竞争可以导致心律不齐的心悸感(图23.2),在心室复极时刺激心室可能触发心室颤动(图23.3)。

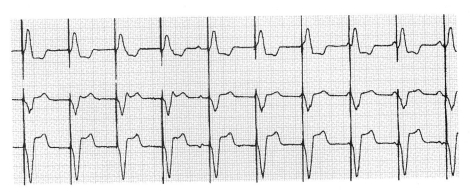

图23.1　固定频率心室起搏(Ⅰ、Ⅱ、Ⅲ导联)。可见在每个QRS波前都有一个较大的起搏信号。P波与QRS波分离。

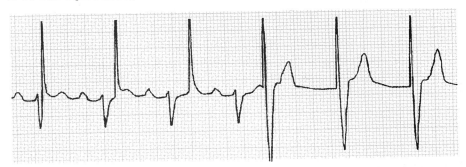

图23.2　一度房室传导阻滞患者给予固定频率起搏,前3个刺激落入自身QRS波后的不应期内造成无效刺激。第4个刺激信号夺获心室导致期前收缩。

(a)

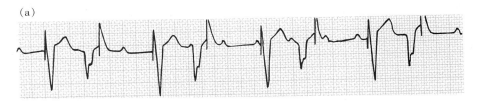

(b)

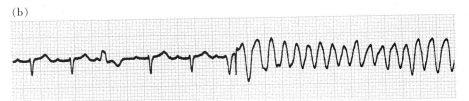

图23.3　感知功能异常。(a)按需型VVI起搏器感知功能异常。第1、3、5、7个刺激信号夺获心室。第2、4、6、8个刺激信号落入自身T波信号上造成无效刺激。(b)对第6个QRS波失感知,导致刺激信号落入自身T波上诱发室颤。

随后开发的起搏器可以通过起搏电极感知自身电活动产生按需型起搏。感知的事件可以重置下一刺激信号的时间间期从而避免与自身活动发生竞争（图23.4）。

随着可靠的经静脉心房电极的开发成功，心房电极可以直接起搏心房和感知心房电信号。随后发展出单腔心房起搏器和双腔起搏器，这使得起搏器带动的心脏跳动更加生理。

起搏系统代码

通常采用5位字母来描述不同的起搏模式，如下表所述。

起搏系统代码

第一位字母表示起搏的心腔。A代表起搏心房，V代表起搏心室，D表示心房心室都能被起搏。

第二位字母代表感知的心腔。A代表感知心房，V代表感知心室，D代表感知心房和心室，O代表无感知。

第三位字母代表感知后的反应形式。I代表感知后抑制，T代表感知后触发，D代表心室感知后抑制心室刺激以及心房感知后触发心室刺激，O代表感知事件后无反应。

第四位字母代表频率应答能力。R代表当起搏器感知到活动量或呼吸频率等生理活动状态的改变时可以相应地调整起搏器频率。

第五位字母代表多部位起搏。O代表无，A、V、D分别代表多部位心房起搏、多部位心室起搏、多部位心房和心室同时起搏。

单腔起搏器

心室按需起搏（VVI模式）

在无自身心室活动时，心室按需型起搏器以固定频率发放脉冲。然而，当心室电极感知到自发激动，则重整起搏器时间间期以避免与自身心律发生竞争。

在心室抑制型起搏器（VVI起搏器）中，一个感知事件终止了当前的起搏周期，抑制起搏器脉冲的发放并开始了一个新的起搏周期（图23.4）。起搏器在一个起搏或感知事件后的一段时间内无感知功能，约为心肌激动和恢复时间之和，其目的是为了避免感知心室活动。这一间期称为不应期（持续时间250~300ms）。

心室按需起搏是一种常用的起搏模式，但现在这种模式的使用在减少。近来

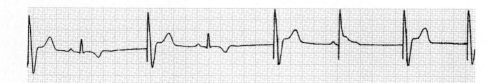

图23.4　按需型心室起搏。起搏被自身窦性心律抑制（第2、4个自身QRS波）。第6个QRS波为融合波。可见P波恰巧在起搏刺激信号前，窦性心律引起的心室除极恰好与起搏器导致的心室除极同时发生。融合波不能与起搏失夺获相混淆。

人们认识到它的缺点：房室收缩的不同步以及运动后变时功能不良（见下文）。

心室按需起搏的适应证包括永久性房颤伴缓慢心室率、患脑部疾患和身体活动不利的患者二度和三度房室传导阻滞以及不经常发生心动过缓，起搏器仅作为备用者。

心房按需起搏（AAI模式）

心房抑制型起搏模式（AAI）的时间间期与心室按需起搏模式相同（图23.5），其不应期的设置通常要长一些，以避免心房电极远场感知心室电信号而抑制起搏器发放脉冲。

在没有房室传导阻滞的情况下，单独心房起搏用于治疗病态窦房结综合征。与单独心室起搏治疗病态窦房结综合征相比，心房起搏保证了正常的房室传导顺序从而保证了心排量，而VVI起搏模式可以使心排量减少1/3。

对于病态窦房结综合征患者，心房起搏模式（包括双腔起搏器，见下文）和心室起搏模式（VVI）相比，房颤、心力衰竭和起搏器综合征的发生率明显减少（见下文）。

病态窦房结综合征患者有时会合并房室传导异常，但如果在起搏器植入时未发现房室传导异常，则今后发展为房室传导阻滞的可能性不大。现实状况是虽然发生房室阻滞的可能性很小，临床上仍给病态窦房结综合征患者植入了双腔起搏器。当患者存在双分支或束支阻滞时，或起搏频率达到120次/分时发生二度房室传导阻滞时需要植入双腔起搏器。

双腔起搏器

房室顺序起搏（DVI和DDI模式）

在房室顺序起搏模式（DVI模式）中，首先发生一次心房刺激，在一定的房室间期后（大致相当于正常PR间期）发放心室刺激（图23.6）。自身心室活动抑制起

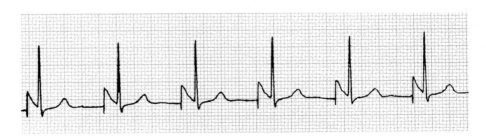

图23.5　心房起搏。在每一个P波前都有一个心房刺激信号。房室传导是正常的，所以在每一个P波后经过正常的PR间期产生一个自身QRS波。

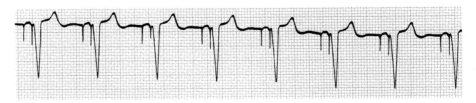

图23.6　房室顺序起搏（DVI模式）。心房和心室激动前均有刺激信号。

搏器发放脉冲,但起搏器不能感知心房活动。与其他的双腔模式起搏器一样,DVI起搏模式需要心房和心室电极。

在DVI模式下常出现融合波(图23.7),有时被误认为是起搏器功能异常。而起搏器可以被一个感知的心室事件所抑制,刺激后第一个起搏的心腔是心房。起搏器起搏脉冲可以与自身心房激动同时发生,这是因为能被起搏器感知的心室事件尚未发生而起搏器对心房事件无感知功能。

随后的DDI起搏模式取代了DVI起搏模式,起搏器可以感知心房和心室,因此避免了与自身活动相竞争的心房起搏的发生。

与DDD起搏模式不同,DDI起搏模式在感知心房事件后不触发心室刺激,故DVI和DDI起搏器不会造成无休止的折返性心动过速(见下文)。

DVI和DDI起搏模式的主要适应证是病态窦房结综合征伴有房室传导障碍以及颈动脉窦综合征和恶性血管迷走综合征。

心房同步心室起搏(VDD模式)

在这种模式下,一个感知的心房事件经过一设定的房室间期(与自身的PR间期相似)后刺激心室(图23.8)。这保证了正常的房室传导顺序,在窦房结功能正常时,运动时窦房结激动频率的增加可以引起心室起搏频率相应增加,保证了运动的变时反应。

如果没有感知到心房事件,则心室以固定的频率发放脉冲,否则心房静止将导致心室无收缩。为避免房性心动过速或房颤导致不适当的快速心室起搏频率,需要设置一个合适的心房不应期,在AV间期和心室刺激后一段时间内心房通道无感知功能,在这一时期内的心房事件将不会触发心室刺激。

能够触发心室刺激的心房上限频率取决于"总心房不应期",由AV间期加心室后心房不应期构成。例如,如果AV间期是125ms,心室后心房不应期是250ms,则心房上限频率为60000/375=160次/分。

早年,心房仅能感知,心室仅能起搏(VAT模式)。因此,无论有无心室异位搏动或心室频率是否快于窦房结频率,心房激动均要触发心室激动。随后的VDD起搏模式使心室也有感知功能,从而在自身心室率出现时可以抑制起搏器发放脉冲(图23.9)。

VDD起搏模式的适应证是有二和三度房室传导阻滞而窦房结功能正常者。

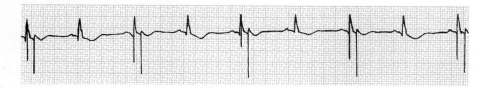

图23.7 DVI起搏模式:融合波。

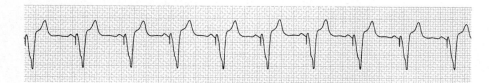

图23.8 心房同步心室起搏模式。每一个P波触发一个心室起搏。

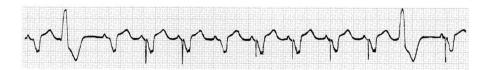

图23.9　VDD起搏模式。显示随运动量增加的变时反应(起搏频率98次/分),室早抑制心室起搏。

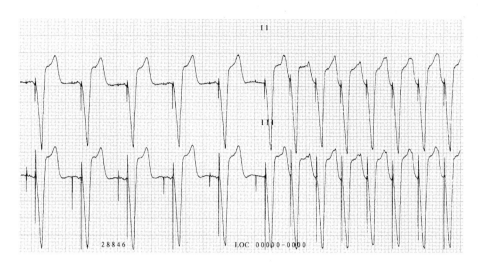

图23.10　在6个双腔起搏后出现起搏器介导心动过速。

不适用于病态窦房结综合征或存在房性心动过速的患者。

无休止性环形心动过速

　　如果心室激动能通过房室结或房室旁道逆传心房,产生的心房激动已经脱离了起搏器的心房不应期,随后触发心室激动,周而复始形成了"无休止性环形心动过速"(图23.10),也称为"起搏器介导性心动过速"。

　　室房逆传在病态窦房结综合征患者中的发生率是2/3,在完全性房室传导阻滞患者中的发生率是1/5。可以通过延长心房不应期预防无休止性环形心动过速,但这会降低上限跟踪频率。将AV间期设置为125ms,心室后心房不应期设置为300ms可以避免90%的患者发生无休止性环形心动过速。

　　许多现代起搏器能自动识别无休止性环形心动过速并终止心动过速,如延长一次心房不应期终止心动过速。

房室全能型起搏(DDD模式)

　　DDD起搏模式具有现代双腔起搏器的所有功能,心房和心室都具有起搏和感知功能,允许起搏器根据自身心律的不同,以AAI、DDI和VDD模式起搏(图23.11)。

　　如果患者出现窦性心动过缓,起搏器以心房起搏模式工作。如果房室结传导功能受损,则自身心房激动和心房刺激均可以触发心室起搏。当窦房结功能正常,则起搏器可以随着运动量的增加而房室同步收缩。起搏器可被心房和心室异位搏动抑制脉冲发放。如果有房室结逆传则可发生无休止性环形心动过速。

　　DDD起搏器的指征是二度和三度房室传导阻滞。

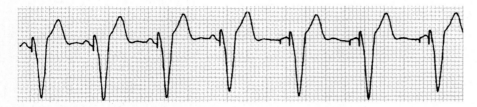

图23.11 全能型起搏模式（DDD模式）。在前4个心搏中，由窦房结发出的自身P波触发心室起搏。随后窦房结频率减慢，起搏器起搏心房和心室（在P波和QRS波前均有起搏信号）。

"生理性"起搏

生理性起搏指运动后良好的变时反应，即随着自身窦性心律的增加仍保持良好的房室同步，以及随着运动量的增加出现频率适应性起搏。

心房同步心室起搏（VDD、DDD模式）

VDD起搏和DDD起搏均可以维持房室收缩的同步性及运动后良好的变时作用。

在一项双盲研究中对完全性房室传导阻滞的患者分别采用心室70次/分频率起搏（VVI模式）和心房同步心室起搏，评价不同起搏模式对运动耐量的影响，结果显示后者可以提高运动耐量近30%。

心房同步心室起搏不但改善了运动耐量，也减少了气短、头晕和心悸等症状的发生，而固定频率心室起搏（VVI模式）使运动后正常的血压反应受损，在次极量运动时出现呼吸加快、劳累等症状。心房同步心室起搏的优越性可以长期维持。

心房同步心室起搏也有一定的局限性。首先是窦性频率应正常或接近正常；其次是在房性心动过速时心室起搏频率相应增加。

频率应答系统

一些起搏系统有独立于心房活动以外的变时反应，即随着运动量的增加脉冲发放频率相应增加（见下文）。相对于心房同步心室起搏，不要求一定是窦性心律。

就运动耐量而言，随运动而增加起搏频率比维持房室顺序起搏更加重要。这一结论可以通过在完全性房室传导阻滞患者中设置3种不同的起搏模式来测量运动耐量而得知：固定频率心室起搏、固定频率的房室顺序起搏和随着心率增加的房室顺序起搏。与固定频率心室起搏相比，后两者起搏模式同样增加运动耐量。对于没有房室同步患者和非房颤患者，单纯频率应答性心室起搏就可增加运动耐量。

一些病态窦房结综合征患者存在变时功能不良，即运动时窦性心律不能相应增加。频率应答系统可以解决这一问题。

根据起搏系统编码，具有频率应答功能的心房按需、心室按需和双腔起搏器被编码为AAIR、VVIR和DDDR起搏器。所有现代双腔起搏器均具有DDDR起搏模式。

活动感受器

体力活动产生的震动可以被起搏器内的压电晶体感受或起搏电路内的加速计感受。随着运动量的增加刺激频率也增加。通常认为加速感受器更生理，因为它通常感受的是前后方向的运动。

但这种设计理念也遭到了批评，因为有时它并不是真正生理性的。例如，上楼和下楼可产生同等程度的震动并因此增加心率程度相同，但下楼心脏做功明显较上楼要少。对非体力活动(如情感变化和生病)需要提升心率时该系统也无相应反应。此外，对于压电感受器而言，起搏器自身压力就可以造成心率的增加。但与其他感受器的作用方式不同，压电感受器的变时反应迅速而可靠，因此是目前使用最广泛的感受器。

通过外部程控一些参数来确定起搏心率的变化。这些参数包括反应时间，即起搏器从感知到感受器驱动的起搏频率增加的时间；恢复时间即运动停止后心率恢复休息状态下的时间；斜率即感受器活动量计数开始到心率增加的关系。

对QT间期的反应

虽然多年来人们观察到QT间期随着心率的增加而缩短，但直到最近才明确交感神经是决定QT间期的主要独立因素（在固定频率起搏下，QT间期仍会随着运动量的增加而缩短）。

起搏器感知系统通过传统的心室起搏电极分析出刺激信号到T波顶峰的时间间期，间期缩短就增加起搏频率。

由于这种系统是针对交感神经系统的激活，所以不仅运动可以增加心率，情感的变化所导致的交感神经兴奋也可以增加心率。

呼吸

在每分钟通气量与心率之间是一个闭环系统。传统的双极起搏电极可以感知血管内阻抗的变化，后者是测量每分钟通气量的指标，血管内阻抗的变化决定起搏脉冲的发放频率。

血液温度

骨骼肌的活动产生热量并传导到血液中，所以运动量大小与右心室血液温度有关。问题是运动开始后1~2分钟血液温度才升高，故心率对运动的反应有一定延迟。

多元传感器

双腔起搏器不但可以感知心房的活动，还可以根据运动量和QT间期来调节起搏频率。因此，房室同步性得以维持，而且在窦房结功能受损和房性心动过速时变时反应也可以维持。

一些现代的起搏器整合了两种生理传感器的功能，使得每种传感器的缺点被限制在最小，例如采用运动传感器使得反应迅速，而QT间期传感器保证了心率与工作量成比例。

自动模式转换

对于植入起搏器后出现阵发性心房颤动和其他房性心律失常的患者是一个重要的功能。当心房电极感知到心房快速的异常活动后，将起搏器的起搏模式从DDDR转化为DDIR或VVIR。这样就停止心房跟踪但对运动的变时功能仍得以维持。当房性心律失常终止后仍恢复双腔起搏模式(图23.12)。

"起搏器综合征"

休息或站立时单腔心室起搏(VVI模式)导致的房室不同步最明显。心房收缩丧失减少1/3的心排量并导致低血压、近乎晕厥或晕厥(图23.13)。其他症状包

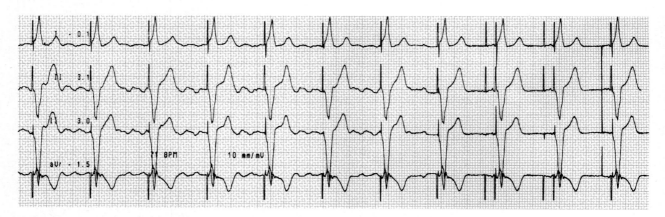

图23.12　自动模式转换。房颤时以VVIR模式起搏。房颤终止后恢复DDDR起搏模式(在P波和QRS波前均可见到起搏信号)。

括乏力、头晕和呼吸困难。

　　站立时会发生明显低血压,这种情况在心室起搏的最初几秒内更明显(图23.14),这时反射性血管收缩代偿机制尚未建立,因此VVI起搏模式对于那些主要是窦性心律,但心率经常低于起搏心率的患者尤为不适用(例如病态窦房结综合征患者和颈动脉窦过敏患者),已在对心室按需起搏模式患者进行动态血压检查中证实。心室起搏后低血压的发生率比晕厥或近乎晕厥更高。

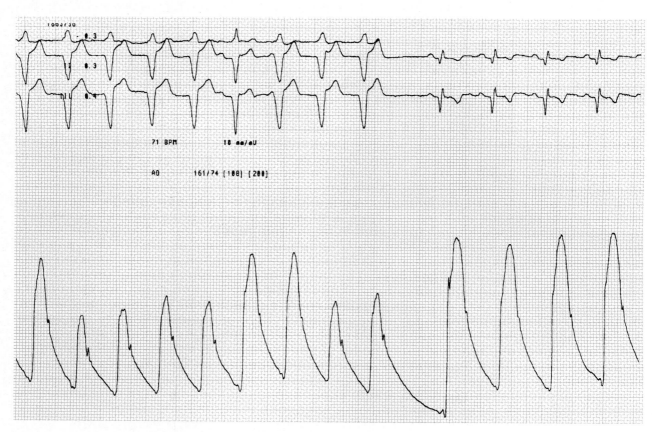

图23.13　心室起搏时(左侧部分)动脉压峰值和脉压差(测量自心输出量)小于窦性心律时(右侧部分)。心室起搏时动脉压力的变化取决于心室起搏波与P波之间的关系。

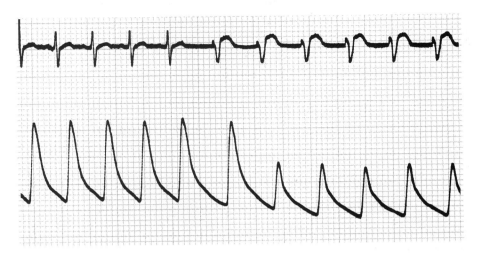

图23.14　起搏器综合征。在最初的4个窦性心律后,随着心室起搏的开始出现症状性低血压(压力曲线下降)。

　　心室起搏后的室房逆传(图23.15)导致了更严重的血流动力学紊乱;造成的心房扩张触发血管减压反射。房室顺序起搏或在房室传导无异常时,单独心房起搏可以避免这些问题。

　　起搏器综合征并非发生在每一个植入VVI起搏器的患者中,但一些临床研究表明在少数患者确实可以发生。此外,一些严重的起搏器综合征表现尚未被认识。双腔起搏可以避免起搏器综合征的发生。笔者观点认为除非是永久性房颤患者,VVI起搏一般很少使用(图23.16)。

右室心尖部起搏可导致心力衰竭

　　一些研究表明,长期右室心尖部起搏(既往右室起搏电极常规的放置部位)可能损害心功能,可以导致一些患者心力衰竭,并增加心房颤动的发生率。右室心尖部起搏导致了电学激动传导异常和类似左束支传导阻滞的心室机械收缩顺序异常。心力衰竭的发生率与心室起搏的比例有关。此外,心肌灌注显像也表明心尖部起搏可以导致心肌灌注缺损,甚至包括冠状动脉正常的患者。

　　目前普遍接受的观点是在右室流出道放置起搏电极(图23.17b)或将电极放置在室间隔部位。有证据表明右室心尖部起搏可以导致血流动力学恶化而右室流出道起搏对血流动力学有利。

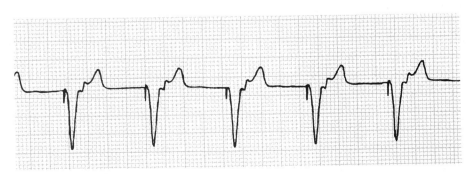

图23.15　心室起搏伴有室房逆传(Ⅲ导联)。每个心室波后都伴有一个逆行P波。

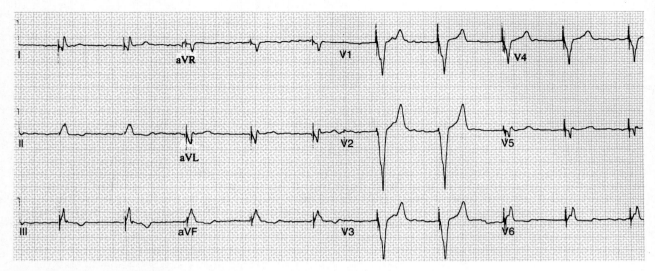

图23.16 持续性房颤患者植入VVIR起搏器。

对于右室心尖部起搏导致心力衰竭患者，可以通过升级为双心室起搏来解决这个问题。

对于植入双腔起搏器且房室传导功能间断不良患者，应进行房室间期程控鼓励自身心室激动下传，尽量减少心室起搏比例（例如将房室间期延长至250ms）。起搏器有一种复杂的计算方法来保证心室起搏比例最小化，在每一次心房事件后(起搏或感知的事件)评估房室间期；允许偶然的心房事件不能下传心室，但如果连续4个P波中有2个不能下传心室产生QRS波，则起搏器将转换为DDD起搏模式。在DDD起搏模式中，起搏器将自动回到AAI起搏模式以评估房室传导是否恢复，继续鼓励自身下传。

起搏器设备

脉冲发生器

脉冲发生器由电池和电路组成,控制起搏脉冲发放和起搏时间间期。

过去的起搏器使用过多种能量来源,包括汞锌电池、可充电的镍镉电池和核能源。现在应用最广泛的是锂碘电池。锂电池的使用寿命达4~15年,电池电量逐渐释放可以预测电池的寿命。锂电池被密封在钛合金的外壳内,重量为35~50g,通常脉冲发生器的最大直径不超过50mm,厚度小于6mm。

起搏器电极

脉冲发生器产生的刺激要通过电极导线传导到心脏,导线由绝缘层包绕,顶端带有电极,头端固定在心肌中。

实际上所有的电极都是经静脉途径植入。现代电极包括多层螺旋卷曲的线圈,由硅酮橡胶和聚氨酯材料构成的绝缘层包绕,不致造成组织排异反应或血栓形成。电极的头端是阴极,由铂铱合金、耐腐蚀合金或玻璃碳等惰性材料构成。为了发放有效刺激,电极必须被安全紧密地固定在心内膜。如果在阴极与心内膜之间出现了不可兴奋的纤维组织,起搏阈值将会增加,有可能超过起搏器的起搏电

(a)

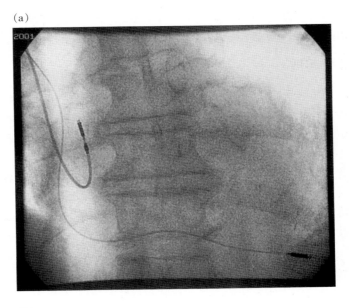

(b)

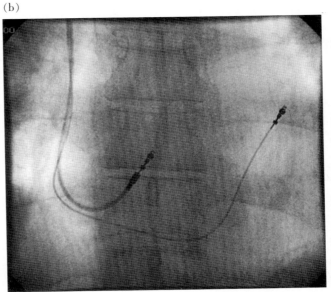

图23.17　(a)X线片显示螺旋电极位于右室心尖部和右心耳部位。(b)X线片显示螺旋电极位于右室流出道和低位房间隔部位。

压。

为了保证安全有效地固定在心内膜且刺激阈值较低，应采取一些"固定手段"。"被动电极"的头端呈叉样、翼状或鳍状可以插入肌小梁中得以固定。"主动电极"头端为可以伸缩的金属螺旋丝，可以旋进心内膜心肌(图23.17)。目前多采用头端多孔电极或碳电极，阴极表面有很多精细的微孔可以促进组织向内生长有利于固定,使得电极与心内膜之间的运动和产生的纤维组织最小。很多类型的电极均可释放地塞米松以减少组织反应降低刺激阈值。

刺激心脏的总能量与阴极的表面积有关。目前,低表面积电极被广泛采用,表面积只有6~12mm^2。

电极置于心外膜或旋入心肌组织则需要行开胸手术。现在,由于经静脉植入电极的方法方便可靠,已很少采用开胸手术,除非患者进行心脏外科手术时植入或患者存在静脉血栓或人工三尖瓣妨碍电极导线到位时。

单极与双极起搏

单极起搏电极的阳极远离心脏,是脉冲发生器的外壳。在双极起搏电极中,阳极和阴极均位于起搏的心腔内,阳极靠近阴极头端。有观点认为单极电图感知的心腔内电信号较双极电图大,但实际上双极和单极电极在感知和起搏阈值方面无差别。

双极起搏的优点是对心外电磁信号和骨骼肌的肌电信号误感知的可能性小。过去人们优先使用单极起搏的原因是双极起搏的可靠性低且电极的直径大,而单极起搏的刺激信号大易于识别。但现在双极起搏也很稳定,感知心脏事件更为可靠,所以现在人们更优先使用双极起搏。

费用

在英国,具有频率应答起搏功能的单腔和双腔起搏器,包括脉冲发生器和起搏电极的总费用分别是800磅和1500磅。

起搏器植入

植入心脏起搏器需要X线机、心电监护和心肺复苏设备。整个过程通常在局麻下进行,手术过程小于45分钟。通常要使用一些镇静药物(见第21章)。必须采用严格的无菌技术,由于单纯使用外科手套的隔离效果并不完美,还需要进行彻底的手部消毒。

锁骨下途径

这个植入途径被广泛采用。起搏器电极经锁骨下静脉途径置于心内膜下,尾端与埋藏于胸大肌上皮下囊袋内的脉冲发生器相连接。

通常采用左锁骨下静脉途径,偶尔会遇到左上腔静脉永存的患者,其静脉回流入冠状静脉窦,心房和心室电极都将通过冠状静脉窦植入心脏内,导致技术上的困难(图23.18)。先天性心脏病患者中左上腔静脉永存多见,尤其是房间隔缺损的患者。如果提前知道患者有先天性心脏病,则优先选择右侧锁骨下静脉途径。

通常在锁骨中内1/3处下方2cm穿刺锁骨下静脉,并向下向外侧延伸做一大约6cm的切口。钝性分离组织制作皮下囊袋使其能足够容纳脉冲发生器。如果静脉是充盈的,穿刺锁骨下静脉很容易,头低脚高位有利于穿刺成功。如果患者呈脱水状态则静脉压明显下降会造成穿刺困难,故应避免和纠正。

穿刺针应在锁骨中内1/3的锁骨下缘进针,方向指向胸锁关节以便穿刺针能在锁骨后缘穿入锁骨下静脉。当穿刺针进入静脉时,静脉血很容易吸入针管,如果吸入不畅则提示穿刺针不在静脉内。如果吸入空气或鲜红搏动的血液则提示穿破胸膜或误入锁骨下动脉。如果患者感觉胸部"深部"疼痛,尤其是在锁骨弓体前方时,则应调整进针方向使之指向锁骨后方。

静脉穿刺成功后,通过穿刺针将顶端为J型的柔软导引钢丝送入静脉,随后放入鞘管。如果放置过程有阻力提示导丝不在静脉内。透视下观察将导丝通过上腔静脉。(如果导丝出现在胸廓中部提示导丝可能进入锁骨下动脉,导丝头端位

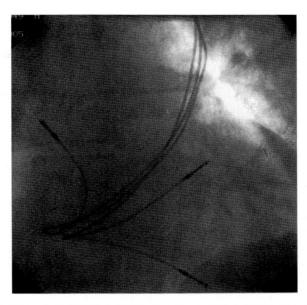

图23.18　通过永存左上腔静脉将电极置于右心耳、右室流出道和右室心尖部（双部位起搏）。

于主动脉。)撤出穿刺针,将带有血管扩张鞘的鞘管通过导引导丝送入静脉。将导引导丝和血管扩张器撤出后将起搏器电极送入鞘管内。

如果计划放入第二或第三根电极,则应该在鞘内继续放入第二和第三根导丝。撤出鞘后沿每根导丝分别置入血管扩张器和鞘管。"可撕开鞘"就是为了撤出鞘管时不受电极近端尾部的阻挡。

头静脉途径

替代锁骨下静脉途径的一个方法是在胸大肌三角沟处切开头静脉,这个途径的优点是避免了穿刺锁骨下静脉可能出现的危险,但有时头静脉不够粗大导致穿刺不成功。有时电极从头静脉进入锁骨下静脉是困难的,这时应使用亲水导引导丝,并在扩张鞘的帮助下,通过头静脉和锁骨下静脉的结合部就容易了。

心室电极定位

永久起搏电极是很柔软的,故操作它进行定位时需借助于穿过电极体部的一根细钢丝,钢丝的远端弯曲或轻轻回撤常可以帮助定位电极。

首先将电极送入右心房(图23.19),有时电极可以直接通过三尖瓣环进入右室。更多情况下,需要将电极头端抵住右心房壁形成一个弯曲才能将电极推送得更远。通过旋转电极使头端更接近三尖瓣环。轻微回撤电极可以使电极弹入心室。在通过三尖瓣环时常可诱发室性期前收缩。如果未出现室性期前收缩则电极很可能未通过三尖瓣环而进入冠状静脉窦。

电极是否进入右室可以通过其进一步进入肺动脉得到证实。一旦进入右室,可以通过一系列旋转、推进或回撤动作使得电极定位与右室心尖部或右室流出道。如果在该部位能连续起搏并且在深呼吸或咳嗽时电极头端无明显移位则表明电极位置稳定。另一种证实电极位置稳定的方法是暂时回撤电极使张力减小,再推送电极使张力增加来判断电极的稳定性。

一旦电极位置稳定且阈值测试满意(见下文),可将一短的缝合套管结扎在

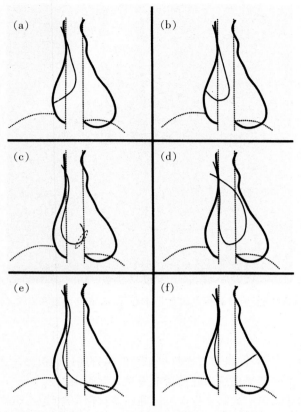

图23.19　经静脉植入电极。(a,b)在右房内形成袢环。(c)将袢环放置在近三尖瓣环部位，可见袢环椭圆形摆动。(d)导丝进入肺动脉说明已进入右室。(e)起搏电极置于右室心尖部。(f)置入冠状窦内的起搏电极形态。

电极进入静脉位置，用不可吸收缝线将电极与下方肌肉结扎。检查电极是否稳定地固定在缝合套管内很重要，否则电极可能移位。

心房电极的放置

右心耳是放置心房电极的常用部位，如果需要可以使用主动螺旋电极将电极置于房间隔或右房游离壁。

放置心房电极时，先使用直钢丝将心房电极置于靠近三尖瓣环部位，然后换用头端5cm为J型的弯钢丝将心房电极固定于右心耳，方法是从三尖瓣环缓慢回撤心房电极使其自动弹入右心耳。如果电极头端随着心房收缩而左右摆动则提示位置正确。侧位显示电极头端指向前。将电极左右旋转各45°判断电极是否固定牢固，如果头端不随旋转而转动则表示固定稳定。电极保持一定的张力很重要，吸气时电极J型角度不应超过80°。

测量起搏和感知阈值

较低的起搏和感知阈值有利于长期良好起搏。起搏阈值高提示电极并不是稳定地在可兴奋组织中。在起搏器植入初期，起搏阈值可能会高，通常从术后3周持续至术后3个月。如果起搏阈值持续升高可能超过脉冲发生器发放的电压输出。阈值测试由起搏器程控仪(PSA)来完成。

刺激阈值

刺激阈值是指能连续起搏心肌的最小电刺激信号（在心室有效和绝对不应期外由电极阴极发出）。

测量阈值时，程控仪以高于自身频率10~20次/分的频率发放脉冲，脉宽与脉冲发生器的脉宽相似(通常是0.5ms)，电压输出5V。阈值递减直到不能夺获心肌为止。如果患者无自主心率，起搏器脉冲电压要立即升高以防止心脏停搏的发生。当电压从阈下刺激逐渐递增时，起搏阈值会偏高，称为Wedensky现象（图23.20）。因此，一旦失夺获，起搏器电压输出至少要增加2V。

在脉宽0.5ms的情况下，起搏阈值小于1V是满意的；通常阈值会小于0.5V。螺旋电极在固定后即刻阈值会升高，但3~4分钟后阈值会下降。

在测试阈值时远端电极和近端电极分别与起搏器的阴极（−）和阳极（+）相连，这一点很重要。如果电极接反了，测量的起搏阈值会明显升高。起搏脉宽越宽，能量释放越多，因此刺激阈值更低。然而，这种关系并不是线性的，对于能量消耗来说，有效的脉宽是0.25~1.0ms(图23.21)。进一步增加脉宽也不能降低刺激阈值时，这时的能量输出称为基强度，两倍的基线强度称为时值。

当测量单极阈值时，远端电极与起搏器的阴极连接，近端阳极与起搏器的机壳连接，阳极的表面积应接近于机壳的表面积，否则测出的阈值偏高。

感知阈值

腔内心电图记录到的自发心电信号要足够大才能被满意感知。感知通常由程控仪测试。心室和心房的感知要分别大于4mV和2mV。信号电压的变化速率也是十分重要的，过低的变化速率可能导致无法感知。

电极阻抗

起搏器程控仪也可用来测量电极阻抗，即电极对电流的阻力。随不同电极阻抗不同，一般为400~1000Ω。

阻抗过低提示绝缘层破裂和电流外泄，阻抗过高提示电极断裂。

起搏的心室电图

起搏右室心尖部导致QRS波电轴左偏和左束支阻滞图形（图23.22）。右室流

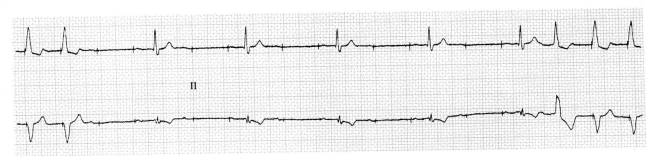

图23.20 Wedensky现象。测量刺激阈值时心室输出每次递减0.1V直到第二个心室起搏后失夺获。心室输出以每次0.1V递增，递增10次后心室起搏恢复。如果在失夺获期间不出现自身逸搏心率会出现心室停搏症状！所以一旦失夺获起搏电压应立即增高2V以上。

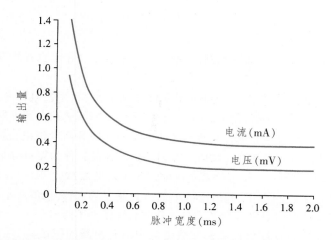

图23.21 经典强度时间曲线。在不同的脉宽下测量刺激阈值。在脉宽达到1.0ms时刺激阈值不会再进一步降低。

出道起搏可导致电轴右偏和左束支阻滞图形(图23.23)与右室流出道起源心动过速形态一致(见第12章)。通过未闭的卵圆窝造成左室起搏QRS波形态为右束支阻滞图形。

心室再同步化双室起搏的心电图表现为窄QRS波(图23.24)。

制作起搏器囊袋

制作起搏器囊袋是起搏器植入过程中挑战性最小的环节。但也有可能出现并发症,通常发生在起搏器植入后数个月内。

制作容纳起搏器的皮下囊袋通常需要钝性分离。需要有足够的局麻药浸润,即便如此在制作过程中仍有部分患者会感到几分钟的不适。囊袋要足够深使起搏器置于胸大肌表面。一个常见的错误是将囊袋制作得过于靠近锁骨,该部位缺

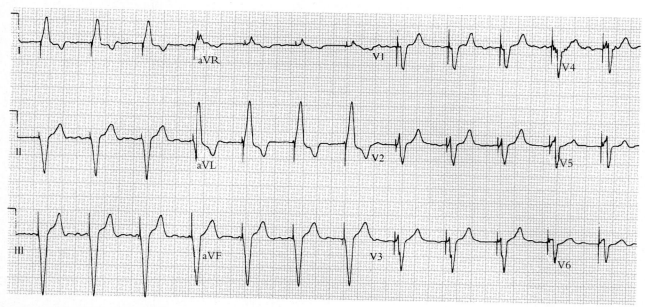

图23.22 右室心尖部起搏：电轴左偏和左束支阻滞图形。

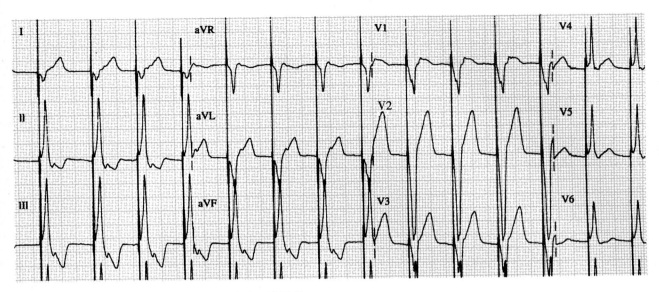

图23.23 右室流出道起搏：电轴右偏和左束支阻滞图形。

乏皮下组织,造成起搏器周围皮肤破溃。囊袋应制作得低一些,以便有足够的组织覆盖它。

如果囊袋制作过大,则脉冲发生器会发生自发或被外界故意地反复旋转,可以导致脉冲发生器发生移位或电极折断,称作"旋弄综合征"。囊袋太小、覆盖起搏器的皮肤太紧都有可能造成囊袋破裂。

对于过瘦的患者或不愿意脉冲发生器过于明显的患者,可将脉冲发生器放置在胸大肌之下。

起搏器植入的并发症

出血

皮肤青紫较常见,但有时会导致血肿,如果血肿张力过大就必须尽早进行抽吸。抽吸时不用重新打开伤口,只需要在搏动最明显处切开1~2cm即可。通过切口可以反复抽吸血块。必须用压力绷带来预防血块再形成。

少数情况下需要在抗凝状态下植入起搏器。服用华法林抗凝的房颤患者需要在手术前4天停药,手术后重新开始服用。植入人工金属瓣或因肺动脉栓塞需要终身服用抗凝药的患者及凝血功能紊乱的患者,华法林需要在术前停用2~3天,使INR值低于2.5。如果INR值过长,口服维生素K(2~3mg)可以有效地缩短INR值。尽量避免使用肝素,因其可能导致大块血肿形成。氯吡格雷和其他抗血小板药物同样有可能导致出血的并发症,但在冠状动脉支架术后1年内不太可能停用这种药物。当考虑到有可能出现出血并发症时,应在植入术后立即给予压力绷带包扎。

电极脱位

电极脱位曾经是常见的并发症,但现代电极使这种并发症在起搏器植入手

(a)

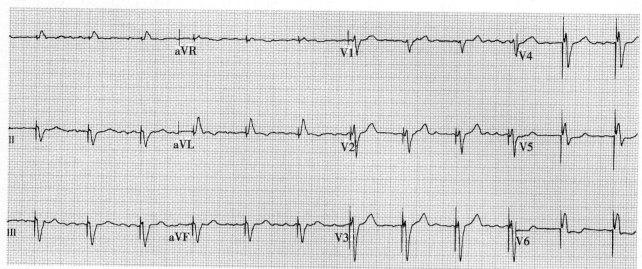

(b)

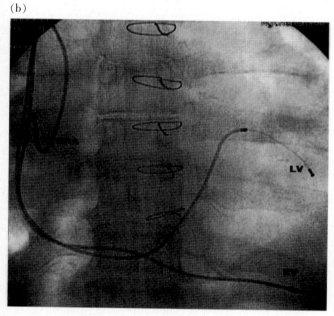

图23.24　(a)双心室起搏QRS波较单心室起搏QRS波窄。(b)双室起搏电极放置位置:X线片显示电极放置在右心耳(RAA)、右室心尖部(RV)、冠状静脉窦的侧分支内(LV)。

术中的发生率<1%。

锁骨下静脉穿刺并发症

锁骨下静脉穿刺的并发症并不常见,包括气胸、血胸、空气栓塞、臂神经丛损伤和误穿锁骨下动脉。误穿锁骨下动脉导致严重并发症少见。

感染

植入起搏器术后感染的发生率是1%~2%,通常为葡萄球菌感染。研究表明使用青霉素类抗菌药物可以有效减少这种并发症的发生。最近一项大规模临床研究表明静脉使用头孢唑啉可以降低80%的感染发生率。

除非感染很表浅,即使抗生素在最初治疗中有效,但最终起搏器还是要彻底移出体外。最理想的是将起搏电极也拔出体外,当有全身感染时更应如此。起搏器在植入后1年可以采用适度的持续牵引方法来拔出电极。显然,螺旋电极在拔出前需要旋回。然而,植入后很长时间拔出电极很困难,尤其当电极是被动鳍状电极时。使用特殊的拔出设备如"锁定钢丝"或激光鞘管常常有效,并可减少心包填塞的风险。少数情况下需要开胸治疗。如果电极不能拔出,则应把电极缩短使其不靠近感染部位。近端应用帽封闭并用缝线固定。然而仍有可能发生感染和菌血症。

经食管超声有时可发现起搏器电极上的团状物质,研究表明这些团状物质不一定是感染物质,只有在有全身感染证据时才考虑拔出电极导线。

皮肤破溃

覆盖起搏器表面的皮肤破溃是起搏器植入手术的远期并发症,但与起搏器植入时的技巧有关。诱发皮肤破溃的因素包括起搏器囊袋太紧或太表浅,患者过瘦及使用带有锐角的脉冲发生器。破溃部位皮肤往往过薄。破溃常继发感染。一旦皮肤破溃,就必须移除起搏器。

在脉冲发生器表层的皮肤如果过紧或发红是即将破溃的征兆,此时要在皮肤破溃前将脉冲发生器移除。

脉冲发生器相关并发症

肌电干扰

这个问题常发生在单极起搏系统。由肌肉产生的肌电信号被起搏器感知为自身心脏活动(图23.25)。感知事件抑制了起搏,短暂的肌电抑制起搏是无症状的,长时期抑制就有必要调整感知灵敏度、起搏模式和极性。

对肌电抑制的易感性测试可以让患者伸出手臂,两手用力对合。如果抑制持续几秒钟则有临床意义,特别是症状反复出现时。

肌肉刺激

这种现象发生在电极起搏系统并以起搏器壳作为阳极,刺激起搏器壳下的胸大肌产生,也发生在植入双室起搏器患者的左心室起搏模式时。

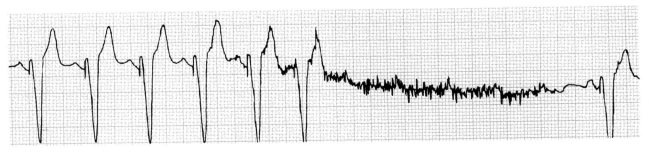

图23.25 肌电干扰抑制DDD起搏器输出。一些活动例如洗手导致患者近乎晕厥。通过降低起搏器感知可避免发生。

脉冲发生器电池耗竭

脉冲发生器电池提前耗竭偶有发生。极少情况下，起搏器功能紊乱释放频率极快的刺激信号有诱发室颤的危险，称为"起搏器失控"(图23.26)。

起搏电极相关并发症

传出阻滞

纤维组织具有不可兴奋性，如果在阴极头端的纤维组织过度增生就可能使刺激阈值增高，甚至超过起搏器输出电压。传出阻滞可以是暂时性或持续性起搏失夺获，但无电极脱位的证据(图23.27)。传出阻滞最常发生在植入后最初3周至3个月时间内，这时刺激阈值可以达到最高。有时传出阻滞是暂时的，可通过程控将起搏器电压输出增加，否则就要重新安置电极(见下文)。现代化电极具有表面积小、头端多孔和能够主动固定的特点，故很少发生这种并发症。

电极断裂和绝缘层断裂

现代电极发生折断很少见。通常发生在电极进入静脉的部位、缝线固定的部位和电极过度成角的部位。电极折断表现为间断或持续性起搏及感知不良，电极阻抗异常增高。

电极断裂可以通过X线影像确诊，但应与"假性折断"相鉴别，这种情况是缝线结扎过紧压迫绝缘层导致了内部线圈的伸展，电极的功能没有受损。

绝缘层断裂可导致漏电，刺激邻近肌肉，导致电池提前耗竭。此时电极阻抗明显下降(≤200Ω)。

在头静脉植入途径中电极折断和绝缘层断裂的发生概率要小很多。

膈神经和膈肌刺激

心房或心室电极插入较薄的心肌有时会导致膈神经或膈肌刺激。如果不能通过程控仪降低能量输出终止膈神经或膈肌刺激，就应重置电极。

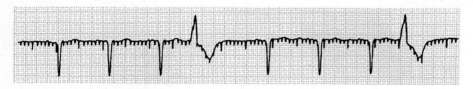

图23.26 起搏器失控。所幸这例患者的刺激信号均为阈下刺激。

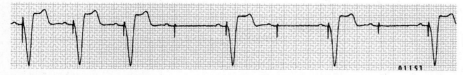

图23.27 DDD起搏模式。3个心室起搏波后，出现间歇性传出阻滞，在刺激信号后未夺获心室。

静脉血栓

临床症状明显的锁骨下静脉血栓少见,肺动脉栓塞更少见。如果发生应进行抗凝治疗。血管造影显示无症状静脉血栓并不少见,起搏器患者重新植入电极时应进行锁骨下静脉造影确诊。

起搏器程控

可程控起搏器能通过外部的程控仪更改参数, 程控仪通过发放射频信号来无创地调整起搏器参数。通过调整程控参数可以使每位起搏器患者获得适合自己的最佳起搏器功能,还可以通过程控诊断和治疗一些起搏器并发症。

有很多起搏器参数可以调整,下面列出了一些常见可调整的参数:

1. 低限频率(30~150次/分)
2. 电压输出(2.5~7.5V)
3. 脉宽(0.1~1.0ms)
4. 敏感性(0.25~8mV)
5. 起搏模式(如AAI、VVI、DDD,频率应答性起搏和自动模式转换功能)
6. 不应期(200~500ms)
7. 起搏极性(单极或双极)
8. 双腔起搏器和频率应答起搏的上限频率(100~180次/分)
9. 双腔起搏器AV间期(0~300ms)
10. 最大跟踪频率
11. 最大传感器频率
12. 滞后频率
13. 储存腔内图(单独心房、心室或二者都储存)

起搏器具有滞后功能,当发生感知事件后触发起搏间期延长。例如起搏器在自身心率低于40次/分时以70次/分或更高频率发放程序刺激,以避免过低频率造成的房室失同步。

对于很多起搏器患者来说,休息时心率应较慢,但心力衰竭发作或出现大出血的患者就不太适合。有时人们忘记在这些事件发生时可将起搏器暂时程控至较高的频率来帮助解决这些问题。

自动阈值管理

一些起搏器能够逐跳识别每一个起搏刺激是否夺获心肌除极。起搏器可以通过这个算法使起搏电压稍高于刺激阈值。如果刺激不能夺获心肌,则起搏器立即以高的电压刺激。自动阈值夺获功能能够最大程度地延长电池寿命,一旦起搏阈值增加,电压输出也相应增加保证起搏的安全性。

遥测功能

很多现代起搏器可以通过遥测获得实时和储存的腔内心电图(图23.28和图23.29)。

其他可遥测的信息包括起搏器程控参数、电极阻抗、电池阻抗和状态、起搏比例、起搏和感知的心率范围。后者对于程控频率应答性起搏保证合适的变时功能很重要。

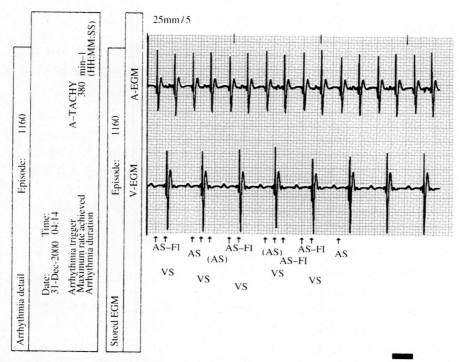

图23.28 通过遥测功能获得的实时心房和心室腔内心电图，显示一名患者发生心房颤动后出现起搏器模式转换。

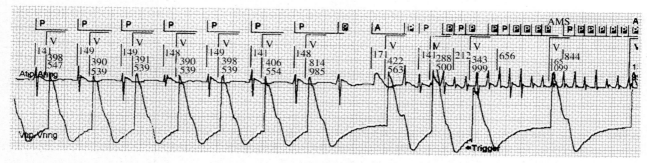

图23.29 储存的心电图可以显示心房腔内图(心房头端至心房环)和心室腔内图(心室头端至心室环)，表明在发生房颤的同时出现了自动模式转换(AMS)。

起搏器门诊

随访门诊

植入起搏器的患者应定期到门诊随访。目的是检查起搏器是否工作正常；有无起搏器并发症；观察电池状态以便在电池耗竭前更换起搏器，防止患者因电池耗竭不能起搏而出现危险；将起搏器的电压输出调整至至少2倍刺激阈值；一旦脉冲发生器或电极导线需要召回可以立即联系到患者。

起搏器厂家偶尔会报告一些起搏器出现问题。这种发生率很低，需要对那些有疑问的起搏器进行更密切的监测。有时会考虑对脉冲发生器进行更换。这时需要考虑患者是否有发生死亡的危险(尤其是感染)来决定是否更换起搏器,尤其是那些起搏器依赖的患者。

电池耗竭

脉冲发生器能将一些信息传输给程控仪(或遥测仪)。电池电压明显下降或电池内部阻抗升高是电池接近更换的信号(图23.30)。电池耗竭前有两个阶段:一个是"择期更换时间"(RRT),一个是"电池寿命结束"(EOL)。一些起搏器在电池接近EOL时自动转换为VVI起搏模式,以便最小程度地减少电池消耗。

因为患者在更换电池前可能会因各种原因延误更换时间,所以要在电池达到RRT或EOL前仔细评估电池状况以便有足够的时间进行更换。

有些起搏器提供的资料自相矛盾无法准确评估脉冲发生器更换的确切时间。这就需要起搏器门诊熟悉该中心植入的所有起搏器类型,并且能够从起搏器厂家中获得该起搏器的资料。

在更换起搏器之前,要及时地评估起搏系统和起搏依赖程度。例如患者可能已发展为永久性房颤,这时一个VVIR起搏器就能满足需要而不需DDDR起搏器。罹患左心功能不全的患者升级为双室起搏更有益。此外,有的患者可能未能从起搏治疗中获益,有的患者安装起搏器的原因是病态窦房结综合征,但现在已发展为房颤并且心室率控制满意,不再需要起搏治疗。偶尔患者电极可能有问题,如起搏阈值增高,电极阻抗过低或过高,需要决定是否在更换起搏器同时更换电极。

电磁干扰

外部的电磁干扰可能会影响起搏器导致起搏抑制或转变为固定频率起搏,改变起搏参数或损坏起搏电路。实际上,由于起搏器被很好地隔离并且使用了良好的滤波技术,出现上述问题的可能性很小,但仍需对患者进行重新评估以降低发生概率。

电子监控系统(EAS)和金属探测器

EAS和金属探测器可能抑制起搏或改变起搏参数。然而,有关这种不良事件发生的病例少有报告,也未见患者因此受伤的报道。目前对患者的建议如下:

1.通过EAS时要与监测系统保持足够的距离,检查完立即离开,不要在EAS或金属探头下停留过长时间,不要倚靠在EAS系统上。

2.要当心有时EAS系统会被隐藏或伪装在入口处,会在许多商业场所出现。

3.如果必须要使用手提式金属探测器进行检查,要告诉保安人员你有起搏器并告诉他如没有必要,不要让他将金属探测器过于靠近你的起搏器,或让他换一种检查方式。实际上,最近的大型研究表明现代手提式金属探测仪对起搏器并无影响。

经皮电刺激神经疗法(TENS)

可能抑制单极起搏,所以推荐对这些患者给予双极起搏并在进行TENS时进行心律监测。

手机

手机可能会对起搏器功能产生暂时干扰。推荐手机与起搏器的距离保持至

基本参数

	初始	当前	
模式	DDI	DDI	
基础频率	70	70	min[21]
A-V 间期	150	150	ms
心室脉冲配置	单极	单极	
V.脉宽	0.4	0.4	ms
V.脉冲振幅	3.0	3.0	V
V.感觉配置	单极尖端	单极尖端	
V.灵敏度	2.0	2.0	mV
V.不应期	250	250	mV
心房脉冲配置	单极	单极	
A.脉宽	0.4	0.4	ms
A.脉冲振幅	2.5	2.5	V
A.感觉配置	单极尖端	单极尖端	
A.灵敏度	0.50	0.50	mV
A.不应期	275	275	ms
空白期	38	38	ms
心室安全选择	已启用	已启用	
A-V 间期频率应答	未启用	未启用	
磁铁反应	关闭	关闭	

传感器参数

传感器	关闭	关闭	
最大传感器频率	140	140	min[21]
阈值	2.0	2.0	
传感器平均测量值	2.4	2.4	
斜率	8 正常	8 正常	
反应时间	快	快	
恢复时间	中等	中等	

测量数据

测量频率		62.9	min[21]
心室			
脉冲振幅		2.9	V
脉冲电流		5.3	mA
脉冲能量		5	mJ
脉冲充电		2	mC
引线阻抗		552	V
心房			
脉冲振幅		2.1	V
脉冲电流		3.9	mA
脉冲能量		3	mJ
脉冲充电		1	mC
引线阻抗		538	V
电池数据	(W.G. 8077 - nom. 1.8 Ah)		
电压		2.26	V
电流		11	mA
阻抗		21	kV

警告：已经达到选择性替代指标

图23.30 遥测起搏器参数显示起搏器各项程控指标,提示电极阻抗良好,电池电压很低,电池阻抗很高,提示数月前脉冲发生器已经发生这种变化。

少15cm,或在起搏器对侧接听电话。实际上,有一些起搏器厂家宣称他们的起搏器是"防手机干扰"的。

磁铁

将磁铁直接放置于起搏器机壳上可以激活簧片开关使其转变为固定起搏模式,起搏器一直以这种模式起搏直到磁铁移开。因此应建议患者在衣服或身边物品中不要带有磁性的物品。

随身听耳机中带有磁铁。研究表明如果耳机距离起搏器3cm以内可能会干扰起搏器,所以不能将耳机绕在颈部或置于起搏器一侧的口袋内,除此以外使用耳机不会出现安全性问题。

透热疗法

透热疗法可能会损坏起搏器,导致起搏异常甚至造成室颤。手术前应提前检查起搏器,一些起搏器在电池将要耗尽时容易受到外界干扰。如果可能,可以使用双极透热疗法。如果只能使用单极疗法,电压应尽量减小。激活电极应距离起搏器至少15cm,无关电极应放在尽可能远的位置,并使其两极与起搏系统的角度垂直。在使用透热疗法时应监测脉搏防止过程停搏的发生。手术后应立即检查起搏器功能。

放射治疗

将起搏器直接置于辐射场内可能会损坏起搏器,现代起搏器的半导体线路尤其容易受损。如果有必要,可以重新放置脉冲发生器于其他部位。应在治疗前后检查起搏功能。

磁共振显像(MRI)

关于MRI的有限的资料显示,有些起搏器会转变为固定频率起搏,而有些起搏器以极快频率起搏。其他需要注意的问题包括组织损伤、电极头端变热和起搏功能受损。建议起搏器患者不应进行MRI检查。但是现在有一些报道表明起搏器患者进行MRI检查不会造成起搏器明显故障。如果需要做MRI检查,起搏器的感知和磁频反应功能应关掉。

最近,"MRI检查安全"的起搏系统已经问世。

电焊

电焊工应佩戴不导电手套,不能在潮湿的环境下进行操作,避免高电流设置,电流不能超过400A,金属的接地钳应尽量靠近电焊头端。

神经刺激器

在起搏器和神经刺激器之间会产生严重的相互作用。如果两者必须同时使用则应将两者放在身体相反的部位,程控呈双极模式,并进行试验以保证无相互作用。同时应咨询制造商。

安全使用的设备

下列设备不影响起搏器功能:微波炉、电热毯、电动刮胡刀、金属探测器、电视遥控器、电动牙刷、助听器、电脑、针灸治疗、激光手术、牙钻、超声波洗牙器、电惊厥疗法(ECT)和诊断用X线。

其他注意事项

电转复和除颤

建议除颤电极置于距离起搏器脉冲发生器15cm以上并与起搏系统呈一定角度,则可以避免损失起搏器。除颤后应检查起搏系统工作情况。

碎石术

缓冲装置不能直接放置在起搏器上。起搏器应程控为非频率应答性VVI起搏模式。

驾驶

在英国,如果患者有窦房结疾病或房室传导问题并有心律失常或可能出现心律失常均会被取消驾驶资格。如果没有其他证据显示其没有能力驾驶,患者在植入或更换起搏器后1周就可以恢复其驾驶普通汽车或普通摩托车的资格。

如果没有证据显示其不能驾驶,一般可以在植入起搏器后6周恢复驾驶载重车辆和公共交通车辆的资格。

潜水

潜水后静压增高可能压迫起搏器外壳导致起搏器故障。很多起搏器限制水深11米。这方面应咨询起搏器厂家。

火葬

在火葬前必须取出起搏器否则会引起爆炸,导致内部结构破坏。有关人员要知道有时患者体内可能有不止一个起搏器,偶尔起搏器可能放置在非常规部位!

临时心脏起搏

通常行静脉途径给予临时起搏治疗,但在紧急状况下经皮途径是一种短期替代方法。

临时经静脉起搏操作过程简单。但并发症也很常见。这是因为操作者往往无太多经验并且是在无监督下进行的。操作前应仔细评估临时起搏的必要性。

适应证

心肌梗死

1.急性前壁心肌梗死引起的二度或三度房室传导阻滞。

2.急性下壁心肌梗死引起的二度或三度房室传导阻滞仅在合并低血压、室性心动过速或心室率低于40次/分时。

3.急性心肌梗死导致的有症状的窦性停搏或交界性心动过缓。

慢性传导系统疾病

慢性窦房结病变或房室传导系统病变近期有晕厥发生，在安装永久起搏器前需要给予临时起搏治疗。患者不常发生心动过缓在等待安装永久起搏器前不需要给予临时起搏治疗。

心动过速

起搏治疗在终止房室折返性心动过速、心房扑动和室性心动过速方面有效。对于慢–快综合征患者如果需要终止室上性心动过速，转复期间需要给予临时起搏治疗。

方法

临时起搏治疗的方法与永久起搏器类似，但不需要钢丝和可撕开鞘。电极与外接电池脉冲发生器相接。

一种可取代锁骨下静脉途径的方法是经股静脉途径。如果其邻近的股动脉搏动明显，则穿刺股静脉迅速而容易。然而，临时起搏只用于短期急救目的，因为电极的稳定性差并有形成静脉血栓的危险。股静脉在股动脉的内侧。穿刺时可以按压腹部造成静脉充盈使穿刺更容易。

起搏

当电极放置稳定时，电极的远端和近端可以分别与起搏器的阴极和阳极连接。如果电极接反，则刺激阈值会大幅度升高。

随后要测量起搏阈值，在脉宽1~2ms内起搏器阈值应小于1.0V。一些起搏器可以调整脉宽，脉宽越小起搏阈值越高，在临时起搏中不推荐缩短脉宽。有时在紧急状态下，即使起搏阈值和电极位置不满意也不得不接受。有时患者心律依赖起搏器，调整电极位置有可能发生危险。这种情况下如需调整电极位置就需要置入第2根起搏电极。

为了防止电极移位，需要将电极牢固地缝合在静脉穿刺处的皮肤上。电极阈值在最初的几天内经常升高到2~3V。有必要每天测试阈值并将起搏电压调整到至少2倍阈值。每日必须检查电池与电极的连接。虽然患者的生命依赖于起搏器与电极的连接，但接口松动仍时有发生。

起搏并发症

电极移位

电极移位将导致间歇不起搏或完全不起搏（图23.31）。电极有可能脱落到右房，造成右房而不是右室起搏。

心肌穿孔

临时起搏电极较硬，偶尔电极会穿透较薄的右室心肌，造成起搏失败、膈肌刺激、心包摩擦音和心包疼痛等。心包填塞少见。

传出阻滞

有时起搏失败并不是由于电极移位或其他原因引起。这种情况下的起搏失败归因于"传出阻滞"，是在电极和心肌连接处出现过度的组织反应造成。

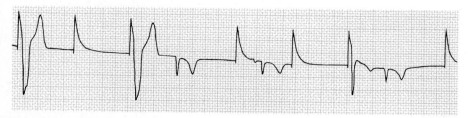

图23.31 间歇起搏失夺获（Ⅱ导联）。只有第1和第3个刺激夺获心室。

电极折断

电极连接处或电极本身折断可以导致间歇性或完全性不起搏。与传出阻滞不同的是,心电图上无起搏信号出现。

不适当的抑制起搏

外部电子仪器发出的电磁波有时可能抑制起搏器造成不起搏, 这时将起搏器转化为固定频率起搏模式可以迅速解决这一问题。

感知失败

起搏器通常设置为按需起搏器, 起搏器可以感知自发心室事件并且在无感知事件后一段时间内发放刺激信号。一些患者,尤其是心肌梗死患者,自发感知事件振幅太小以至于起搏器无法感知。这时起搏器以固定频率发放脉冲,且可能在不适当的时候发出刺激信号,有可能落在T波上。在心肌梗死患者中更容易诱发室颤(图23.3b)。

感染

感染可以发生在电极进入静脉的部位。菌血症可以导致严重感染,通常是葡萄球菌感染。如果患者存在瓣膜疾病,可能发展为心内膜炎。除非拔除起搏电极,否则感染不易控制。

一旦发生感染,要尽快拔除临时起搏电极以使感染的危险降到最低。

临时经皮起搏和经食管起搏

多年前就曾经试用经皮肤起搏, 但通常不成功并且刺激骨骼肌导致患者不适。最近, 通过使用表面积大的皮肤电极和较心内膜电极更宽的脉宽(20~40ms)使起搏成功率提高,患者不适感下降。

最新一代的经皮起搏器为按需起搏器,其输出的电流为150mA。电极一个安置在胸前,另一个安置在右背部肩胛骨上。同时刺激可以起搏心房和心室。通常在起搏时不需监测心电图,只需监测动脉搏动。

经食管起搏也需要较宽的脉宽(10ms)。心房起搏较心室起搏容易。

与经静脉起搏类似,经皮起搏和经食管起搏在长时间心脏停搏后不易成功。

（叶岚 译）

第 24 章 植入式心脏转复除颤器

植入式心脏转复除颤器(ICD)可通过发放适当治疗包括快速心室起搏刺激或直流电击自动终止室性心动过速或心室颤动。该设备也可作为起搏器工作。植入适应证包括一级和二级预防。

一级预防适用于可能由室性心动过速或心室颤动导致死亡的高危情况但这些心律失常尚未发生,比如心肌梗死或心肌病导致的左室功能下降或猝死高危的心脏情况,包括遗传性长QT综合征和肥厚型心肌病。

二级预防是针对已经历过非可逆性因素导致或发生于心肌梗死后6周内的室性心律失常而引起的心脏骤停、晕厥或休克,或者左室射血分数≤35%伴室性心动过速患者的治疗。

可能的并发症包括感染、不适当电击治疗、心理抑郁、导线或设备功能失常。

植入式心脏转复除颤器(ICD)是一种可自动识别并通过发放适当的电治疗自动终止室性心动过速或心室颤动的设备。

这些治疗包括:

1.短阵、快速心室起搏刺激终止室性心动过速(图12.7和图24.6)。

2.低能量(0.5~10J)直流电击终止室性心动过速,比如心脏复律(图24.1)。

3.高能量(10~35J)直流电击终止室性心动过速或心室颤动(图24.2)。

此外,该设备可作为起搏器工作预防心动过缓并提供运动时变时反应。

首台除颤器于1980年成功植入。早期的设备体积大,需要植入于腹直肌鞘内,并需要心外膜电极。

目前的设备比一般起搏器大一些,植入在皮下胸大肌上(较瘦患者可植入在胸部肌肉以下)。通过经头静脉或锁骨下静脉植入的右室电极发放治疗。和起搏导线一样,其尖端具备一个起搏和感知电极。尖端近端是一个线圈作为阴极,所以直流电可通过其与机壳(阳极)之间释放。双线圈导线具有另外一个位于更近端数厘米内的线圈,此线圈位于上腔静脉内。其与机壳同时作为阳极。理论上讲,双线圈导线可降低转复所需能量,但多数研究显示双线圈导线较单线圈导线并无明显优势。

对于不伴持续性房颤的患者,常使用双腔系统。对于心动过缓治疗,双腔设

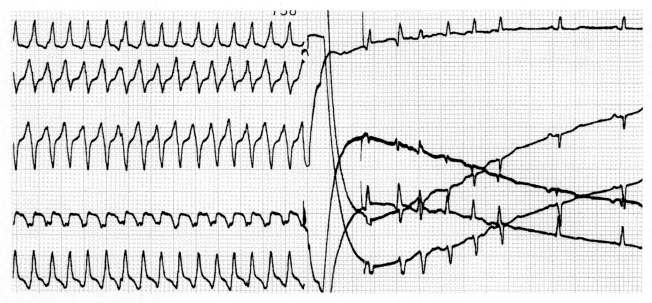

图24.1 经静脉转复室性心动过速。

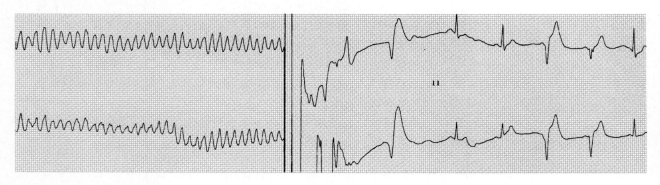

图24.2 ICD终止心室颤动。

备具备如同双腔起搏器一样的优点。此外,心房感知可提供较好的鉴别室上性或室性心律失常的功能。

除颤器植入

经静脉系统植入手术类似于起搏器植入术,常规在局麻下进行。并发症风险与起搏器植入相同,其中感染和血肿最常见,并且在ICD脉冲发生器更换时也并不少见。

除颤阈值

临床上常规通过测量除颤阈值(DFT)确保设备可终止心室颤动,静脉麻醉后,通过植入的设备发放与T波同步的直流电击(图24.3)或快速交流电(50或60Hz)刺激,或短阵及快速心室刺激诱发心室颤动。保证有效除颤能量低于设备最大输出能量(35J)至少10J以上。一般来说,初始能量输出应设置在18J。如果首

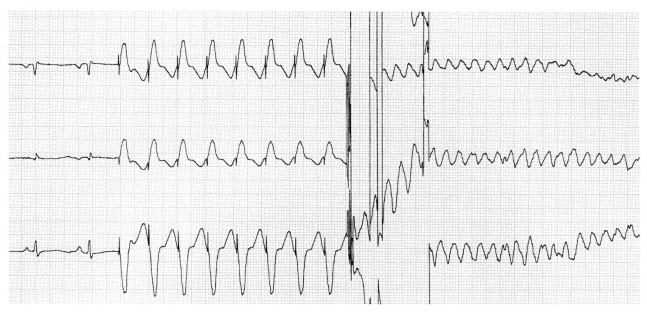

图24.3　在第8个起搏波T波上发放低能量直流电击诱发心室颤动。

次电击失败,设备的程控应是输出24J电击;如果第二次电击失败,必须立即施行体外电除颤。有时心室颤动会在设备充电过程中自动终止。如果遇到高除颤阈值,有时可通过程控调整除颤电极极性使远端线圈作为阳极可能降低除颤阈值;如无效则需要重置导线。

然而,现代除颤设备的DFT基本上总是令人满意的,并且研究显示DFT不是远期生存的预测因素。此外,DFT测量存在风险。如果并存心房颤动,除颤可能转复窦性心律并导致左心房血栓脱落。偶尔可能会需要长时间复苏,且很少情况下可能发生复苏不成功。关于是否常规进行DFT测试的争论在一级预防的患者中更加明显(见下文),我们必须权衡DFT测试的风险与心室颤动自发发生的风险,因为某些患者可能永远不会自发心室颤动。目前许多中心并不常规测量DFT。然而,我们应对肥厚型心肌病患者进行DFT测试,因为这些患者常出现高除颤阈值。

皮下ICD

近期,一种可避免静脉途径困难和经静脉导线相关并发症的完全皮下ICD系统已开始应用。其组成包括一根包含电击线圈和感知电极的导线,平行于胸骨左缘置于皮下;脉冲发生器植入左腋前线区域皮下。该系统适用于有猝死风险但无心脏起搏适应证的患者。

ICD植入适应证

植入适应证分一级预防和二级预防两种。一级预防用于那些存在室性心动过速或心室颤动致死高风险但尚未发生过此类心律失常的患者。二级预防用于治疗已经出现过室性心动过速或心室颤动的患者。

英国指南

二级预防

如果心律失常不是由急性心肌梗死引起且无可纠正因素，有下列表现的患者应该考虑植入式除颤器：

(1) 心室颤动或室性心动过速导致心脏性猝死的幸存者；

(2) 自发持续性室性心动过速引起晕厥或显著血流动力学障碍；

(3) 左室射血分数<35%但心功能在 NYHA Ⅲ级及以内的患者，持续性室性心动过速不伴晕厥或心脏骤停。

多项大型临床试验显示，与抗心律失常药物相比ICD可降低上述患者的死亡率。总体来说，这些研究显示心源性死亡大约减少50%，全因死亡大约减少24%。一项超过3年的调查发现每植入4~5台除颤器可挽救一个生命。

一级预防

下列患者应该考虑植入除颤器：

(1)既往心肌梗死(4周以上)伴有心功能不超过NYHA Ⅲ级，并存下列条件：

  (i)动态心电图显示非持续性室性心动过速；

  (ii)电生理检查可诱发室性心动过速；

  (iii)左室射血分数<35%。

  或者：

  左室射血分数<30%且QRS时间≥120 ms。

这些推荐是基于既往研究显示与抗心律失常药物（主要是胺碘酮）治疗相比，ICD可以降低上述患者死亡率。

(2)猝死高危的心脏情况，包括：

  (i)长QT综合征；

  (ii)肥厚型心肌病；

  (iii)Brugada综合征；

  (iv)致心律失常性右室心肌病；

  (V)先天性心脏病外科修复术后。

(i)~(iv)项高危情况的适应证已在第12和13章讨论。法洛四联症外科修复术后，QRS时间延长和心室功能障碍是猝死的预测因素。

与英国指南相关的一级预防的其他适应证

三项近期研究显示冠心病或心肌病导致的左心室功能低下（射血分数<35%）且NYHA Ⅱ或Ⅲ级的患者，即使不存在非持续性室性心动过速或心室刺激电生理检查阳性反应，ICD植入可改善预后。

这些研究显示，这些心室功能障碍患者植入ICD后可平均延长寿命2~6年，且成本效益比较好。这些研究明确显示抗心律失常治疗，主要指胺碘酮，虽然可能减少室性心律失常发生，但并不改善预后。

近期心肌梗死

上述研究不包括近期发生心肌梗死的患者。一项研究包括了心肌梗死后早期伴射血分数<35%及室性心律失常高危的患者，结果显示急性心肌梗死后6周内植入ICD不能改善预后。

ACC/AHA指南

主要指南（Ⅰ类推荐）包括：

下列患者需要（Ⅰ类适应证）ICD治疗：
(1)心室颤动或血流动力学不稳定的持续性室性心动过速导致心脏骤停的幸存者，评估事件原因并排除完全可逆性因素后；
(2)结构性心脏病伴自发持续性室性心动过速，无论血流动力学稳定与否；
(3)不明原因晕厥，电生理检查诱发具有血流动力学意义的持续性室性心动过速或心室颤动；
(4)心肌梗死后至少40天左室射血分数≤35%，且NYHA心功能Ⅱ或Ⅲ级；
(5)非缺血性扩张型心肌病，左室射血分数≤35%，且NYHA心功能Ⅱ或Ⅲ级；
(6)心肌梗死后至少40天左室功能障碍，左室射血分数≤30%，NYHA心功能Ⅰ级；
(7)心肌梗死后非持续性室性心动过速，左室射血分数≤40%，电生理检查可诱发心室颤动或持续性室性心动过速。

关于除颤器植入作为一级预防的保守考虑

在将临床试验的结论应用于每个患者前，除了显著获益外，必须与患者讨论除颤器植入的不利方面。

不利方面包括ICD植入的急性和长期并发症、不适当发放电击的可能性、可能的心理影响以及驾驶汽车的限制（见下文）。

患者需要理解尽管临床试验显示ICD植入后显著改善预后，但仅有约1/11患者在植入后3年内会接受ICD的挽救生命治疗。近期一篇综述显示，8年随访期内发现每挽救1例患者需要治疗的病例数为8例。

随着年龄增加，患者对非心脏性疾病（如卒中和肿瘤）的易患性逐渐增高，这可导致患者死亡率增加。因此，心室功能差的老年患者在预期寿命方面的获益可能会更少。近期研究显示具有3个或以上因素的患者，比如年龄>70岁，NYHA心功能>Ⅱ级，血尿素>26 mg/dl，QRS时间>120 ms以及心房颤动，似乎不能从ICD一级预防治疗中获益。

除颤器功能

记录心律失常

设备发放治疗之前和之后即刻的心房内和心室内ECG可被记录和保存。因此就有可能确保适当的治疗被启动并且设备没有对室上性心动过速发生反应（图24.4和图24.5）。设备可以存储数据记录心律失常发作次数，以及发放治疗的数目及治疗成功与否。

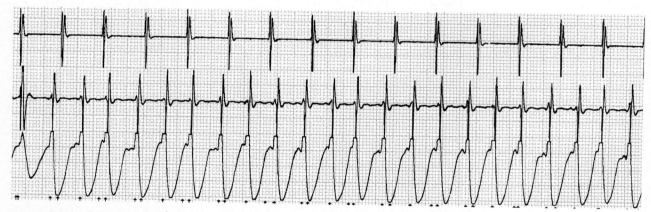

图24.4　心房内电图（第1行）显示心动过速时心房率慢于心室率（第2和第3行），提示室性起源。

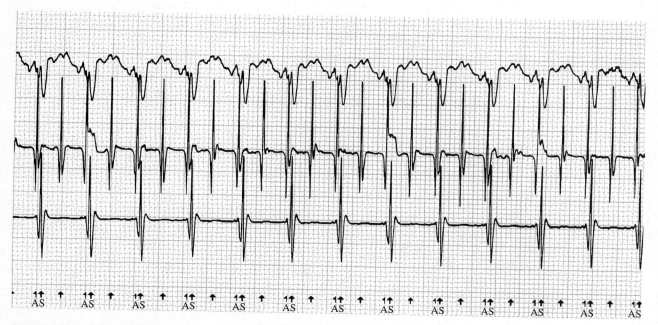

图24.5　心动过速时记录的心房内电图（第2行）和心室内电图（第3行）显示心房率大于心室率，提示房性心律失常。

分级治疗

室性心动过速经常可被"抗心动过速起搏"终止,如6~12个快速心室刺激,而心室颤动只能被高能量电击终止。抗心动过速起搏终止室性心动过速的优势在于该治疗无痛且节省电池能量。然而,抗心动过速起搏并非经常有效,且有时可能使心动过速加速,最后必须发放电击终止心动过速。

室性心动过速和心室颤动的识别首先基于右室导线感知到事件的频率和持续时间。其他标准,比如频率稳定性、心动过速突发起始以及感知到的心房和心室活动的关系,可以用来帮助鉴别室上性和室性心动过速。

我们通过心动过速频率标准将心律失常分为3个区。

慢室速区

频率在130~170次/分的室性心动过速称为"慢室速"。抗心动过速起搏常常有效(图24.6)。

我们可以使用"burst"和"ramp"两种起搏模式。前者刺激间期恒定,而后者刺激间期以8~10ms递减。对于大多数患者,burst和ramp两种模式实际上同样有效。开始起搏常以心动过速周长的84%为起搏周期连续发放6个刺激脉冲。如果无效,设备将会发放更强烈的治疗,比如更短周期(78%~84%心动过速周长)多达12个起搏脉冲。

我们一般将设备程控为在进行心脏复律前尝试多次抗心动过速起搏以终止心动过速。尽管低能量电击(5~10J)有效,但其与高能量电击一样会使患者感到疼痛,因此当需要电击时多将设备程控为发放一次高能量电击(35J)。

我们应确保检测心动过速的下限频率不与患者运动时可能达到的窦性心律频率重叠,否则设备将会出现不适当放电。

快室速区

"快室速"定义为频率170~200次/分的室性心动过速。快速起搏治疗可能终止心动过速,但是由于这种频率很快的心动过速常导致患者血流动力学不稳定,经常没有时间允许我们采用快速起搏终止心动过速,我们一般将设备发放抗心动过速起搏的次数程控为最多4次。如果快速起搏治疗失败设备将立即发放电击

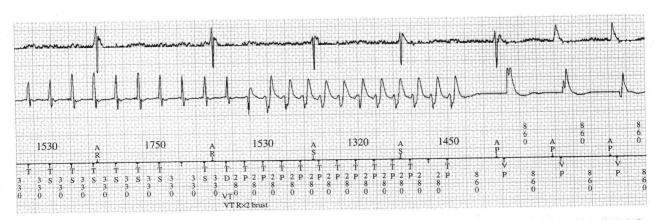

图24.6 第2行心电图显示周长为330ms的室性心动过速被一串周长为280ms的心室刺激终止。第1行心电图显示心动过速发作时独立的心房活动。

治疗(图24.7)。

室颤区

心动过速频率超过200次/分将被归为心室颤动。心室颤动时的心内电图为低振幅。为避免心室颤动被漏感知,仅需一部分感知电图符合以上频率标准即认为是心室颤动,如18/24符合(最近研究显示该比例增加至30/40可减少不适当放电的发生)。在大约7~9s后设备将发放高能量电击(35J)(图24.8和图24.9)。如再次感知心室颤动,设备将再次发放电击。

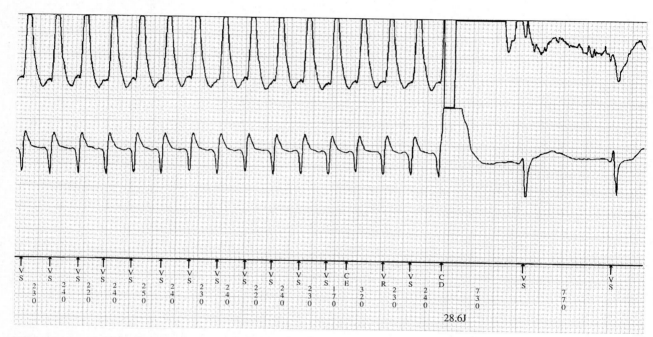

图24.7　28.6J电击终止室性心动过速(快室速区)前后的心室电图记录。

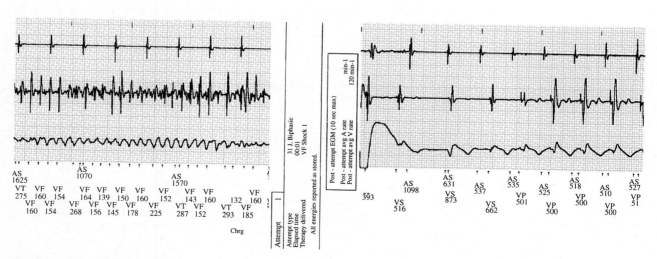

图24.8　心室颤动被感知,心房通道(第1行)记录到正常心房频率。设备发放31J电击终止心室颤动,继之设备起搏心室预防心动过缓。

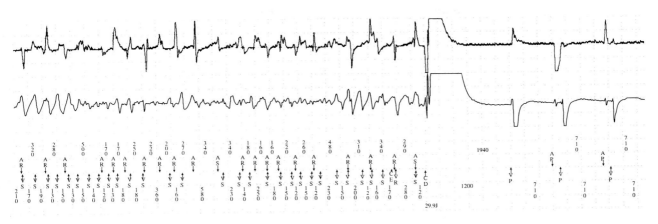

图24.9　设备发放29J电击终止心室颤动(第2行),心房颤动亦被意外转复(第1行)。

即使对于非常快的室性心动过速抗心动过速起搏仍可能有效。如果在室颤区,每两次搏动周长都大于240 ms,将诊断为室性心动过速,而非心室颤动。报道显示以心动过速周长的88%为周长的单串"burst"刺激(8次起搏脉冲发放)可终止80%患者的心律失常,因此可避免直流电击治疗。其实这种治疗方案并不浪费时间,因为我们可在设备充电的同时给予起搏治疗。

起搏模式

起搏模式的选择与植入起搏器相同(见第23章)。和起搏器一样,应该避免不必要的心室起搏以预防右室心尖起搏导致的心力衰竭。如果可能,应该采用DDIR模式起搏并延长AV延迟。

除颤门诊

植入ICD的患者一般每3~6个月随访一次,随访内容包括检测设备功能和电池状态(电池电压及电容充电时间)。5~8年后患者需要更换设备。

最近开发的ICD远程监测功能帮助我们在患者家中监测ICD导线和电池功能及患者心律,从而减少患者门诊复查次数。

可听到的报警信号

如果导线阻抗异常(提示导线断裂或其绝缘层破裂)或存在电池功能异常,多数设备可程控发放可被听到的报警信号。听到这种报警后,患者应联系其定期就诊的心脏中心。此外,一些ICD制造商的设备还可提供周期性震动。

局限性

我们还应了解植入性除颤器的一些局限性。

对清醒患者的发放直流电击经常导致突然的、明显的胸部不适,并可能引起患者一定程度的抑郁。患者描述其感受像"胸部被击打"或"一阵痉挛使整个身体跳起来"。因此该设备显然不适合频繁发作或无休止性心律失常。

ICD常被视为抗心律失常药物的替代治疗。然而,因心室颤动而导致几乎完全意识丧失,然后再被除颤并不是患者愉快的经历。理想的情况是,ICD应该作为"备用"设备。通常需要抗心律失常药物使室性心律失常发作频率减到最小(见下文)。近期研究已显示,患者无论什么原因接受适当或不适当的电击都提示预后不良。

不适当放电,经常是多次,可能发生于房颤或其他室上性心动过速时对快速心室率的反应或导线功能异常。近期一项研究显示15%患者接受过ICD不适当治疗。

许多患者会因为ICD潜在的挽救生命能力而从心理上获得安慰,但另一些患者的心理状态则因为对ICD的需要或依赖而受到不利影响。受到过不适当电击或频繁电击的患者经常出现对进一步电击的恐惧,并且心理上受到影响。

少数患者会发生设备或导线功能障碍,且其发生率高于起搏器患者。

植入除颤器患者的药物治疗

预后

有一些药物已经被证实可以改善心室功能障碍患者的预后。不论是否已植入ICD,除非患者存在禁忌,这些药物都需要应用β-受体阻滞剂、血管紧张素转换酶抑制剂、依普利酮、他汀类药物。

减少心律失常

胺碘酮、β-受体阻滞剂或索他洛尔经常用来减少可致放电的室性心律失常的发生频率或用来预防室上性心律失常。

这些药物如果不能有效预防室性心动过速,则可能延长心动过速周长进而增加抗心动过速起搏成功的机会。然而,抗心律失常药物,尤其是胺碘酮,偶尔可能减慢心动过速频率导致其低于设备的识别频率而使抗心动过速起搏不能发放(图24.10)。

房性心律失常

心房颤动(或少见情况下心房扑动和房性心动过速)所引起的快速心室反应有时可导致ICD不适当电击(图24.11)。因此,应使用房室结阻断药物来控制患者的心室率。有时这些药物无效则需要进行房室结导管消融。

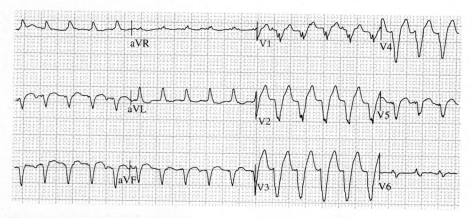

图24.10 有症状但相对频率缓慢的室性心动过速(130次/分)未能达到ICD启动抗心动过速起搏程序的识别标准。

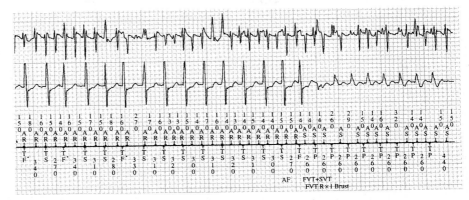

图24.11　心房内(上)和心室内(下)电图显示心房颤动。心内电图底部的注释显示快速心室率导致设备误认为室性心动过速(TS)进而启动无效的抗心动过速起搏(TP)。

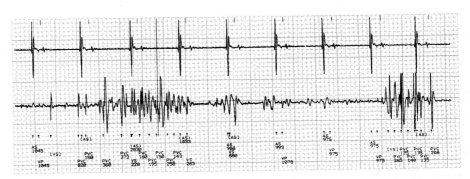

图24.12　导线部分破裂对心室内电图(第2行)形成噪声电干扰,导致误诊为室性心动过速或心室颤动。

除颤阈值

我们应注意应用胺碘酮可升高除颤阈值,如果除颤阈值已经很高时再进一步升高可能会导致设备无效。有报道显示索他洛尔可以降低除颤阈值。其他升高除颤阈值的药物包括利诺卡因、美西律、氟卡尼。

心律失常电风暴

少数患者出现室性心律失常频繁发作并反复需要电除颤。可能的原因包括低钾血症、心室功能恶化、心肌缺血和致心律失常药物。显然,如果可能应尽量处理这些诱发因素。静脉胺碘酮、β-受体阻滞剂或美西律可能有效。最近报道显示雷诺嗪对心律失常电风暴有效。

另一种出现频繁电击发放的情况并非严格意义上的心律失常电风暴,可能由室上性心律失常、甲状腺功能亢进(胺碘酮治疗可能导致的后果)引起的窦性心动过速或导线功能异常引起(图24.12)。

使电击发放最少化

电击发放不当会给患者带来不适,还会对其产生心理影响,增加电池消耗,并可能使患者长达2年内不允许驾车。因此需采取手段避免患者受到不适当或者不必要的电击。

不适当电击的最常见原因是心房颤动的快速心室反应。如果患者处在心房颤动状态，可以应用房室结阻断治疗（β-受体阻滞剂或地尔硫䓬）。必要时应该进行房室结消融。

某些情况下，如Brugada或长QT综合征，需要抗心动过速起搏的单形性室性心动过速发生可能性不大。因此可以将设备程控为不提供抗心动过速起搏，而仅发放心室颤动区的治疗。

缺血性心肌损伤或心肌病的患者，应该注意不能在慢室速区发放治疗，因为这可能使心动过速加速进而导致电击发放，然而相对较慢的室性心动过速往往耐受性良好且可能会自行终止。如果在该区内程控发放治疗，则需要在启动治疗前给予足够长的识别时间，因为心律失常可能会自行终止。

有时候T波振幅足够高大，或者是长QT综合征相对较晚的T波可被ICD识别为另一个单独的心室波，产生"双记数"而导致不恰当的心动过速诊断。降低心室感知敏感度和延长心室空白期应该可避免此类问题。

其他不适当放电的可能原因包括ICD螺丝钉松动或导线部分断裂。

ICD更换

ICD发生器的电池寿命大约5~8年。设备到期后，如果患者总体状况没有明显变化，更换脉冲发生器是必须的，特别是发放过挽救生命的治疗的ICD。

然而，某些患者可能会出现一些其他临床情况，如痴呆、肿瘤、肾脏和心脏衰竭，可以显著影响患者的生活质量和寿命。此外，某些接受ICD植入作为一级预防的老年患者，尚未发生ICD适当治疗，却发生了一项或以上的ICD并发症，比如感染或不适当电击。这些情况下，患者可能选择不更换ICD。因此当ICD电池接近耗竭时应评估患者的整体情况，并对更换ICD的获益进行讨论。

关闭设备

偶然情况下，如ICD发放不适当电击或患者临终不必进一步复苏时，关闭ICD是必要的。设备可被外部程控仪关闭。如果没有程控仪，将一块磁铁放置并固定到脉冲发生器上方可将设备关闭，设备将停止发放电击或抗心动过速起搏，但仍保持其起搏功能。

下面是英国心律失常联盟和英国心脏基金会关于临近生命终点的ICD患者的推荐：

● 针对临终患者的卫生专业工作者需要意识到接受过ICD植入的患者正在增加，尤其是接受心力衰竭治疗的患者。

● 卫生专业工作者有责任确保ICD功能优化使患者获益最大化，尤其对接近死亡的患者。

● 与患者及其家属开放、及时的交流对确保其期望的实现及对医疗、护理团队观点的认同非常重要。

● 医疗团队、护理团队和心脏科医生需密切合作以保证及时的设备管理。心脏电生理医生和ICD/心律失常专业护士的联系十分必要。

设备费用

英国ICD植入费用约16 000英镑。

注意事项

ICD与起搏器同样会受到电磁干扰,见第23章。

患者不能佩戴带有磁铁的衣物和首饰。植入或取出时ICD应该关闭,否则术者可能会遭到电击。像起搏器一样,ICD必须在火葬之前取出。取出前关闭ICD非常重要。

应使人们了解不会因接触正被放电治疗的患者而受到伤害。

外科手术时如果使用电刀,应暂时用程控仪或放置磁铁关闭ICD的抗心动过速起搏和电击功能。

驾驶

驾驶汽车时ICD放电至少会造成注意力分散并可能导致患者暂时性活动能力丧失。ICD可能在挽救驾驶员生命的同时对其他人造成生命危险。此外,设备可能会对不导致血流动力学不稳定的室性心律失常发放治疗,或对室上性心动过速不适当放电,或由于导线断裂等机械原因不适当放电。

不同国家驾驶员驾驶执照的申请程序不尽相同。英国的规定近期已更新,可从www.dft.gov.uk/dvla/medical/ataglance.aspx下载,欧洲指南可在http://europace.oxfordjournals.org/content/11/8/1097.full.pdf找到。下表总结了英国和欧洲的指南。

普通 ICD 事件后患者不能驾驶的时间:英国指南(括号内标出欧洲指南的对应时间)

ICD植入作为二级预防:6/12(3/12)

ICD植入作为一级预防:1/12(4/52)

造成患者能力丧失的电击治疗或抗心动过速起搏(ATP),且无法预防复发的:2年(3/12)

造成患者能力丧失的电击治疗或ATP,已采取措施预防复发的:6/12(3/12)

造成患者能力丧失的不适当电击治疗或ATP,采取适当措施后:1/12(0/52)

不造成患者能力丧失的电击治疗或ATP:1/12(3/12)

ICD发生器更换:1/52(1/52)

导线重置:1/12(4/52)

职业驾驶员:永久停职(永久停职)

(刘恩照　译)

第 **25** 章 **导管消融**

射频导管消融是室上性心动过速和某些室性心动过速的一线治疗手段。

房室结折返性心动过速的室房传导时间很短，在冠状窦口附近释放射频能量可消融房室结慢径。旁道是产生预激综合征的原因，我们可通过在窦性心律下标测最早的心室激动或折返性心动过速时标测最早心房激动而进行旁道定位。肺静脉隔离技术对阵发性心房颤动有效。心房扑动可通过消融右心房折返环峡部进行治疗，峡部位于三尖瓣环和下腔静脉之间。房室结消融对不能控制的房性心律失常有效，随后必须植入起搏器。

分支性和右室流出道室性心动过速可被射频消融治愈。

射频导管消融已经改变了许多心脏节律紊乱（尤其是室上性起源者）的治疗方式。对许多普通心律失常来说不仅是一种治疗选择，更是一线治疗手段，为患者提供了治愈机会，且避免了抗心律失常药物的使用。其治疗成功率一般在90%以上，且风险极低。本章的目的是简要描述导管消融的某些主要应用，帮助推荐患者进行导管消融的医生了解该技术以及如何标测消融靶点。

手术

消融手术一般在局麻及静脉镇静下进行。经皮穿刺股静脉或股动脉送入多极导管记录不同位置的心内电图可分析正常和不正常节律下的心脏激动顺序。电极也可以用来进行起搏刺激以诱发或终止心动过速。

标测正常节律、起搏节律或心动过速下的激动顺序，可定位折返环或心律失常病灶。射频能量，实际是一种高频交流电，通过特殊的导管电极释放。该电极具有可控弯曲的末端，使导管顶端能精确定位于靶点。射频能量释放时间为30~120s。导管尖端与心内膜接触使局部心肌被加热到50℃~70℃从而产生凝固性坏死。周围心肌不会受损。如射频能量通过生理盐水灌注的电极导管释放则会产生更大、更深的损伤，且不易在导管顶端产生结痂。此类导管在某些困难病例和心房扑动消融时非常有用。

冷冻消融技术可以作为一种备选手段。

正常窦性心律

图25.1显示了窦性心律下的心电图及心内电图。记录纸速为100mm/s。6个体表ECG导联下方是3个心内位点的记录：高位右心房、三尖瓣和冠状窦。

高位右心房电图

在高位右心房邻近窦房结部位放置电极，记录每个心动周期的最早心房激动。其与体表心电图上P波起始同时发生。

希氏束电图

希氏束电图由放置在横跨三尖瓣上的一根电极记录。表现为3个波：

- A波是邻近低位右心房的激动。
- H波代表希氏束的激动。A波和H波之间的间期表示房室结的传导时间。
- V波表示心室电图。与体表心电图上QRS波对应。HV间期表示从房室结到心室肌经希氏束和束支的传导时间。正常范围是35~55ms。一般来说，如图25.1所示，这些电位由横跨三尖瓣的多极导管上的两对电极记录，因而近端和远端希氏束电图都可被记录到。

图25.2显示一例双分支阻滞患者显著延长的HV间期。

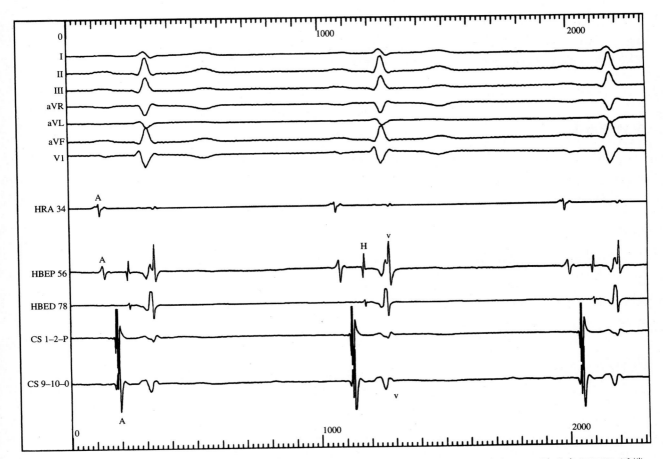

图25.1　窦性心律下心电图及心内电图。6个体表心电图导联及3个心内电图，即高位右心房（HRA）、希氏束（HBEP=近端，HBED=远端）、冠状窦（CS P=近端，CS D=远端）。A、H和V分别指心房、希氏束和心室电图。

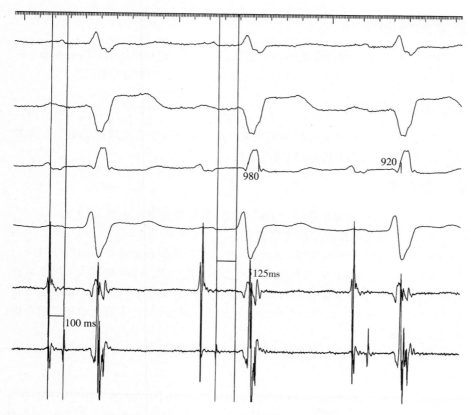

图25.2 一例双分支阻滞伴PR间期延长患者的体表导联 Ⅰ、Ⅱ、V1、V6心电图及希氏束电图（底部）。AH间期（100 ms）正常，但HV间期（125 ms）显著延长。

冠状窦电图

　　冠状窦走行于左心房和左心室之间的房室沟内。左心房和左心室的激动可被同时记录到。

　　图25.1中，左心房电图很大，其后是左心室激动产生的较小的电位。

标测

　　图25.1提供了激动波传导路径怎样被"标测"的简单实例。正常窦性心律时，显示心房激动如何在高位右心房产生（邻近窦房结），传导至低位右心房，接近房室结，进而到达冠状窦电极记录的左心房。心房激动后，希氏束和心室激动顺序发生。

预激综合征

　　标测窦性心律时最早的心室激动位点可以定位旁道，该位点即为旁道与心室肌连接的位点。此部位的心内电图提前于体表心电图上的δ波（图25.3）。有时可能会记录到旁道电位（图25.4）。

　　图25.5显示射频能量消融旁道时体表心电图和射频消融靶点心内电图的变化。

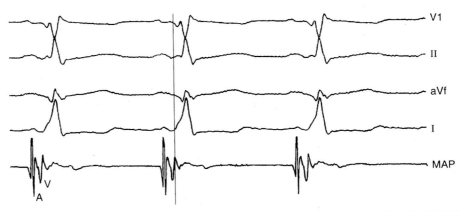

图25.3 预激综合征。垂直线显示体表ECG上delta波起始。标测电极顶端位于成功消融靶点。标测电极上可见到A波与V波。V波提前于体表δ波25 ms。

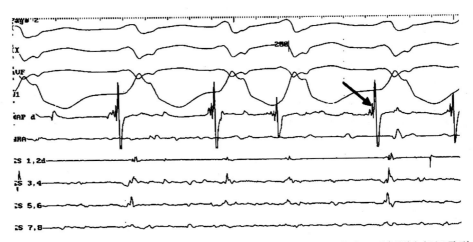

图25.4 心房颤动合并预激综合征。体表导联Ⅰ、Ⅱ、AVF和V1。箭头显示标测电极记录到的旁道电位,该电位领先于体表ECG上δ波。

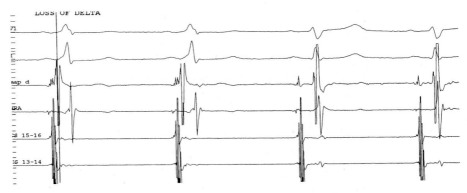

图25.5 预激综合征。标测电极记录电图位于两道体表心电图下方。垂直线显示消融前标测电极记录的心室激动提前于体表心电图上δ波的起始。前两次心搏之后射频能量发放阻断旁道传导。消融后,δ波消失且标测电图上心室激动位于体表心电图上QRS起始之后。

消融左侧旁道可通过经股动脉途径将导管送入左室或经股静脉行房间隔穿刺将导管尖端跨过二尖瓣环进行。消融右侧游离壁旁道可通过经股静脉将导管送至三尖瓣环进行。后间隔和前间隔旁道的消融也是通过右心室导管进行。后间隔旁道位于冠状窦口附近。前间隔旁道位置邻近希氏束。

前间隔和后间隔旁道消融有可能存在导致完全性心脏传导阻滞的风险，进而需要长期起搏（前间隔旁道风险1%~4%，后间隔风险稍低）。

有时成功消融后间隔旁道后的"T波记忆"现象可能会引起患者不必要的担心（图25.7）。

隐匿性旁道

隐匿性旁道可以将激动从心室传导至心房，从而形成房室交界区折返性心动过速。但其不能从心房向心室传导，因此在窦性心律时无δ波。

隐匿性旁道必须在房室折返性心动过速（AVRT）或心室起搏时定位标测。最早的心房激动位点提示旁道的位置。

例如，图25.8显示了AVRT时冠状窦内多极导管记录的心内电图。最早的心房激动位于冠状窦中部，提示隐匿性左侧游离壁旁道。放置在跨二尖瓣接近冠状窦电极CS9、10位置的标测电极显示更早的心房激动。于该靶点释放射频能量后旁道被阻断。

典型房室结折返性心动过速

典型房室结折返性心动过速（AVNRT）的折返环包括房室结慢、快径路，其折返环很小。心动过速时心室经快径向心房的传导时间很短（≤60ms）。心房波与心室波几乎同时发生。这是这种心律失常的明显标志（图25.9）。

"慢径消融"是治疗AVNRT最常用的手段。该径路通常位于冠状窦口的前上方。我们可以记录到典型的慢径电位（图25.10）。如果消融成功，在记录到该电位的位置释放射频能量可以引起一阵交界性节律，之后心动过速不能再被诱发，且不再显示慢径存在的电生理学证据，或者至少如果该慢径仍然存在，其电生理特

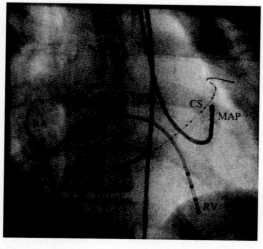

图25.6 左侧旁道消融。可见右心房（RA）和右心室（RV）电极，多极导管位于冠状窦（CS）内。标测电极（MAP）由股动脉经主动脉瓣送入，跨过二尖瓣环。

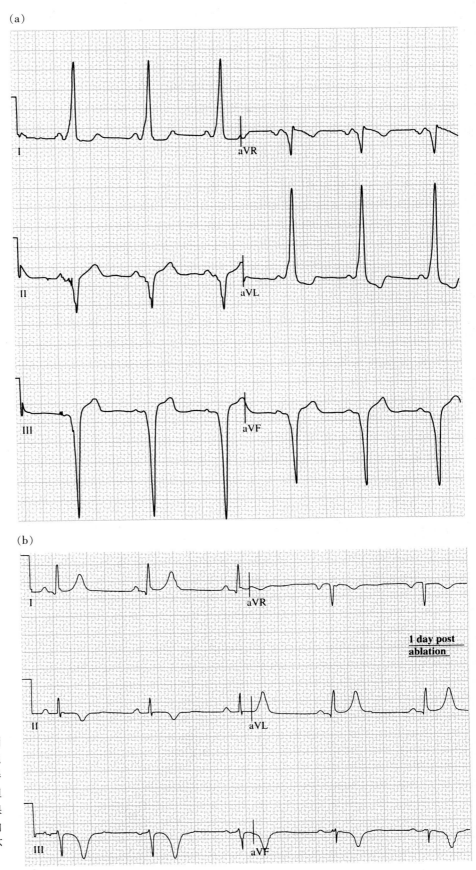

(a)

(b)

1 day post ablation

图25.7　(a)后间隔旁道成功消融前的心电图。(b)消融后心电图显示预激波消失，但下壁导联深倒T波怀疑缺血性改变。但实为"T波记忆"现象,T波仍保持与消融前该导联QRS波方向相同（隐匿性旁道消融后并不出现该现象）。（待续）

(c)

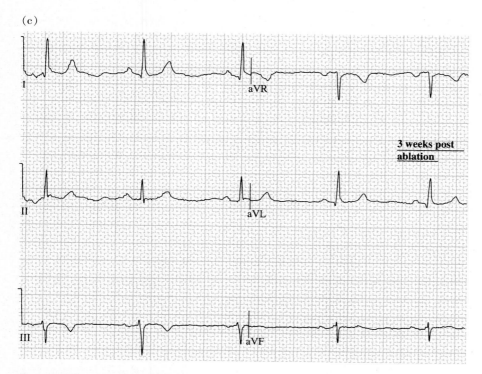

图 25.7(续) (c)两周内心电图恢复正常。

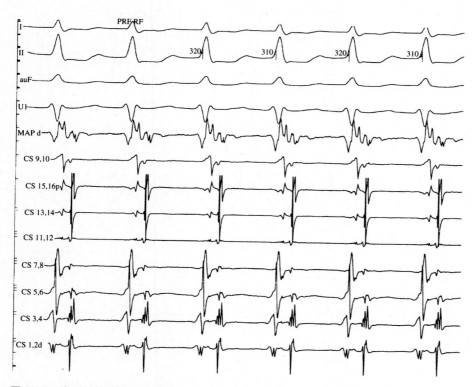

图 25.8 隐匿性左侧房室旁道。房室折返性心动过速发作时的记录。显示 4 道体表心电图、跨二尖瓣标测导管(MAP)记录电图、冠状窦电图近端(CS15、16)到远端(CS1、2)。冠状窦上心房激动顺序提示左侧游离壁旁道,最早心房激动位于 CS9、10。

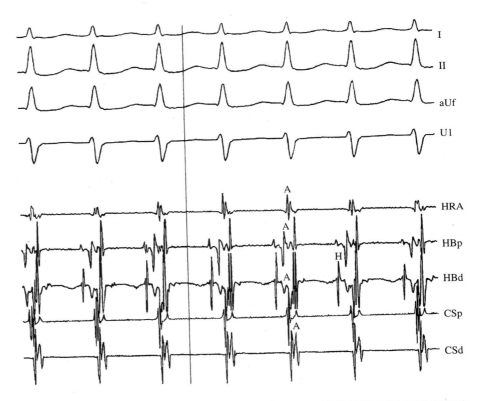

图 25.9　典型房室结折返性心动过速。高位右心房(HRA)、希氏束(HB)和冠状窦(CS)电图上 A 波几乎与心室激动同时发生。希氏束电位(H)提前于 A 和 V 波。

性明显变化。

　　慢径消融时有导致完全性房室传导阻滞的风险(<1%)。患者应被告知该可能性及有可能需要植入起搏器。射频能量释放过程中应逐跳观察心律,如果交界性心动过速而非交界性心律发生或者交界性节律丧失了室房传导(即使仅一跳)应"立即"停止放电,这样可将房室传导阻滞的风险降到最低。

不典型房室结折返性心动过速

　　在不典型AVNRT,折返环方向逆转,因此心房向心室传导是通过房室结快径,心室向心房传导是通过慢径。其结果是表现出长的室房传导时间(图25.12)。

　　长室房传导时间可导致体表心电图上显示QRS到其后逆传P波的间期长于P波到后续QRS波的间期(图25.13)。因此就有"长RP-短PR心动过速"一词。(长RP-短PR心动过速有3种:不典型AVNRT、房性心动过速伴1:1房室传导、慢传导旁道介导的AVRT(一般是后间隔旁道)。

房性心动过速

　　房性心动过速起源点的定位需要标测心动过速时右心房和左心房最早的激动点,其领先于体表ECG上P波起始。有时会在该位点被记录到某种复杂电位,该电位是心肌损伤的表现(图25.14)。

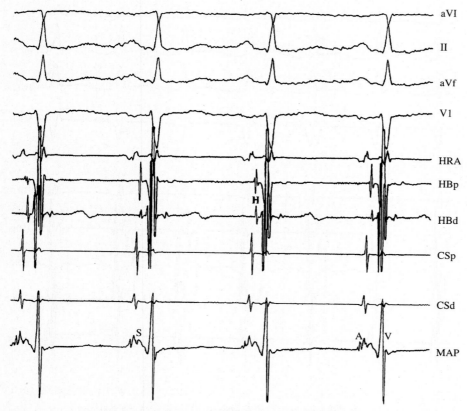

图 25.10 一例房室结折返性心动过速患者的窦性心律图。标测导管(MAP)位于冠状窦口前上方。可见记录到的典型慢径电位(S):小 A 波后跟随持续电活动,之后是大 V 波。

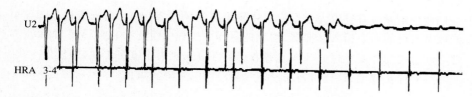

图 25.11 慢径消融。体表导联 V2 和高位右心房电图(HRA)。交界性节律加速及室房传导消失时未停止射频能量释放。发生完全性心脏阻滞(来自其他心脏中心的病例)。

心房扑动

典型心房扑动由右心房内的折返环引起(见第7章)。折返环路最狭窄部分位于下腔静脉和三尖瓣后部之间,被称作"三尖瓣环峡部"。在这两点之间释放射频能量行线性消融可以阻断峡部传导(图25.15)。在下腔静脉区域释放射频能量有时会比较痛,大剂量镇痛可能是必要的。

少数患者会出现术后复发,需要再次手术,成功消融后有时会发生心房颤动。尽管如此,消融效果仍显著优于药物和(或)复律治疗。

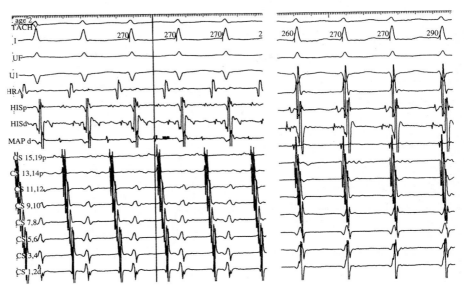

图 25.12　同一患者的不典型(左)和典型(右)房室结折返性心动过速(AVNRT)。图示体表导联 I、aVF、V1,高位右心房(HRA)、希氏束和冠状窦(CS)电图。典型 AVNRT 室房传导时间非常短,不典型 AVNRT 室房传导时间较长。

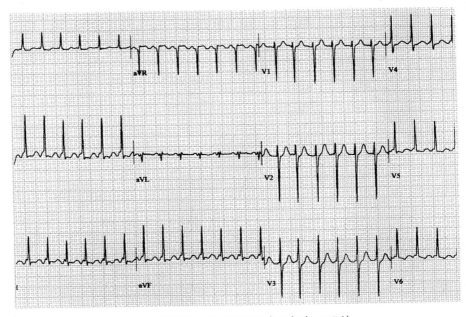

图 25.13　"长 RP-短 PR"心动过速。倒置 P 波领先于每个 QRS 波。

心房颤动

近年来,导管消融治愈阵发性心房颤动已被广泛应用。研究显示引起心房颤动的异常电活动通常起源于一个或多个肺静脉与左心房的交界处。在肺静脉前庭周围释放射频能量以将肺静脉与左心房电学隔离。目前成功率较高,但某些时候仍然需要抗心律失常药物,且再次手术也可能是必要的。某些看上去消融成功的患者也有可能发生无症状性心房颤动。

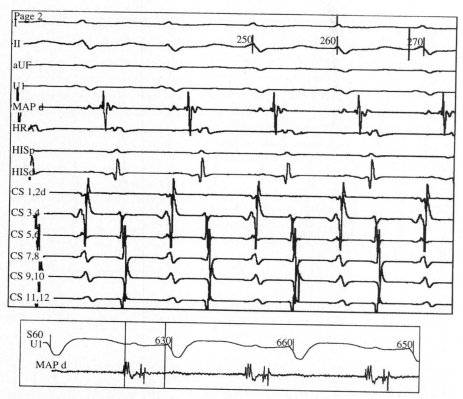

图 25.14 房性心动过速。上图显示高位右心房电图(HRA)、希氏束电图(HIS)和冠状窦(CS)电图。位于右心房侧壁的标测导管(MAP)记录到最早心房激动。下图显示房性心动过速起源部位碎裂、复杂的心房电位(MAP)，提前于体表 ECG V1 导联上 P 波的起始。

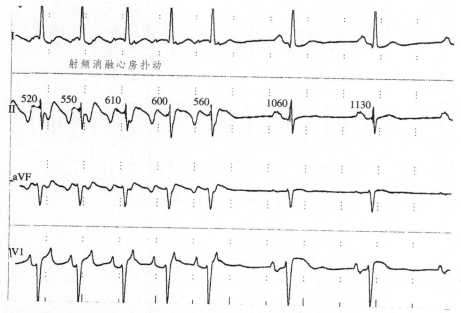

图 25.15 心房扑动时的 I 、II 、aVF、V1 导联(100mm/s)记录。三尖瓣和下腔静脉之间消融线完成时窦性心律恢复。

手术过程包括穿刺房间隔到达左心房。该过程存在较低的卒中和心房壁或主动脉穿孔风险。此外，核磁共振扫描已显示肺静脉隔离术后无症状的小灶性脑梗死，该风险在使用一种多电极消融导管者会较高。

与其他消融手术相比，心房颤动消融术成功率较低且并发症风险较高。目前，对于阵发性心房颤动症状明显且对其他治疗反应不佳的患者应谨慎推荐该治疗手段。当左心房明显扩大、存在结构性心脏病或心力衰竭时，手术成功率较低。未来的技术发展可能会提高该手术的成功率并降低手术风险，以使该技术更广泛应用。

持续性心房颤动的消融更加困难。除了需要电隔离所有4条肺静脉，还需对左心房线性消融以形成心房内电传导的解剖屏障。其中1条消融线在左心房顶部连接2条上肺静脉，另1条消融线连接二尖瓣和左下肺静脉。此外，还可能需要寻找并消融心房碎裂电位。心房颤动持续1年以上或左心房明显扩大时成功率会更低。经常需要再次手术。

房室结消融

某些患者的房性心律失常药物控制不佳，且没有消融适应证或消融失败。这时可以消融房室结将心室与快速心房活动隔离。房室结消融将产生完全性心脏传导阻滞。与消融其他心律失常不同，消融房室结是姑息性而非治愈性手段，且该手术后需植入起搏器。

房室结消融通常较容易，很少会失败。消融电极置于跨三尖瓣位置，记录到大希氏束电位处。然后轻微后撤电极至记录到大A波和较小H波（图25.16）。射频能量释放后先引起交界性心动过速而后是完全性房室传导阻滞（图25.17）。

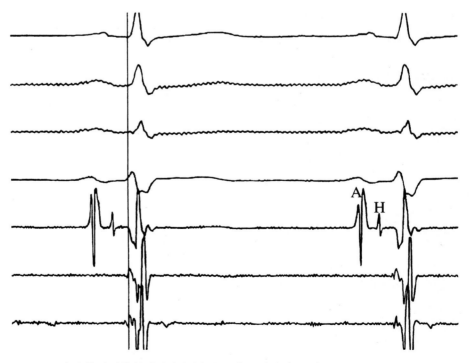

图 25.16　房室结消融前的希氏束电图，显示大 A 波和小 H 波。

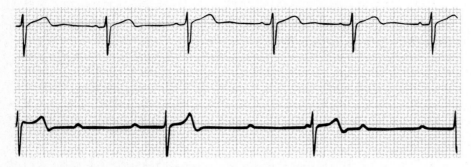

图 25.17 阵发性心房颤动患者在房室结消融术前(上图)和术后心电图(下图)。

    偶尔从右侧消融房室结不能成功。对这些患者可以经股动脉途径消融成功。消融电极可以跨过主动脉瓣,大希氏束电位很容易在主动脉瓣下室间隔处找到。

心脏起搏

    选择合适的起搏模式很重要。起搏器必须提供正性变时反应。持续性心房颤动或心房扑动患者应使用VVIR起搏器。对于阵发性心房颤动患者,需要使用具备模式转换功能的DDDR起搏器(见第23章)。

    心室功能障碍的患者如果在房性心律失常期间持续快速心室率,则在消融术后数日内具有心室颤动风险(图25.18)。消融术后数周内将最低起搏频率程控至80次/分可将该风险降至最低。

    某些患者房室结消融后由于右室心尖部起搏可能会导致心力衰竭。我们可通过右室流出道起搏或双心室起搏避免这一并发症(见第23章)。

    房室结消融术前安置起搏器有很多优势。一方面可以在患者在对起搏器完全依赖前确保没有发生起搏器并发症。此外,在某些阵发性心房颤动的患者,起搏(辅以抗心律失常药物)可以预防或显著减少心房颤动发生,进而有可能避免房室结消融的必要性。起搏房间隔比起搏心耳更加有效。

右室流出道起源室性心动过速

    这类心动过速的起源点位于肺动脉瓣下。可通过标测最早的心室激动点(图25.19)或起搏标测(图25.20)定位。

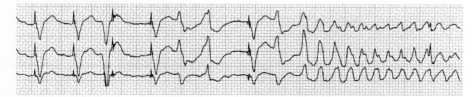

图 25.18 严重心力衰竭患者房室结消融术后数小时,3 个室性异位搏动后,其中 1 个未被起搏器感知,心室颤动发生。

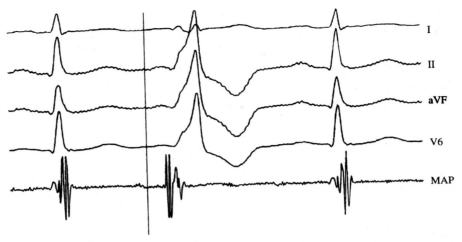

图 25.19　第 2 个心搏为起源于右室流出道室性心动过速起源点的异位搏动。与之前之后的正常窦性心律相比，置于肺动脉瓣下的标测电极记录到较体表 ECG 激动更早的心室激动。

分支性室性心动过速

分支性室性心动过速起源于左后分支，罕见起源于左前分支。标测最早的左室激动区域可确定准确的射频能量释放靶点，也可通过标测到分支电位确认（图 25.21）。

结构性心脏病相关室性心动过速

心肌梗死或心肌病导致的室性心动过速的消融非常困难。成功率低、手术时间长。通常在心动过速发生时确定理想消融靶点。因此，只在心动过速相对缓慢且耐受性好的患者中进行尝试消融。

束支折返

该类型室性心动过通常发生于伴有部分或完全性束支阻滞的扩张型心肌病患者。心律失常发生时，电活动可自心房经右束支传导至心室，再经左束支传回至心房。心动过速时 QRS 波呈左束支阻滞图形。希氏电位出现在每个心室激动前，但与室上性心动过速伴束支阻滞不同，心房活动与心室分离（图 25.22）。

在右束支释放射频能量可治疗该心律失常，但有时发生传导阻滞需要植入起搏器。

导管消融：患者应了解什么？

应该告知患者会在术中给予局部麻醉和静脉镇静药物，没有不适感觉或只会有轻微不适。应该强调电极导管经股静脉送入心脏时不会有感觉。

应该解释一下术中通常会诱发心动过速一到数次，心动过速发作并不是任

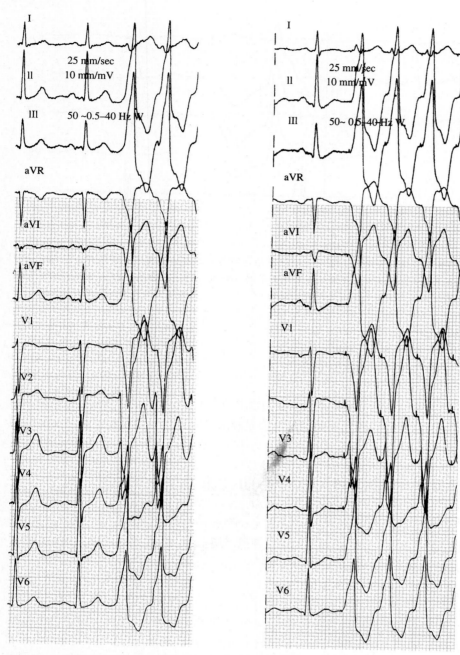

图 25.20 起搏标测。左图显示 2 次自发右室流出道异位搏动。右图显示在肺动脉瓣下某点起搏形态几乎相同。该部位释放射频能量成功消融了右室流出道室性心动过速。

何方面出了问题，只是为了得到一些诊断信息，心动过速随时可被外部起搏终止。少数患者，尤其是消融心房扑动者，会在射频能量释放时感到胸中"发热"，应该告诉他们没有出现任何损伤且所有不适仅会持续极短时间。

应该告知患者手术的大约持续时间。比如消融AVNRT、心房扑动或旁道的手术时间通常小于1小时，其他复杂心律失常大约需2小时。

应该使患者了解消融某些心律失常，如AVNRT或间隔旁道可能有心脏阻滞风险，虽然风险很低，但有可能需要植入永久起搏器。

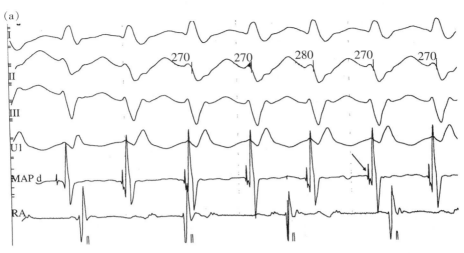

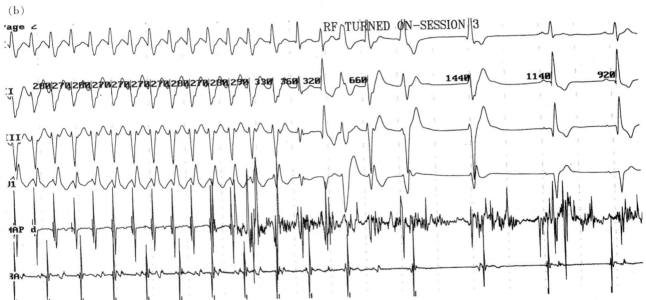

图 25.21　左后分支室性心动过速。(a)标测电极(MAP)在左室间隔后心尖部位记录到心室激动前的分支电位(箭头所示)。(b)在该位点释放射频能量终止了心动过速,且不能再诱发。

　　有时患者不能理解房性心律失常时规定应用抗凝剂, 房室结消融术后仍然需要抗凝。

　　消融术后数周内,患者经常会有异位搏动("就像我的心动过速即将开始一样")和窦性心动过速。应该告知他们这不代表手术失败了,只有和术前完全一样的症状再次出现才提示手术不成功。

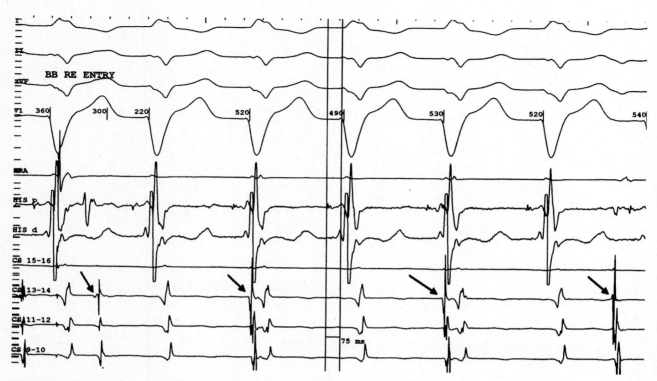

图 25.22 束支折返型室性心动过速。每个心室激动皆呈左束支阻滞图形,之前伴有希氏电位(HISp)。冠状窦(CS)电图可见独立的心房电活动(箭头所示)。

(刘恩照 译)

第 **26** 章　心律失常解读

本章提供了130份心电图。在本章最后列出了对于它们的解读，或是所提出问题的答案。然而在临床实践过程中，对于同一份心电图，常常可能会有多种不同的解读。

问题

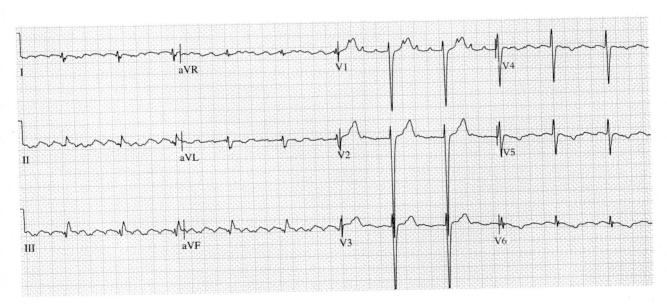

图26.1　这是什么心律失常？

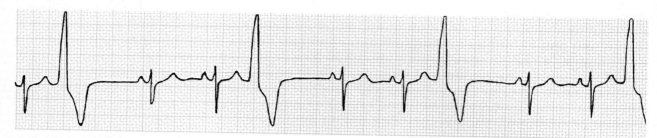

图26.2 这是什么心律失常？

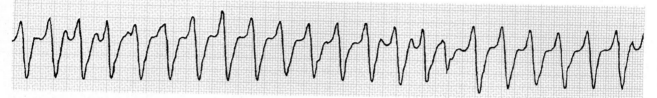

图26.3 腺苷或维拉帕米,哪种药物可用于心动过速的终止？

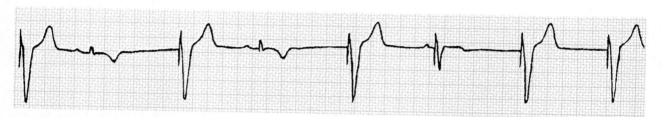

图26.4 这是什么起搏模式？

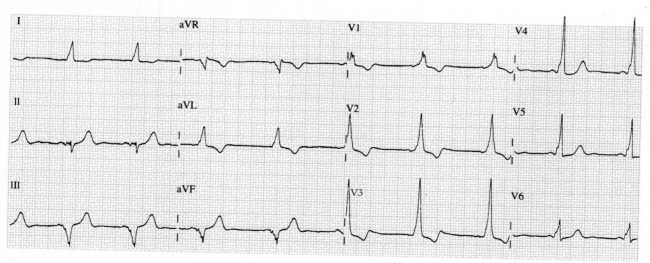

图26.5 (a)右束支传导阻滞？ (b)预激？ (c)右室肥厚？ (d)后壁心肌梗死？

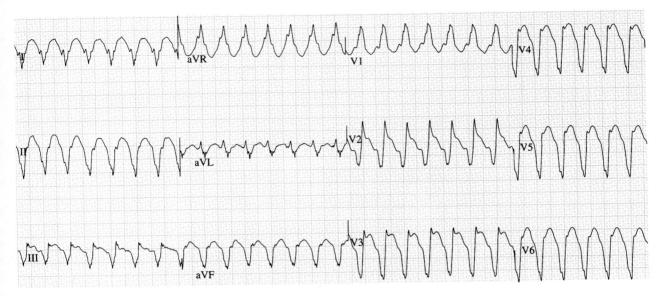

图26.6 这是什么心律失常？

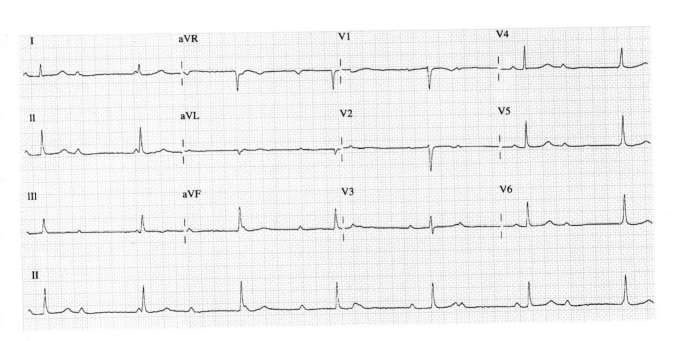

图26.7 这是什么心律失常？

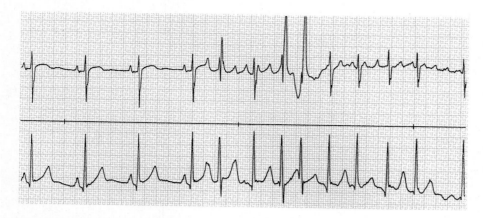

图26.8 两个同步记录导联。这是什么心律失常?

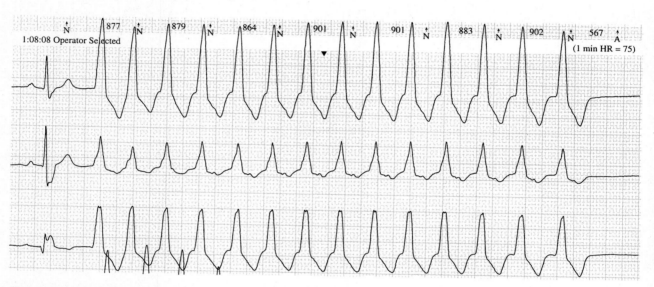

图26.9 动态心电图记录。

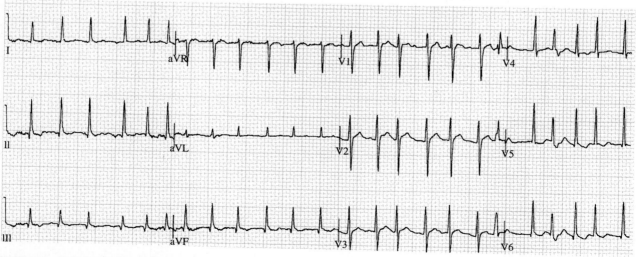

f**图26.10** 这是什么心律失常?

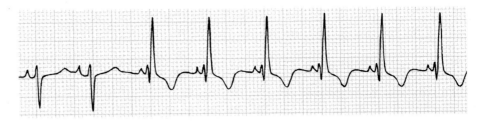

图26.11　V1导联。这是什么心律失常？

（a）

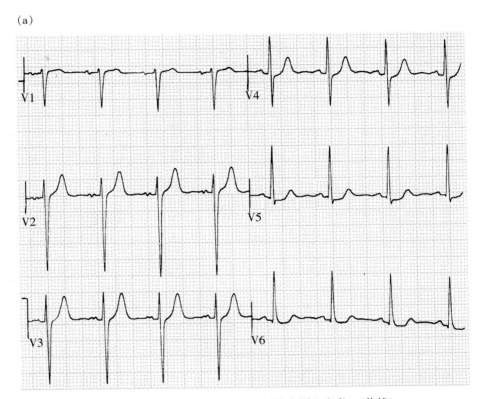

图26.12　(a)和(b)分别是什么心律？两份心电图来自同一患者。（待续）

(b)

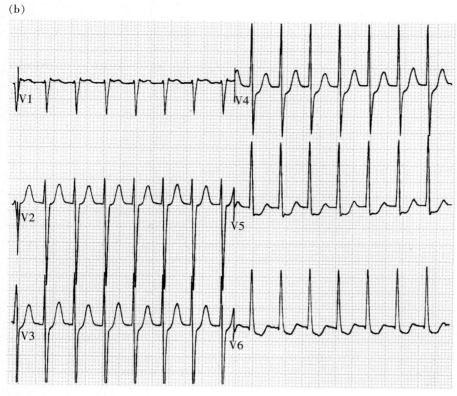

图26.12 （续）

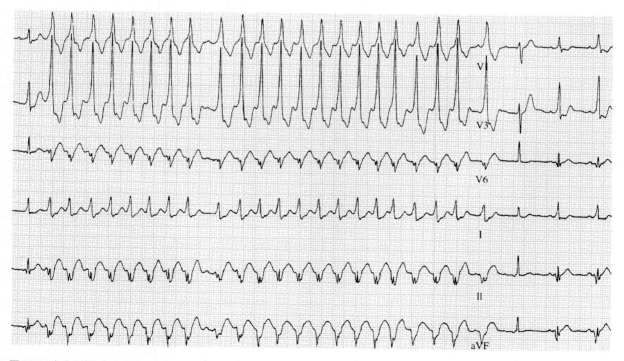

图26.13 应用哪种药物更合适？(a)地高辛；(b)氟卡尼；(c)维拉帕米；(d)索他洛尔；(e)丙吡胺？

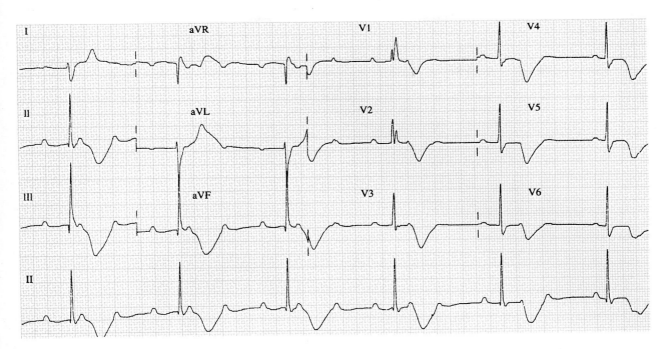

图26.14 为什么此患者头晕发作前会有心跳加快？

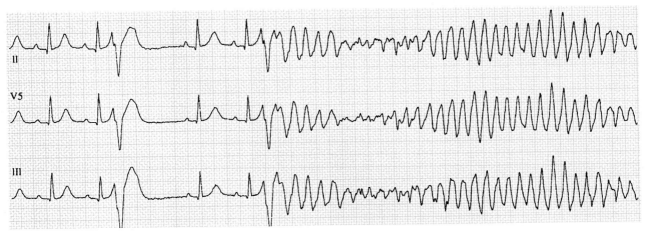

图26.15 这是什么心律失常？

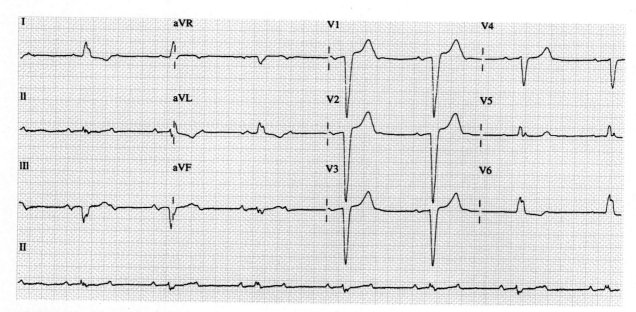

图26.16 这是什么心律失常?

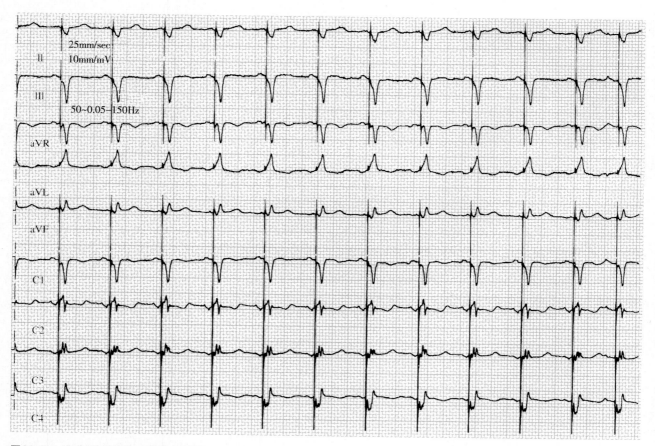

图26.17 这位患者安装了哪种起搏器?

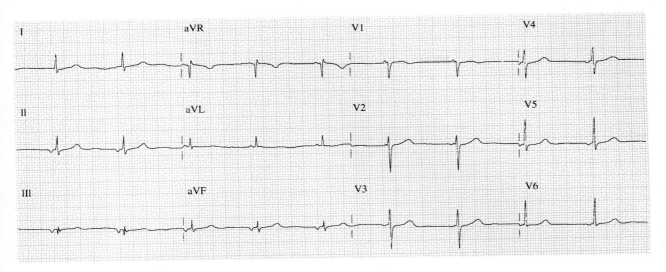

图26.18　PR间期为什么缩短？

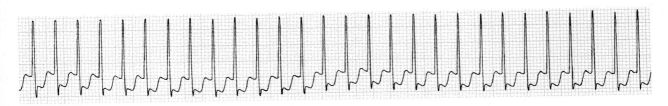

图26.19　这是什么心律失常？

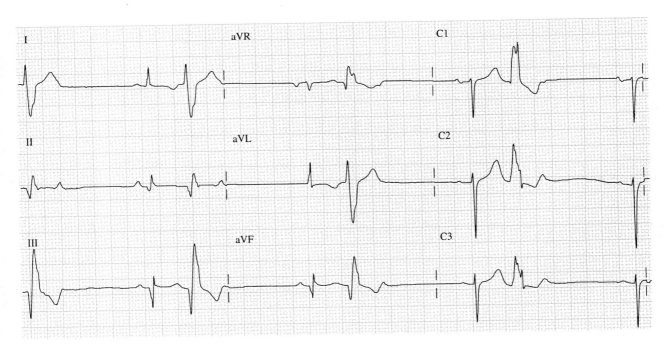

图26.20　这是什么心律失常？这份心电图可有3个发现。

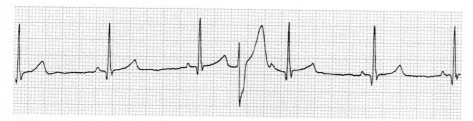

图26.21 为什么PR间期延长？

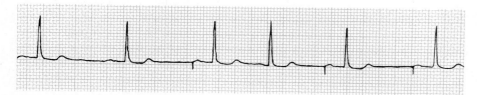

图26.22 这是哪种类型的起搏器？

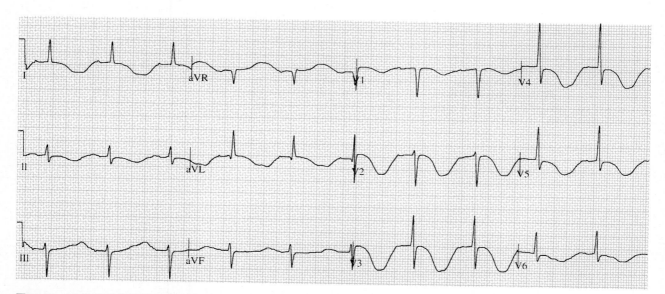

图26.23 此患者可能服用过哪种药物？(a)氟卡尼；(b)四环素；(c)比索洛尔；(d)克拉霉素；(e)地高辛？

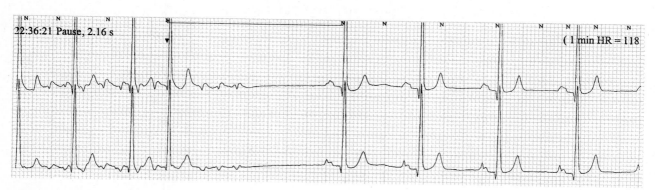

图26.24 这是什么心律失常？

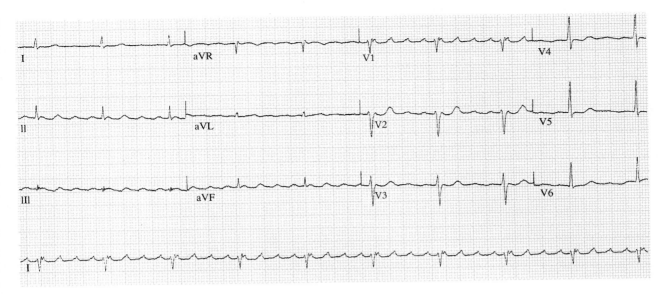

图26.25　这是什么心律失常？如果将进行导管消融,要在哪儿释放射频能量?

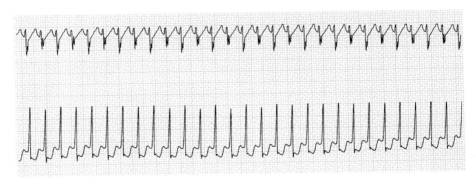

图26.26　V1和V5导联。这是什么心律失常(为何V1导联形态有所变化)?

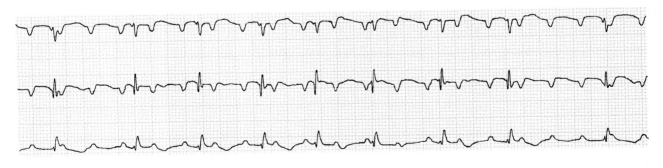

图26.27　这是什么心律失常?

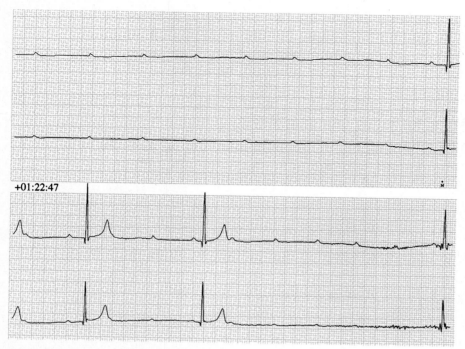

+01:22:47

图26.28 动态心电图检查时发生的晕厥。

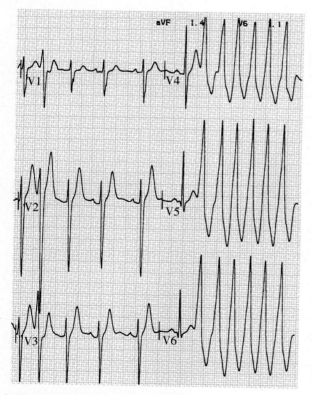

图26.29 这是什么心律失常?

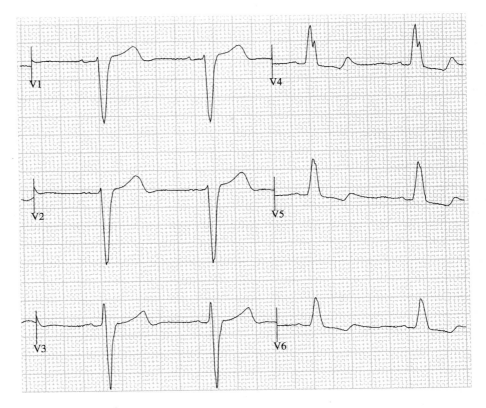

图26.30　有何异常？

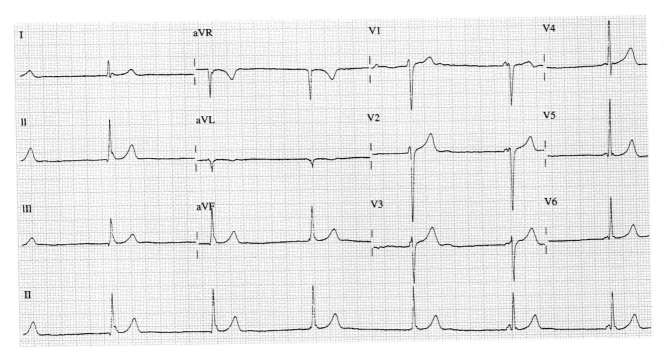

图26.31　这位无症状患者应该接受哪种类型的起搏器？

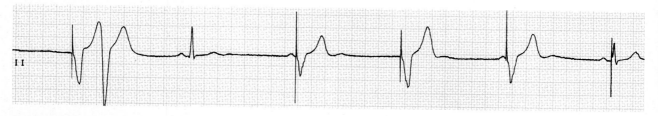

图26.32 为何心率慢?

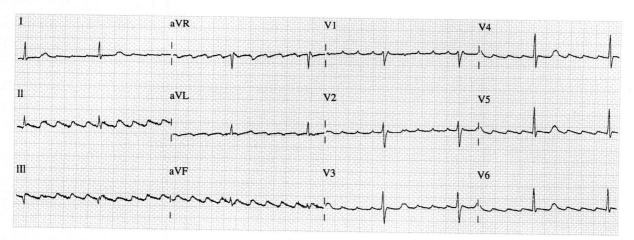

图26.33 这是什么心律失常?

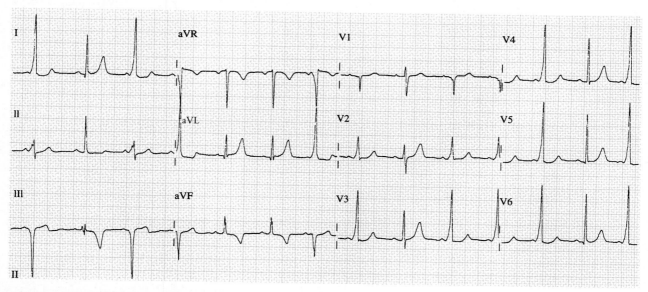

图26.34 这位门诊患者是否应住院治疗?

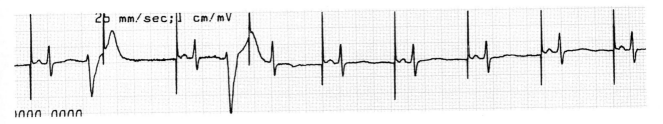

图26.35　这是何种起搏模式？

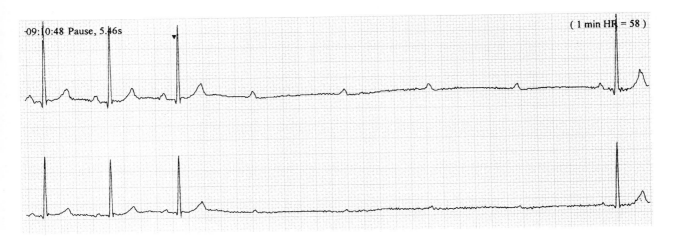

图26.36　动态心电图。

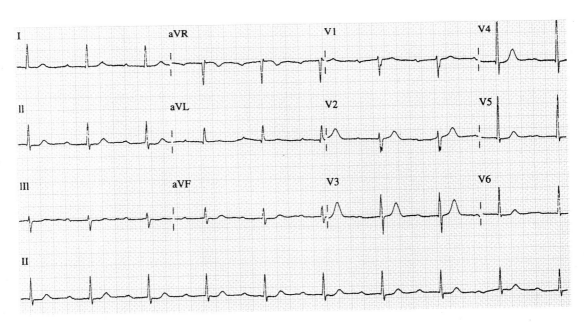

图26.37　这是哪种抗心律失常药物过量的典型心电图表现？

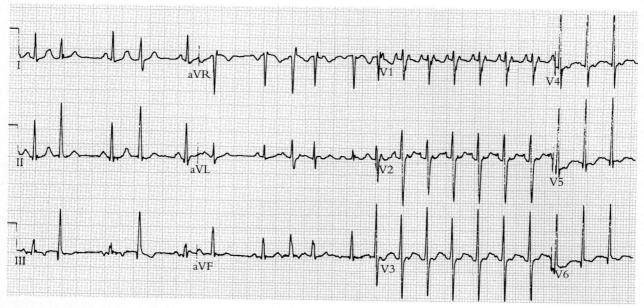

图26.38 这是什么心律失常?

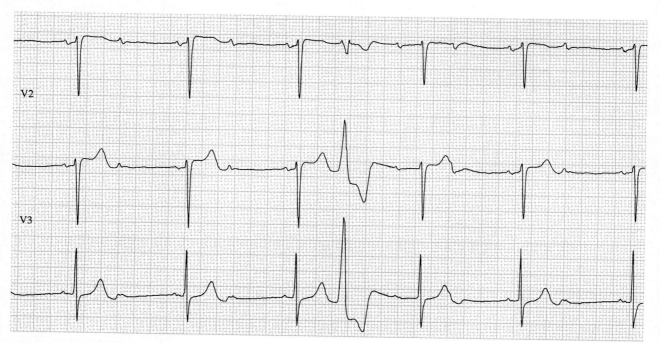

图26.39 这是什么心律失常?

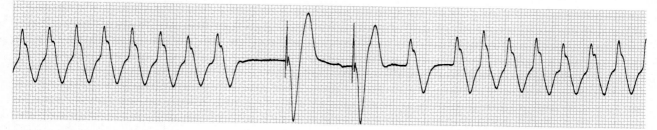

图26.40 这是什么心律?

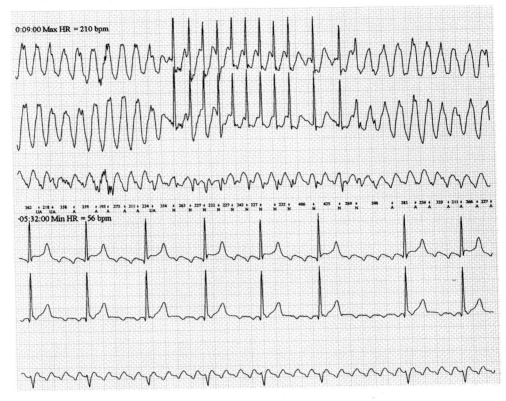

图26.41　患者进行空手道时晕倒及休息时的动态心电图。

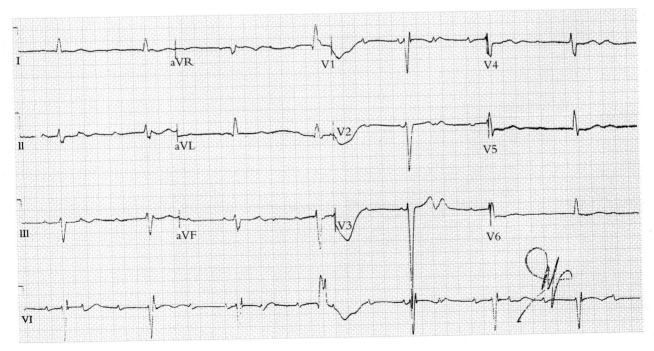

图26.42　这是什么心律失常？有没有其他表现？

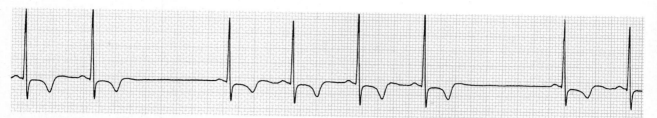

图26.43 这是什么心律失常？

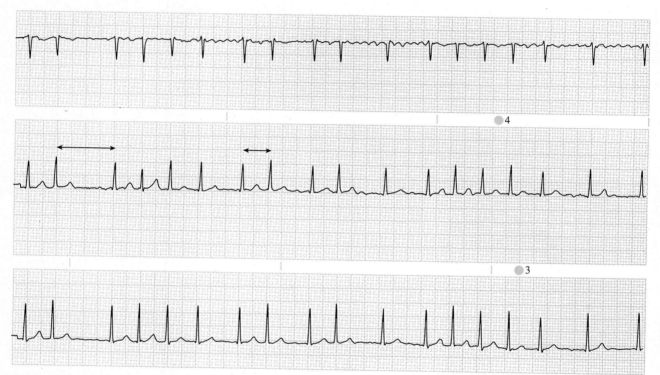

图26.44 这是什么心律失常？

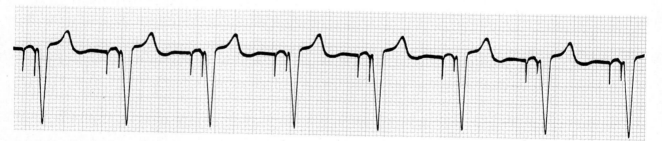

图26.45 心电图提示什么？

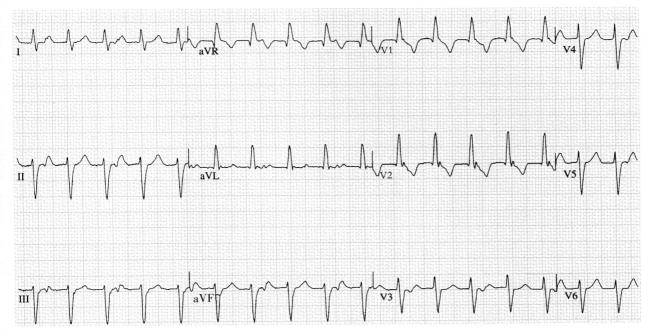

图26.46 图中的心律失常可以被以下哪种药物终止?(a)腺苷;(b)维拉帕米;(c)地高辛?

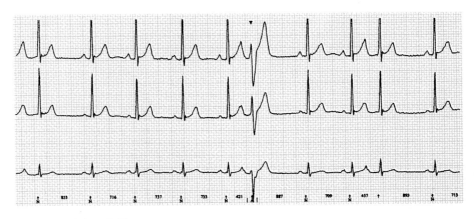

图26.47 动态心电图。

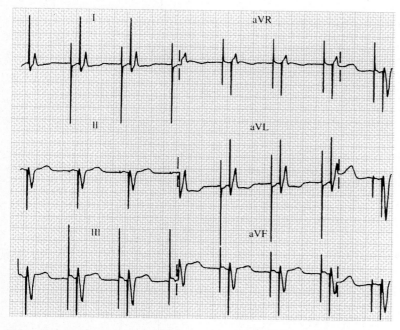

图26.48 这名患者窦房结功能极差。如何使患者在运动时适当提高心率？

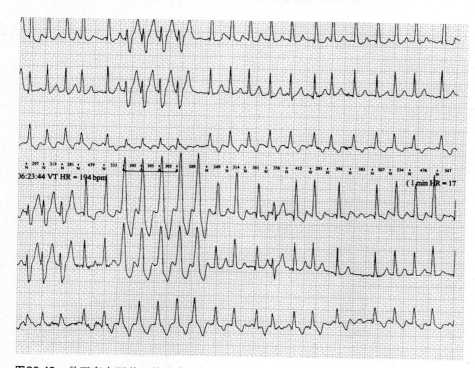

图26.49 是否存在两种心律失常？

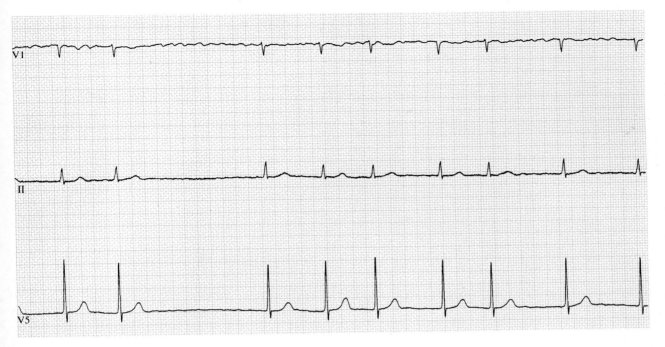

图26.50 这是什么心律失常？

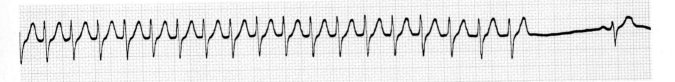

图26.51 这是什么心律失常？

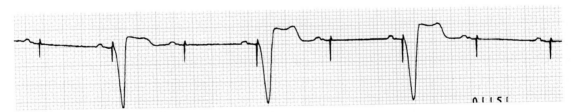

图 26.52 为何患者主诉黑矇？

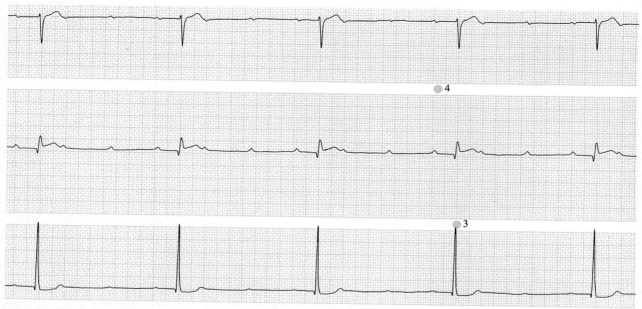

图26.53 这是什么心律失常？

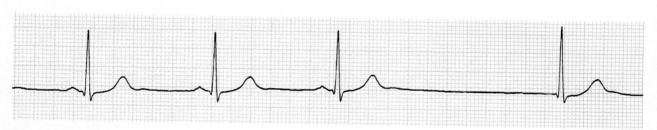

图26.54 这是什么心律失常？

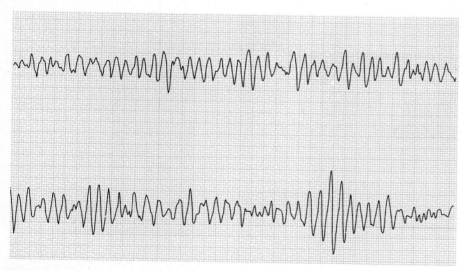

图26.55 动态心电图记录。

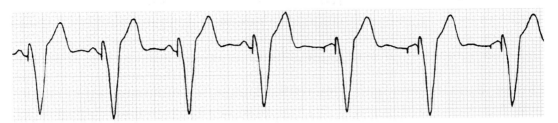

图26.56　这是什么起搏模式？

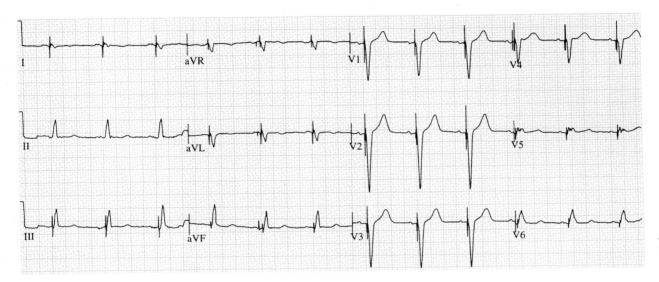

图26.57　起搏器工作正常吗？

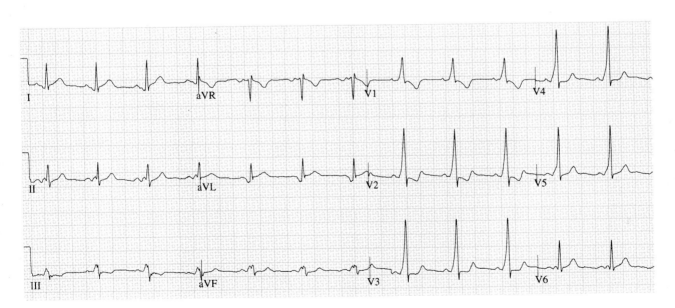

图26.58　异常的旁道位于哪里？

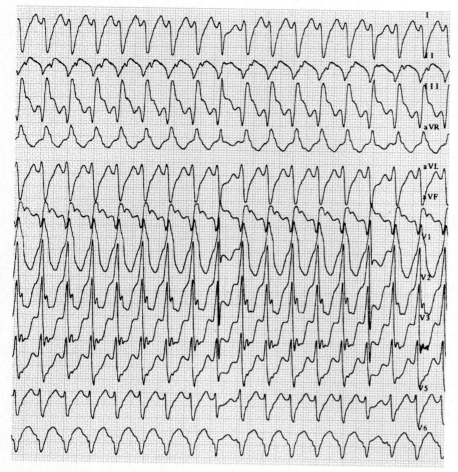

图26.59 这是什么心律失常？

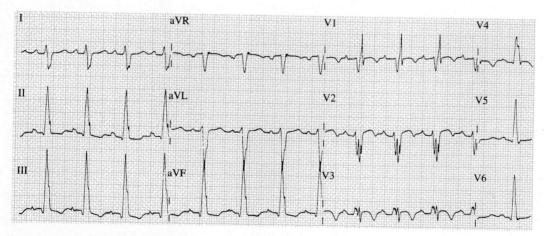

图26.60 患者有晕厥史，肺动脉压正常。晕厥原因是什么？

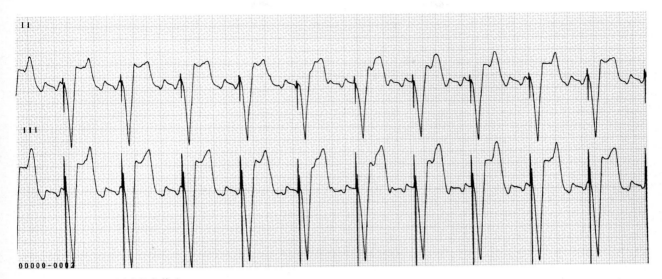

图26.61 这份心电图考虑什么？

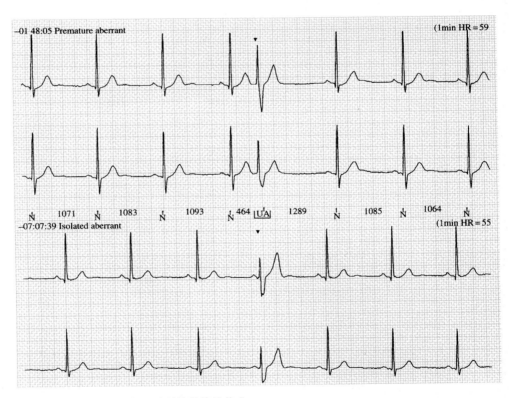

图26.62 动态心电图中记录到的事件是什么？

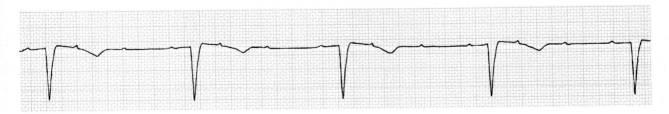

图26.63 这是什么心律失常？

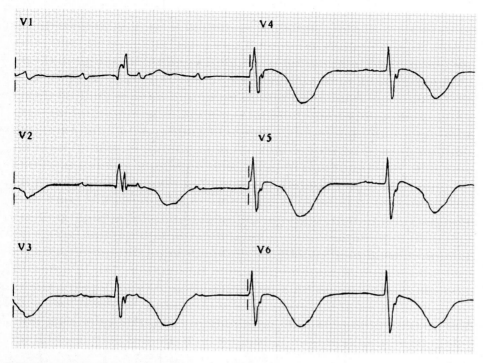

图26.64 给出两个能解释此患者发生晕厥的理由。

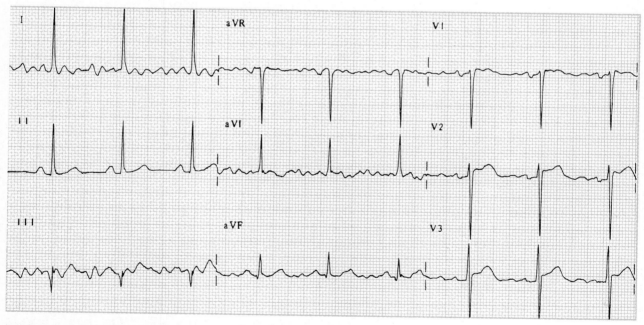

图26.65 CHADS₂评分3分。使用阿司匹林、达比加群或华法林？

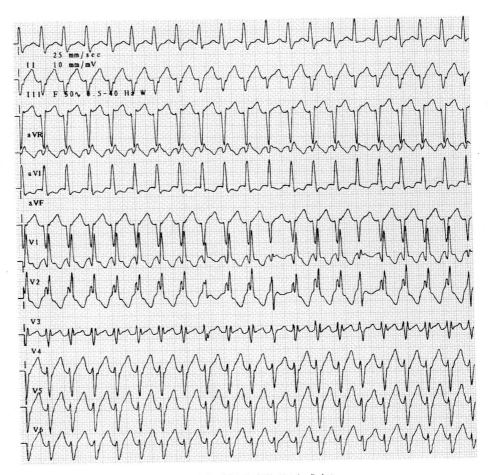

图26.66　这种心律失常是由心室功能受损造成的吗(左或右)?

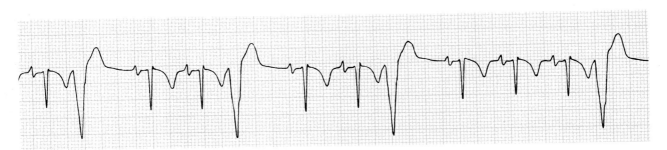

图26.67　这是什么心律失常?

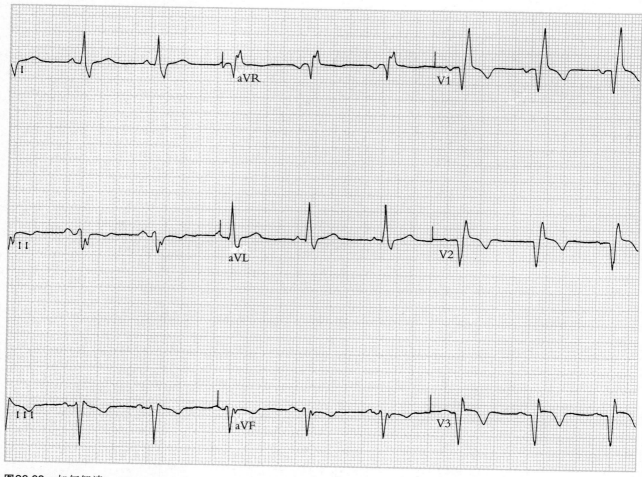

图26.68 如何解读？

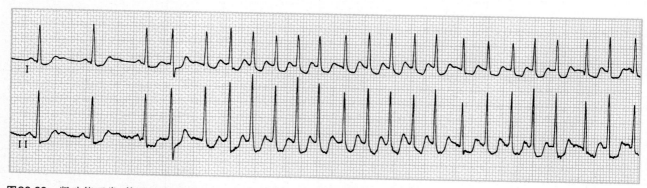

图26.69 肾功能正常,体重正常,每日予地高辛0.125mg。下一步如何调整药物？

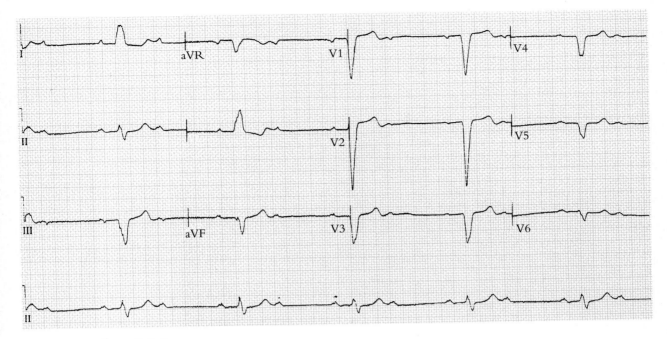

图26.70　这是什么心律失常？

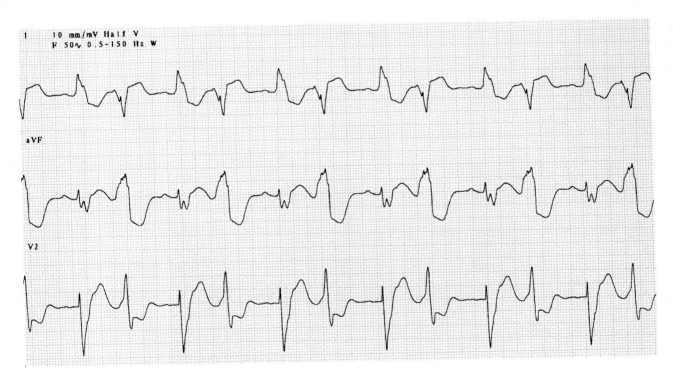

图26.71　这是什么心律失常？

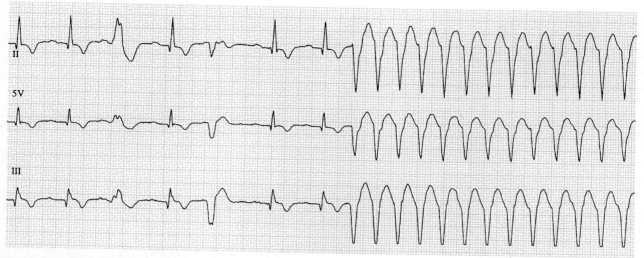

图26.72 这是什么心律失常?

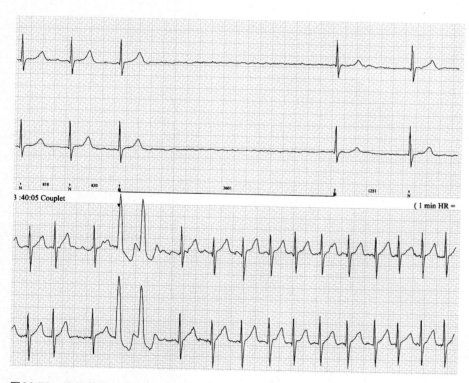

图26.73 这是什么心律失常?

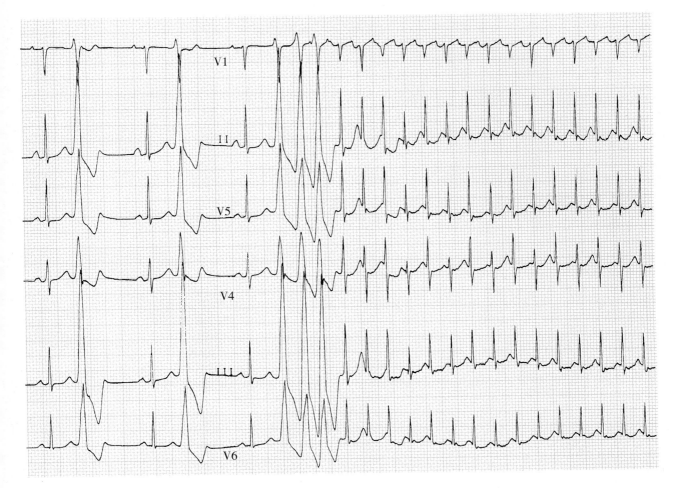

图26.74 这份心电图有4处异常。

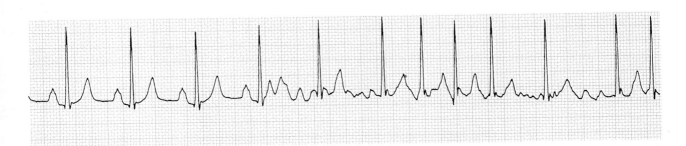

图26.75 这是什么心律失常？

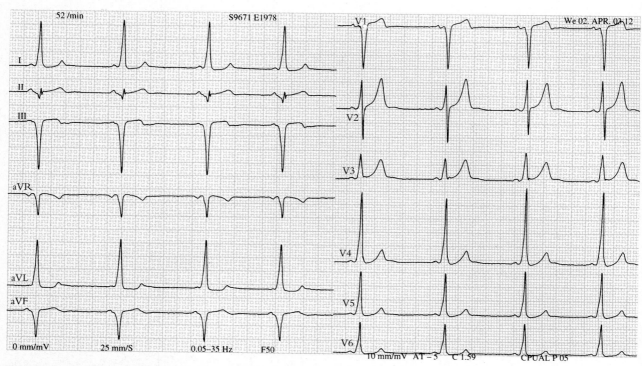

图26.76　A型还是B型预激综合征?

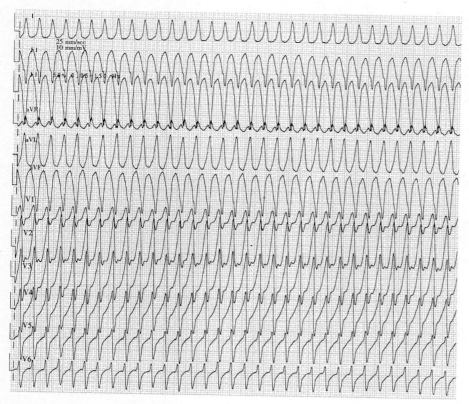

图26.77　这是什么心律失常?

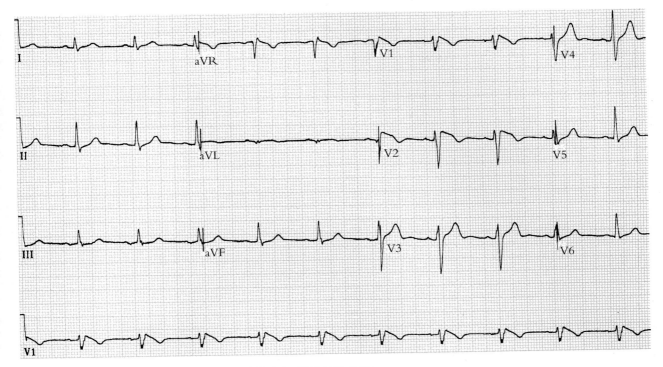

图26.78　这名患者有阵发性心房颤动,心室功能良好,服用过氟卡尼。

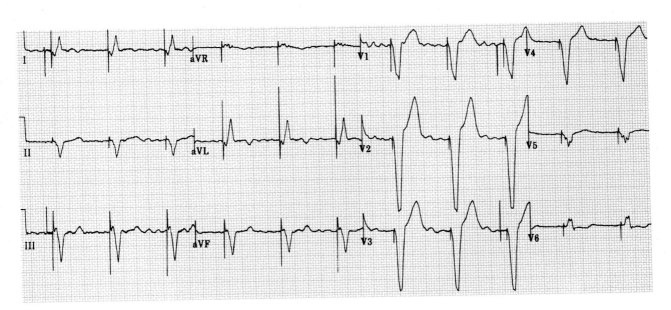

图26.79　这是哪种类型的起搏器？请仔细观察。

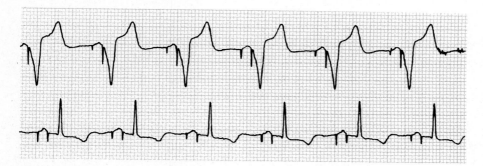

图26.80 为什么此患者仍发生黑矇?

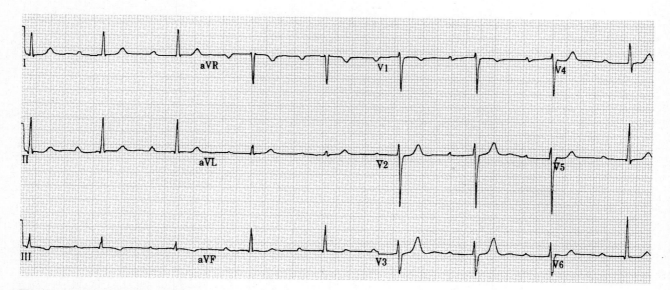

图26.81 此患者主诉晕厥,应采取什么措施?

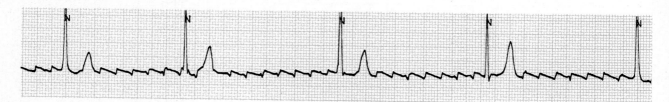

图26.82 进行电转复还是观察?

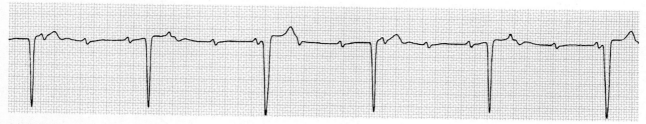

图26.83 这是什么心律失常?

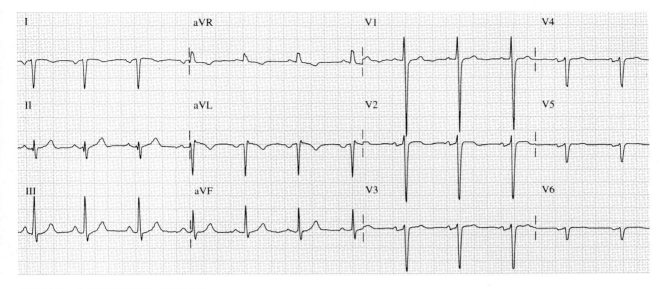

图26.84　Ⅰ导联P波倒置,原因何在?

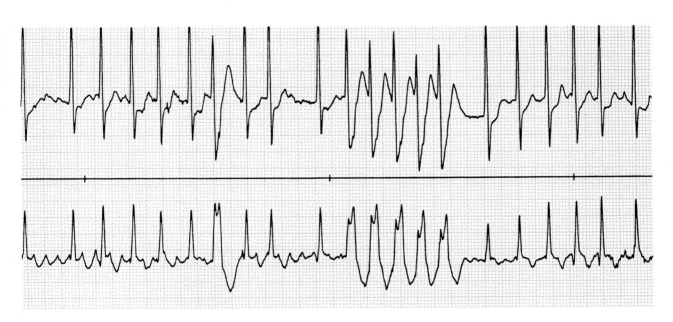

图26.85　这是什么心律失常?

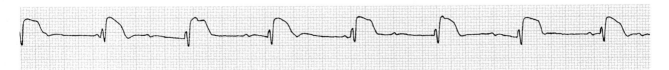

图26.86　aVF导联。这种心律失常应如何处理?

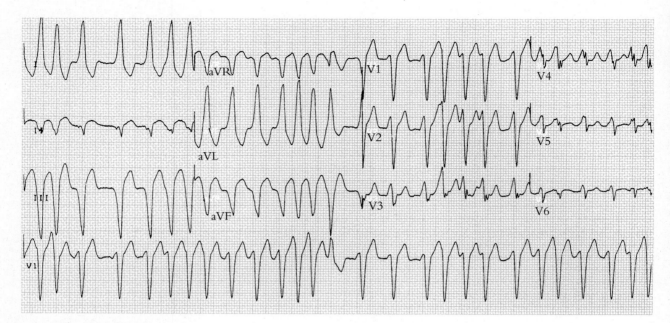

图26.87 地高辛有效吗?

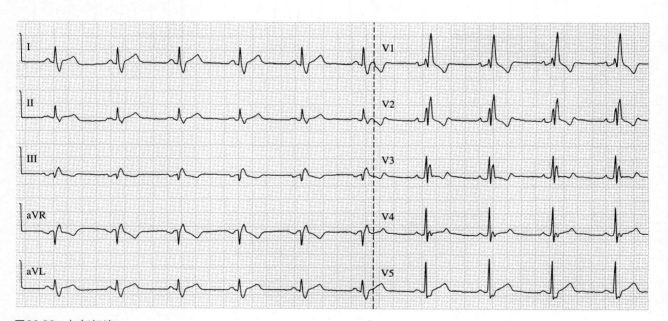

图26.88 如何解读?

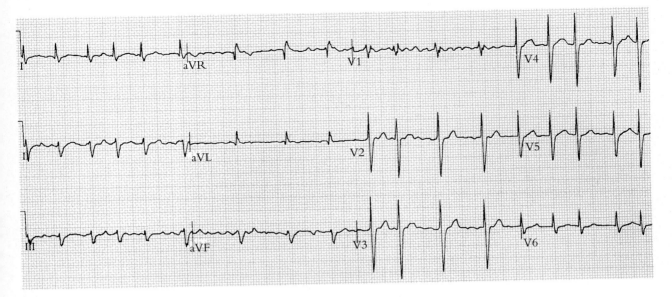

图26.89 这是什么心律失常？

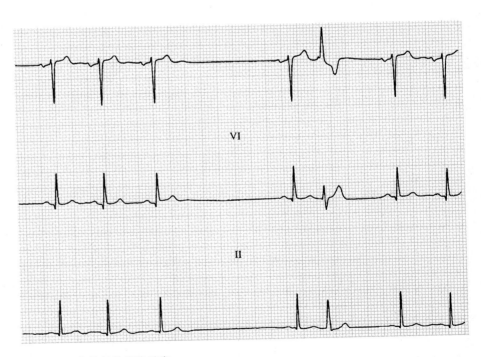

图26.90 这是何种节律异常？

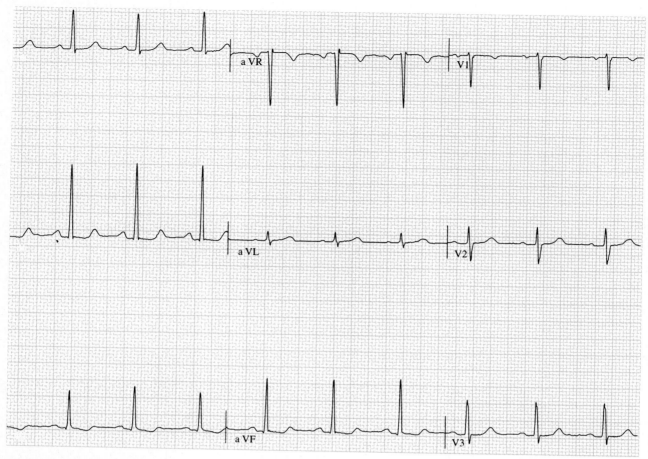

图26.91 这是何种异常？

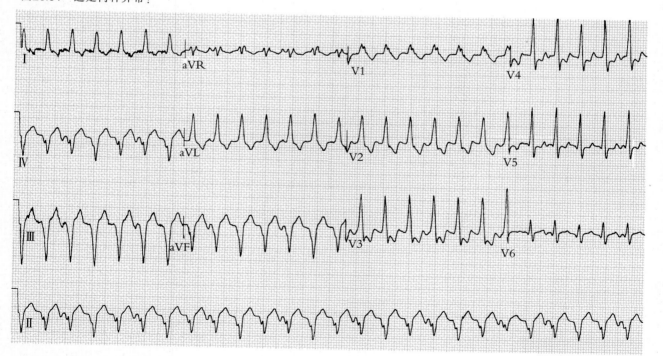

图26.92 这是什么心律失常？

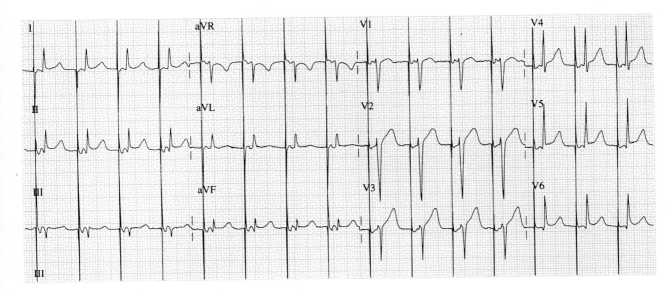

图26.93　哪种模式的植入型起搏器?

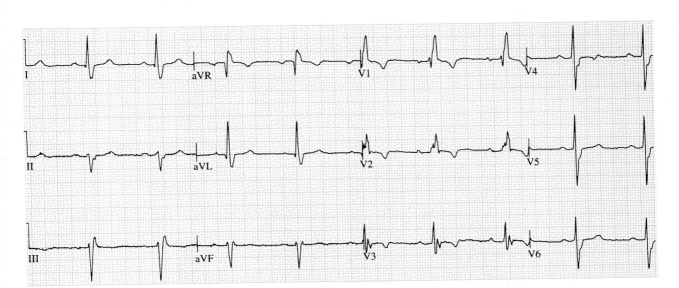

图26.94　此患者晕厥的可能原因?

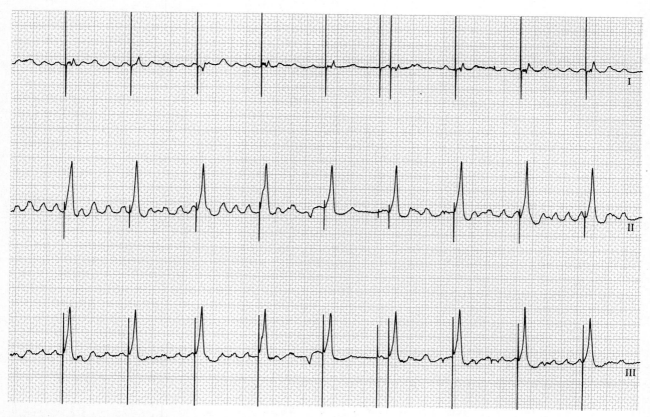

图26.95 哪种类型的起搏器？

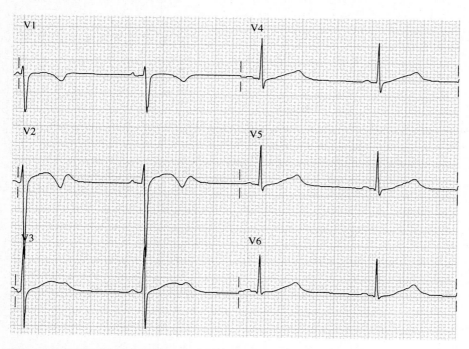

图26.96 这种遗传异常发作是否应引起重视？

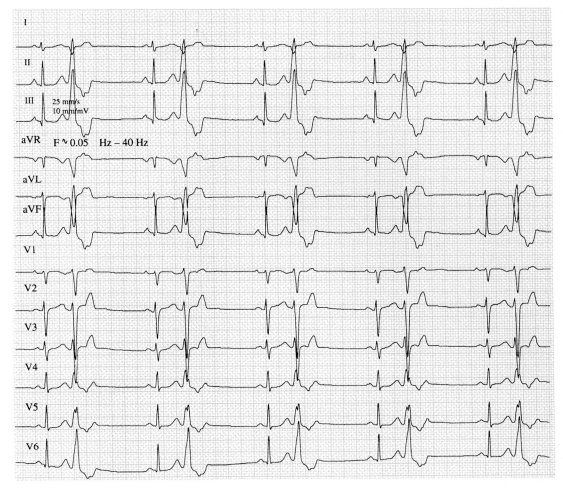

图26.97　这是什么心律失常？

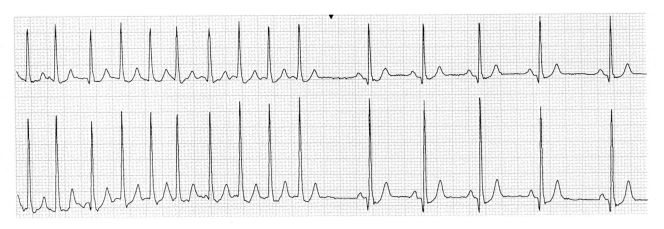

图26.98　动态心电图。

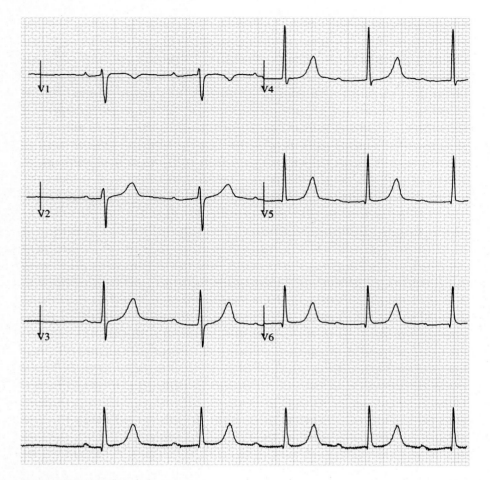

图26.99　仔细看PR间期。

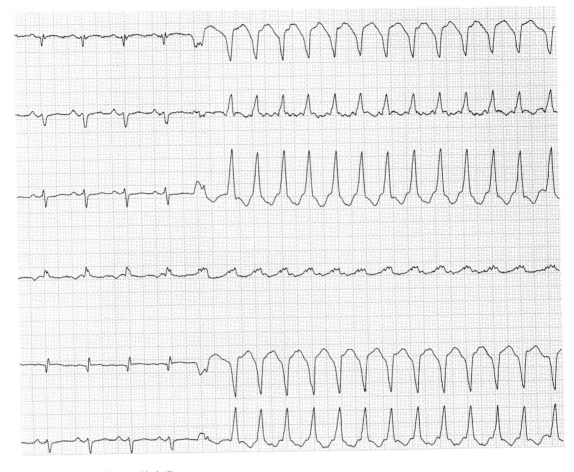

图26.100　这是什么心律失常？

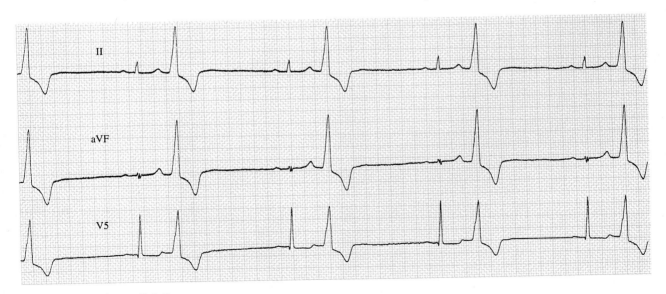

图26.101　这是什么心律失常？

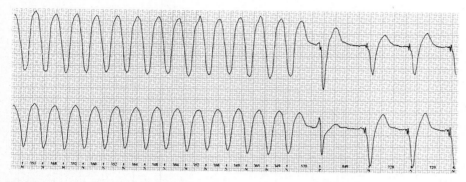

图26.102　这是什么心律失常?

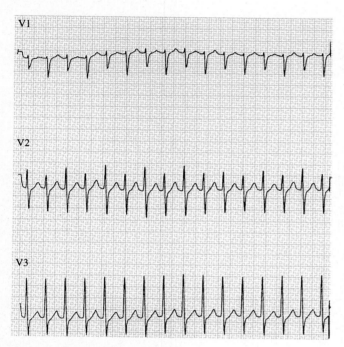

图26.103　这是什么心律失常?

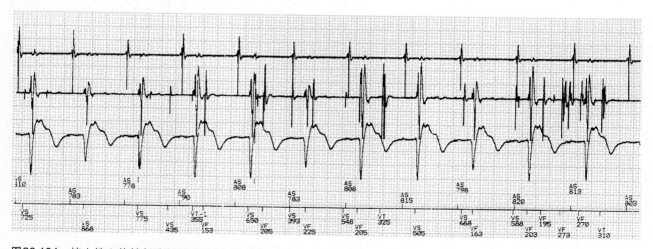

图26.104　植入性心律转复除颤器程控图:第1行记录右心房心图,第2、3行记录心室电图。问题在何处?

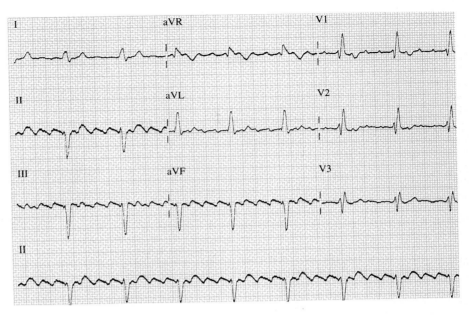

图26.105 此图有3个发现。

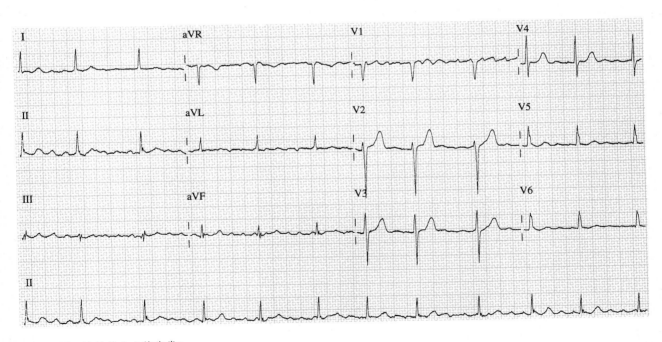

图26.106 这是什么心律失常？

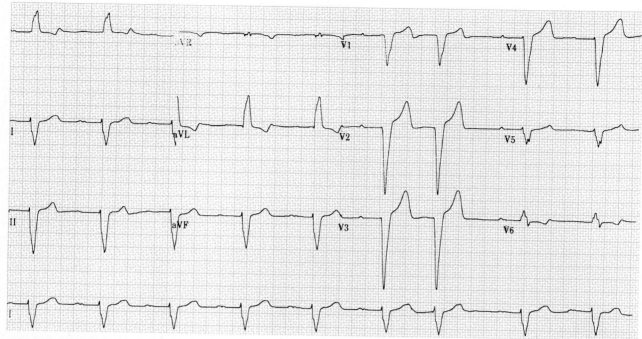

图26.107 此图有3个发现。

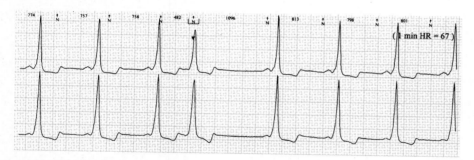

图26.108 动态心电图记录。

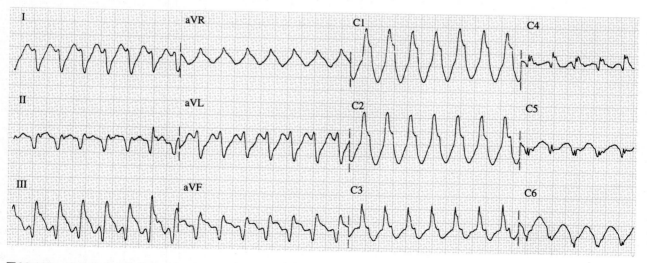

图26.109 这是什么心律失常？

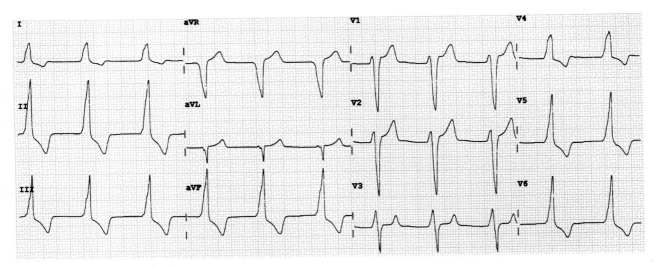

图26.110 这是什么心律失常？

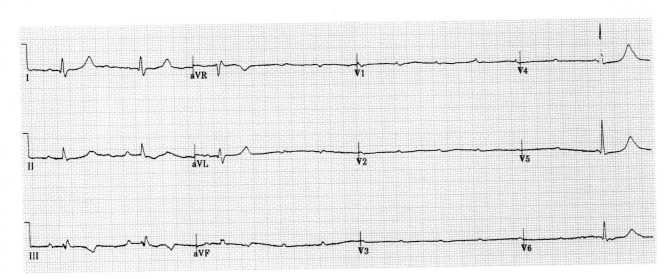

图26.111 患者会出现什么症状？

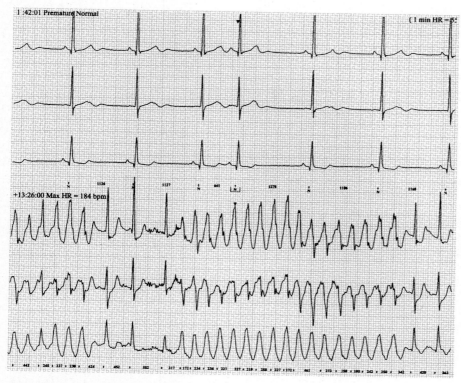

图26.112 动态心电图记录。

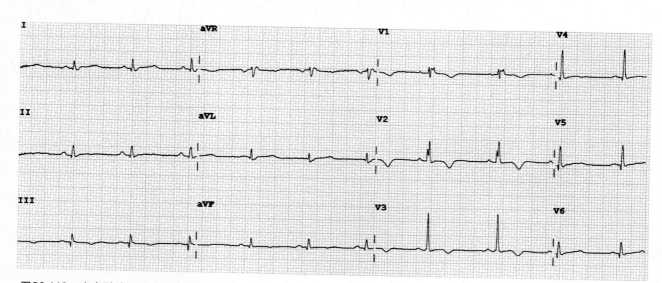

图26.113 患者游泳过程中突发晕厥,诊断是什么?

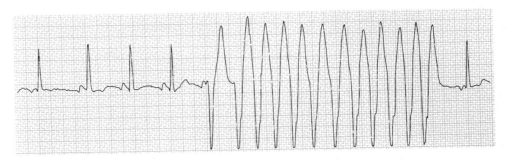

图26.114　动态心电图。

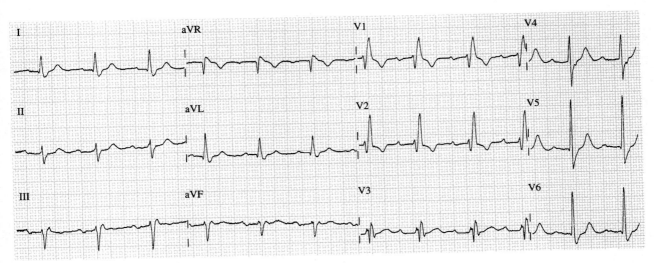

图26.115　此患者有多次无征兆的短暂晕厥发作,应采取什么措施?

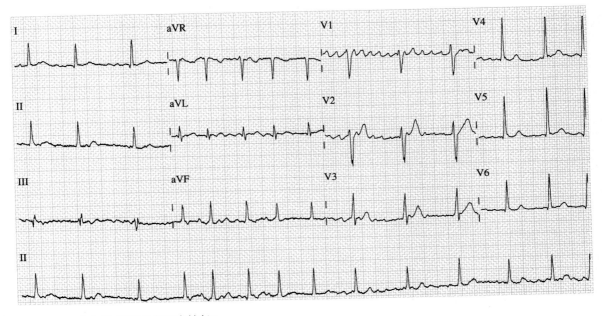

图26.116　你会用50J还是150J来转复?

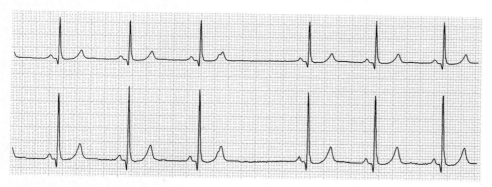

图26.117 这是什么心律失常?

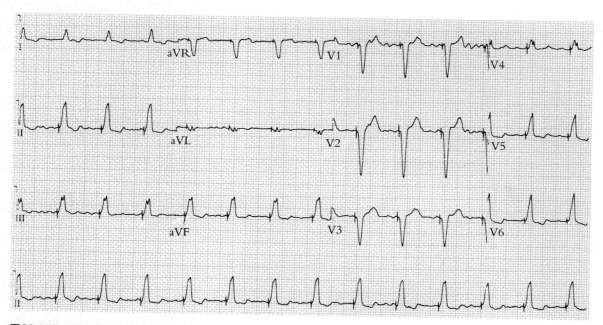

图26.118 这是什么心律?

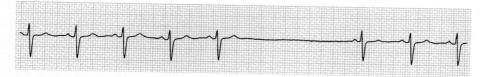

图26.119 这是什么心律失常?

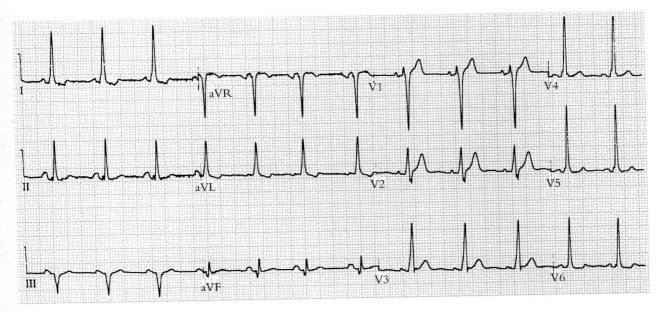

图26.120　此患者心跳加快以及多尿的原因是什么?

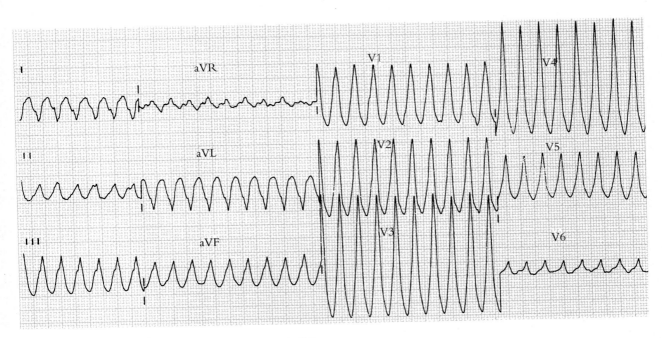

图26.121　这位扩张型心肌病患者心动过速的起源在哪儿?

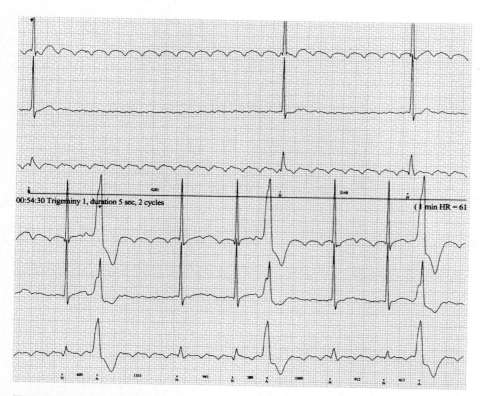

图26.122 动态心电图记录。

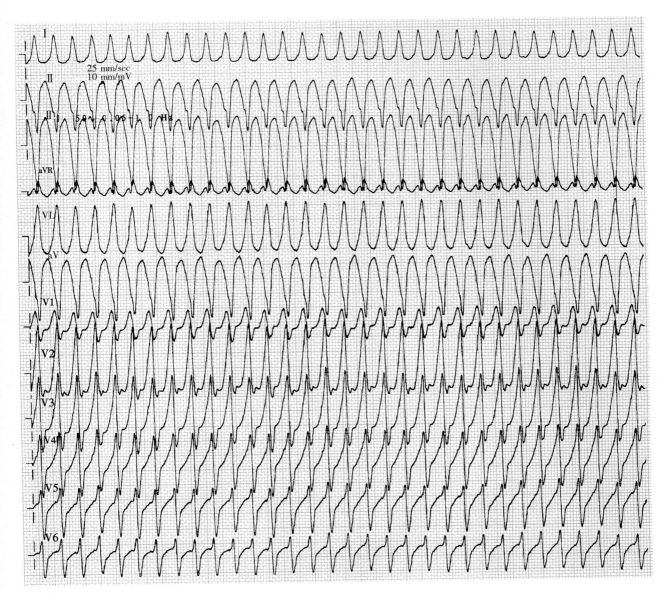

图26.123   这是什么心律失常？

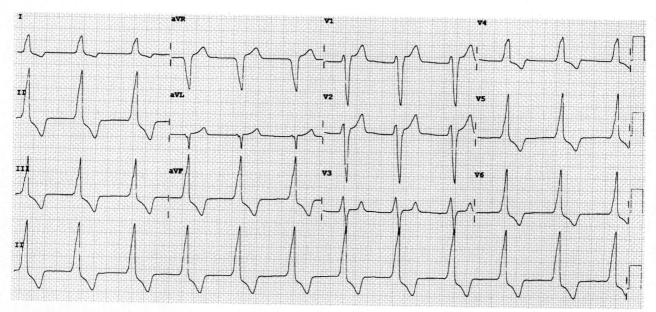

图26.124 这是什么心律失常?

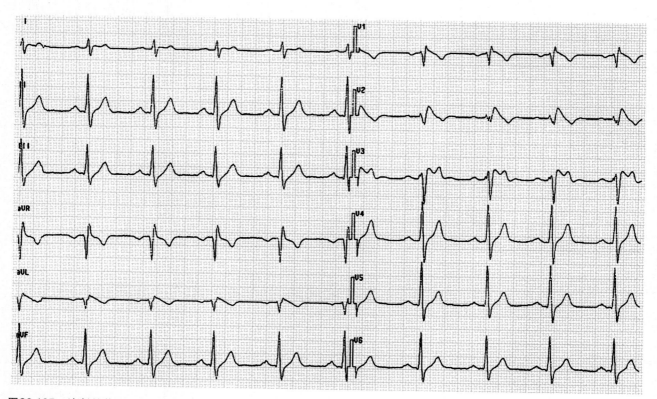

图26.125 诊断是什么?

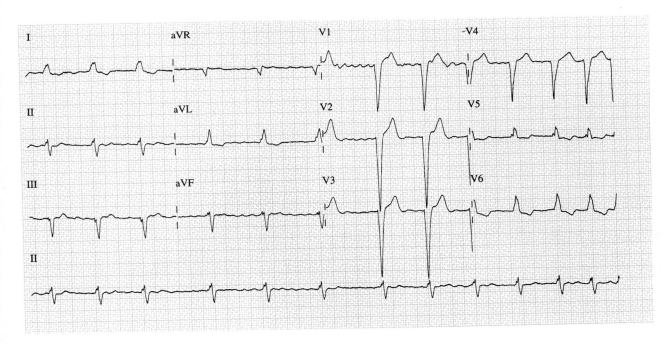

图26.126　这是什么心律失常？

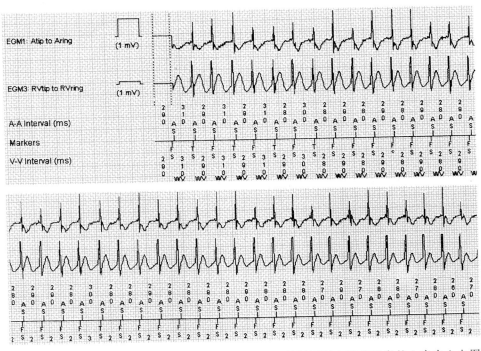

图26.127　一位安装了植入性心脏转复除颤器(ICD)的肥厚型心肌病患者的心房内心电图(EGM)和心室内心电图(EGM3)。心动过速导致ICD发放电击,是否适当?

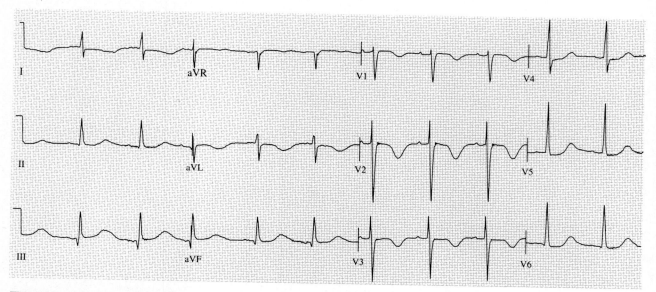

图26.128 这份心电图有何异常？

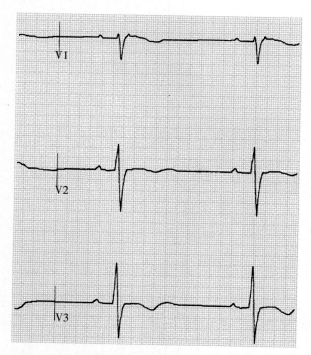

图26.129 患者发作室性心动过速的原因何在？

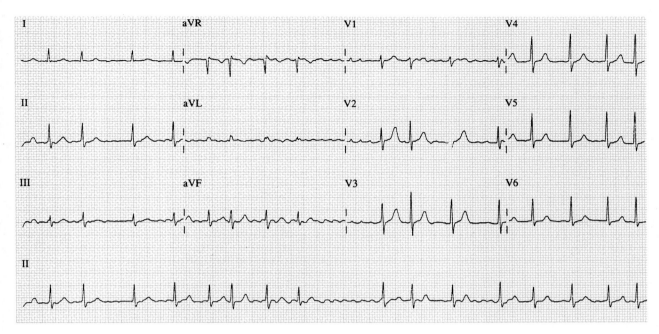

图26.130　这是什么心律失常？

解读和答案

图26.1　典型心房扑动：心房率 300 次/秒，肢体导联有锯齿波样心房活动，V1 导联可见分离的 F 波。

图26.2　窦性心律伴室性早搏三联律：每隔 2 个窦房结起源心搏会提前出现一个宽大畸形的 QRS 波，QRS 波前未见 P 波。

图26.3　都不能用! 这明显是室性心动过速，快速连续的宽大畸形 QRS 波提示是室性心动过速，第 16 个 QRS 波为融合波，更加确定了诊断。腺苷是无效的，而维拉帕米是危险的。

图26.4　心室按需起搏模式，随后被窦性心律抑制，提示 VVI 模式。窦房结活动停止后发放起搏刺激。宽大的 QRS 波，提示为心室起搏。心室起搏 QRS 波无自主或起搏 P 波，排除双腔起搏器。第 6 个 QRS 波是融合波。

图26.5　(b)预激综合征：左后旁道相关 A 型预激综合征，PR 间期短，QRS 波增宽，δ 波导致 QRS 波升支顿挫，Ⅲ 及 aVF 导联的明显 Q 波是负向 δ 波。

图26.6　单形性室性心动过速：规律的心动过速，QRS 波>140ms。虽然 V1 呈右束支传导阻滞样图形，可能被误认为是室上性心动过速伴差异性传导，但其他胸前导联不像右束支传导阻滞图形。

图26.7　完全性房室传导阻滞伴窄 QRS 波：心房率 60 次/分，心室率更慢 40 次/分，房室分离。

图26.8　第 4 个 QRS 波的 T 波上重叠了一个房性异位搏动，诱发心房扑动。由于差异性传导引起第 5、7、8 个 QRS 波增宽。

图26.9　在一个窦性心搏后出现非持续单形室性心动过速(伴室房逆传：可见室性心动过速发作时，每个 T 波上重叠了一个 P 波，在第 2 个导联最清楚)。

图26.10　心房颤动伴快速心室反应。f 波振幅较低，但心室率绝对不规整提示该诊断。

图26.11　心脏节律无异常。在两个正常传导的窦性心搏后出现右束支传导阻滞：QRS 时限>0.12s，V1 导联 QRS 波呈 M 型。

图26.12　(a) 正常窦性心律。(b)典型房室结折返性心动过速。比较窦性心律及心动过速时 V1 导联的变化，发现心动过速时 V1 导联出现了明显的继发 r 波，而窦性心律时没有，这是由于逆行心房传导造成的。室房传导时间很短提示房室结折返性心动过速。

图26.13　第 1 个、倒数第 2 个及最后 1 个心搏提示为窦性心律和预激综合征，V3 导联最为明显。第一个心搏后有一阵心房颤动发作，导致心律绝对不齐，此期间所有 QRS 波均为预激波。氟卡尼、索他洛尔及双异丙吡胺是合适的治疗药物，而地高辛和维拉帕米将增加心房颤动心室率并可能导致室颤。

图26.14　完全性房室传导阻滞：P 波(70 次/分)与 QRS 波群(38 次/分)相互分离，伴 QT 间期明显延长，提示患者容易发生尖端扭转型室性心动过速。

图26.15　第 2 个"R on T"室性异位搏动诱发了室颤。

图26.16　莫氏 Ⅱ 型房室传导阻滞：2:1 房室传导阻滞，Ⅱ 导联最清楚，QRS 波群增宽。

图26.17　考虑 DDD 型起搏器是正确的(每个自发 P 波后有一个心室刺激)。如果你认为是双心室起搏器，那么就完全正确，因为 QRS 波是窄的，不像通常在心室起搏中看到的宽 QRS 波。最后一次起搏是由一个房性异位搏动引起的。

图26.18　交界性心律：QRS 波群前有一个 P 波，在 Ⅱ、Ⅲ、aVF 导联 P 波是负向的。

图26.19　房室交界折返性心动过速：快速规律的连续窄 QRS 波群。心房活动不明显，逆行 P 波可能重叠在 QRS 波群上而不明显。

图26.20　室性早搏二联律：提前出现的宽大畸形的 QRS 波，而 QRS 波前无提前出现的 P 波。下壁导联 Q 波提示陈旧下壁心肌梗死，还有窦性心动过缓。

图26.21　第 4 个 QRS 波是个插入性室性异位搏动 (室性异位搏动后常常有代偿间歇)；由于隐匿性逆行传导，异位搏动后 PR 间期延长；异位搏动部分侵入房室结，因此减慢了下一窦房结激动的传导。

图26.22　心房按需起搏：第 3、5、6 个 P 波之前均有一个起搏刺激，第 4 个 P 波是心房异位搏动。

图26.23　QT 间期明显延长(QT=0.6s)由克拉霉素引起。其他药物不会延长 QT 间期，还存在一度房室传导阻滞。

图26.24　心房颤动终止后的 P 波出现切迹及增宽，提示房内传导延迟。

图26.25　典型心房扑动伴 4:1 房室传导。消融靶点位于三尖瓣和下腔静脉之间的峡部，因此要阻断导致心律失常的右房折返环。

图26.26　房室交界区折返性心动过速：V1 导联出现 QRS 波电交替，即 QRS 波群振幅的改变。隐匿性旁道造成的房室折返心动过速或非常快的房室结折返性心动过速可见这种现象。

图26.27　房性心动过速(心房率 160 次/分)伴不同程度的房室传导阻滞。

图26.28　完全性房室传导阻滞伴长时间无室性逸搏心律。

图26.29　第 2 个室性异位搏动诱发了单形性室性心动过速，一阵快速、规则的室性异位搏动，QRS 波群形态相同。

图26.30　左束支传导阻滞：QRS 波群>0.12s，V1 导联未见 M 型 QRS 波，V6 导联 QRS 波有切迹。

图26.31　不需要起搏治疗！心房率略慢于心室率，这是房室分离（干扰性房室脱节）而不是房室传导阻滞。

图26.32　心室按需起搏被设定为 40 次/分。在第一次心室起搏后有一个室性异位搏动。最后一个 QRS 波是融合：心室同时受到正常窦性节律和起搏器刺激。

图26.33　心房扑动伴高度房室传导阻滞。下壁导联呈现典型的锯齿波，V1 导联可见不连续的 F 波。

图26.34　不需要。心电图表现为间歇性预激波，预激波的形态提示旁道位于后间隔。无预激波的下壁导联出现 T 波倒置是 T 波记忆现象，而不是心肌缺血。如果你正确解读了这篇心电图，那么恭喜你！

图26.35　心房起搏：每个 P 波前都有一个起搏信号。有 2 个室性异位搏动未被起搏器感知，因为起搏器电极在右心房，而不在心室。

图26.36　3 个正常心搏后出现了完全性房室传导阻滞伴心室停搏，P 波时限正常，但无伴随的 QRS 波群。

图26.37　地高辛中毒导致了明显的一度房室传导阻滞。P 波及 QRS 波均正常，但是 PR 间期延长了 0.36s。

图26.38　房性心动过速或心房扑动伴 2:1 房室传导阻滞（V1 导联最清楚），发生在多个房性异位搏动后。

图26.39　2:1 房室传导阻滞。在第 3 个 QRS 波后出现单个室性异位搏动，由于隐匿性房室传导导致随后的 PR 间期延长。

图26.40　2 个心室起搏(2 个宽大 QRS 波前可见起搏刺激信号)，前后均为单形性室性心动过速(一阵连续、快速、规则的宽大畸形 QRS 波)

图26.41　第 2 份心电图提示心房扑动伴不同程度的房室传导阻滞。第 1 份心电图中间部分示窄 QRS 波心动过速，其心室率与第 2 份心电图心房扑动心房率完全相同，提示心房扑动伴 1:1 房室传导，这可以解释患者与劳累相关的症状。第 1 份心电图中宽 QRS 波是由于差异性传导造成的，这种图形经常见于心房扑动伴 1:1 房室传导，这种形态可能提示为多形室性心动过速，但心室率与心房率完全相同，提示心房扑动伴 1:1 房室传导及室内差异性传导。

图26.42　完全性房室传导阻滞伴 QT 间期明显延长。QT 间期延长及 T 波双峰在 V2、V3 导联最清楚。

图26.43　二度窦房传导阻滞。图中有 2 段长间歇，无 P 波及 QRS 波。间歇前后的两个 P 波之间的间隔是其他 PP 间期的 2 倍，表明窦房结已正常除极，但是 2 个 P 波之间来自窦房结的冲动却未能激动周围心房组织。如果是窦性停搏，随后间歇不会等于 PP 间期的倍数。

图26.44　心房颤动伴快速心室反应：V1 导联 f 波很明显，由于心室节律完全不规则，从其他导联也可以做出诊断。

图26.45　房室顺序起搏：起搏器刺激在 P 波及 QRS 波前。

图26.46　维拉帕米。左后分支室性心动过速伴房室分离，Ⅲ 及 aVF 导联最清楚。室性心动过速发作时可见电轴左偏及右束支传导阻滞。分支性室速对维拉帕米敏感，但对腺苷无反应。如果诊断为室上性心动过速就错了！

图26.47　2 个房性异位搏动重叠在前面的 T 波上；第一个发生了束支传导阻滞。注意 P 波重叠在 T 波上导致 T 波"高尖"。

图26.48　房室顺序起搏:起搏器刺激振幅较大。患者安装了 DDDR 起搏器,有传感器检测振动及加速度,在患者运动时做出变时应答。

图26.49　不是两种心律失常,是心房颤动伴快速心室率;一些 QRS 波增宽是由于发生了差异性传导,而不是室性心动过速。

图26.50　心房颤动伴缓慢心室率:心室率绝对不齐,V1 导联 f 波最明显。

图26.51　房室交界区折返性心动过速:一阵连续快速规则的窄 QRS 波,最终转为窦性心律。

图26.52　完全性房室传导阻滞:可见多个自发 P 波,后面不伴 QRS 波。P 波触发了起搏器刺激,提示是双腔起搏器,但是许多刺激并未跟随 QRS 波,即间断出现的心室失夺获。

图26.53　二度房室传导阻滞伴窄 QRS 波及 3:1 房室传导阻滞:每 3 个 P 波跟随 1 个 QRS 波。

图26.54　在 3 个正常心搏后出现停搏,停搏期间无 P 波,提示窦性停搏。停搏终止后出现了与正常心律 QRS 波形态一致的异位搏动,提示是交界区起源。

图26.55　心室颤动。

图26.56　心房同步房室顺序起搏,即 DDD 起搏器。前 4 个心室起搏的 QRS 波是由自身 P 波触发的,随后自身心房率频率下降,导致房室顺序起搏。

图26.57　DDD 起搏器。窄 QRS 波提示双心室起搏。因为未能感知自身 P 波,第 5 个心搏处发放心房起搏刺激。

图26.58　A 型预激综合征:V1 导联 QRS 波正向,表明存在左侧旁道。

图26.59　室性心动过速。第 9 和第 15 个 QRS 波更窄,提示融合波(在 I 导联、V5 导联最明显),表明心动过速时有独立心房活动,排除任何室上性起源的可能性。

图26.60　电轴右偏(I 导联主波向下,II 导联、III 导联主波向上)右束支传导阻滞可能是由于肺动脉高压造成,但也可能提示广泛的传导组织疾病,正如这份心电图:双分支阻滞。晕厥可能与间歇性完全房室传导阻滞有关。

图26.61　心电图基线锯齿样波形提示心房扑动。宽 QRS 波是由起搏刺激引起的,提示心室起搏,II、III 导联负向 QRS 波提示电轴左偏,起搏部位在右室心尖部。

图26.62　第 4 个心搏(第 1、2 行)是房性异位搏动(提前出现的 P 波重叠在前一 T 波上)伴束支传导阻滞(可能是右束支传导阻滞)。第 3、4 行的第 4 个 QRS 波不是异位搏动,因为它不提前,这是逸搏:QRS 波前有 P 波,但是 PR 间期太短,不可能是下传的 QRS 波。

图26.63　莫氏 II 型房室传导阻滞:3:1 房室传导阻滞伴宽 QRS 波。

图26.64　完全性房室传导阻滞,V1 导联最清楚, 可见 QT 间期明显延长:QT=0.8s(患者首诊心电图表现为尖端扭转型室速)。

图26.65　没有。这是正常的窦性心律(II 导联可见)。一些导联明显的心房颤动是由于患者肌颤造成的。

图26.66　融合波及夺获波表明室性心动过速伴独立的心房活动:第 9 个 QRS 波是融合波,第 13 个及第 17 个 QRS 波是夺获波。相对窄的 QRS 波,右束支传导阻滞伴电轴左偏提示左后分支起源。室性心动过速不是因为心室功能下降造成;患者预后良好,应接受消融治疗。

图26.67　窦性心动过速时出现频发单源性室性异位搏动:异位搏动宽大畸形,之前无 P 波。

图26.68　前壁心肌梗死导致的双分支阻滞：左前分支阻滞（Ⅰ导联主波向上，Ⅱ、Ⅲ导联主波向下，下壁导联 r 波）及右束支阻滞。前壁导联 Q 波提示间隔心肌梗死。

图26.69　阵发心房颤动。即使给予治疗剂量地高辛，即每日 0.25~0.375 mg，也不能预防这种心律失常的发生。一线治疗药物包括氟卡尼及普罗帕酮，联合房室结阻滞药物，如 β- 受体阻滞剂或钙离子拮抗剂，可用于减慢心室率。

图26.70　莫氏Ⅱ型房室传导阻滞：2:1 房室传导阻滞伴宽 QRS 波。

图26.71　窦性心律，左束支传导阻滞（Ⅰ导联 P 波后的 QRS 波宽大伴切迹）及室性早搏二联律。

图26.72　多源性室性异位搏动：第 3、5、8 个 QRS 波形态都不相同。第 1 个是个舒张末期异位搏动：在正常时限的 P 波后稍提早出现，PR 间期非常短，看起来不像下传的 QRS 波。第 3 个异位搏动引发了单形室性心动过速。Ⅲ导联 Q 波及轻度 ST 段抬高提示可能存在下壁心肌梗死。

图26.73　心房颤动伴长间歇，随后出现快速心室率：下面两行的第 4,5 个 QRS 波是差异性传导。

图26.74　右室流出道起源室性早搏二联律：QRS 波呈现电轴右偏及左束支传导阻滞图形，且相对窄。随后右室流出道来源的一阵异位搏动诱发房室折返性心动过速。V1 导联可见 QRS 波电交替。

图26.75　4 个窦性心搏后心房颤动发作：心房颤动是粗颤，节律是房颤而不是房扑。

图26.76　B 型预激综合征（V1 导联 QRS 波主波向下），提示后间隔旁道，其特征为下壁导联负向 δ 波或假性下壁心梗表现，并且胸前导联移行较早，即 V2 导联 QRS 主波向上。

图26.77　单形性室性心动过速：明显宽大，单形 QRS 波，心室率快，电轴左偏。

图26.78　禁忌使用氟卡尼。患者存在 Brugada 综合征：V1、V2 导联 ST 段下斜形抬高，氟卡尼可导致心律失常。

图26.79　心房颤动时的心室起搏。电轴左偏样起搏形态提示起搏电极位于右室心尖部。在第 8 个起搏心室波后有两个而不是一个起搏信号（V1、V5 导联均可见）。表明患者安装了双腔模式转换的起搏器，有一个心动周期起搏器就未能感知心房颤动心房波，因此发放了心房刺激信号。

图26.80　第 1 行为正常房室顺序起搏。第 2 行为心房夺获良好，但心室未夺获。记录时房室传导功能未受损，但仍有晕厥，是由于间断完全性房室传导阻滞造成的。

图26.81　可见明显的一度房室传导阻滞：PR=0.36 s。这并不是安装起搏器的指征，需要动态心电图记录到更高程度的房室传导阻滞。

图26.82　不能电转复！心房扑动伴完全性房室传导阻滞：锯齿样心房活动是心房扑动的典型表现，与缓慢规则的心室活动相互分离。应该安装起搏器。

图26.83　完全性房室传导阻滞：心房率约 75 次/分，心室率更慢些，36 次/分，但节律规整，房室分离。

图26.84　右位心。Ⅰ导联 P 波倒置但时限正常，提示上肢导联反连接或右位心，但胸前导联顺序反转，提示右位心。如果你做出了正确的诊断，还是非常不错的。

图26.85　心房颤动伴快速心室率：宽 QRS 波是由差异性传导造成的。

图26.86　急性下壁心肌梗死造成的完全性房室传导阻滞。心房率85次/分，心室率50次/分。aVF导联ST段明显抬高提示急性下壁心肌梗死。下壁心肌梗死合并完全性房室传导阻滞时，仅当出现明显低血压，少尿和晕厥时才需要安装临时起搏器。

图26.87　心室率绝对不规则提示心房颤动。QRS波形态提示预激综合征的delta波。应该避免使用地高辛，它会加速心室率而诱发室颤。

图26.88　右束支传导阻滞：窦性心律伴QRS波>0.12s，V1导联呈M型。

图26.89　左前分支阻滞（Ⅰ导联主波向上，Ⅱ、Ⅲ导联主波向下，下壁导联r波），心房颤动。

图26.90　3个正常心搏后出现窦性停搏。第4个QRS波后有一个异位搏动。部分右束支传导阻滞图形可能是由于房性早搏造成的，但是未能找到提前出现的P波。

图26.91　正常心电图。

图26.92　单形性室性心动过速有房室分离的直接证据。心房率75次/分，与快速心室活动分离，最下面一行心电图最明显。

图26.93　心房起搏伴高振幅起搏刺激，提示单极起搏。下壁导联倒置P波提示起搏点位于低位右房间隔。

图26.94　左前分支及右束支传导阻滞，即双分支阻滞。晕厥可能由间断三分支阻滞引起，即完全性房室传导阻滞。

图26.95　模式转换，双腔起搏器。心房颤动过程中有心室按需起搏。在第5个QRS波后心房颤动终止，随后为房室顺序起搏，一个心搏以后，又变成房颤律，起搏器再次进行模式转换。

图26.96　QT间期明显延长。QT间期0.64s。V2导联顿挫的T波是2型遗传性长QT综合征的典型表现，外界突然声音刺激就可引发室性心律失常。

图26.97　右心室流出道起源异位搏动：每个窦性心搏后都有一个提前出现的QRS波伴电轴右偏及左束支传导阻滞图形，这是右室流出道起源异位搏动的典型心电图表现。在每个异位搏动的ST段上都有一个P波，提示室房逆传。

图26.98　阵发性心房颤动：快速不规则心室率自行终止并转为窦性心律。

图26.99　房室文氏传导阻滞：进行性PR间期延长。

图26.100　单形性室性心动过速前为窦性心律。仔细观察可发现房室分离。

图26.101　窦性心动过缓伴室性早搏二联律：每个窦房结起源的心搏后都有一个提前出现的宽大畸形QRS波，QRS波前无提前出现的P波。

图26.102　室性心动过速自行终止后可见心室起搏。心动过速时可见宽QRS波，P波与之分离，分离的P波与第一行第2个及第10个T波重叠。心动过速终止后可见宽大QRS波及前面小的起搏器刺激信号。

图26.103　房室交界区折返性心动过速：一阵连续快速规则窄QRS波（伴QRS波电交替）。

图26.104　第2行可见有问题的心室导联上出现的"噪音"信号，后面越发频繁。这种快速电信号被误认为室颤（见室颤注解），导致不适当电击。

图26.105　典型心房扑动。而且伴右束支传导阻滞（V1导联QRS>0.12s，呈M型），左前分支阻滞（电轴左偏，Ⅰ导联主波向上，Ⅱ、Ⅲ导联主波向下，下壁导联r波），即双分支阻滞。

图26.106　心房颤动。多个导联可见完全不规则心室律和f波。

图26.107　一度房室传导阻滞(PR = 0.36s)，左束支传导阻滞(窦性心律 QRS > 0.12s，但 V1 导联未见 M 型 QRS 波)：第 9 个 QRS 波是室上性异位搏动，这是个早搏，并且与时限正常的 QRS 波形态一致。

图26.108　心室预激。第 4 个 QRS 波是由室上性异位搏动引起的，这是个早搏，并且与时限正常的 QRS 波形态一致。

图26.109　单形性室性心动过速：一阵快速连续、宽大畸形 QRS 波。

图26.110　室性自主心律：有单形室性心动过速的特点，但是心率仅为 75 次/分。

图26.111　近似晕厥：一度房室传导阻滞，随后是一连串时限正常的 P 波，后面没有 QRS 波，即完全性房室传导阻滞伴心室停搏。

图26.112　动态心电图检查时发生多形性室性心动过速。第一行可见房性异位搏动。T 波后紧随 U 波，或 T 波双峰，因此 QT 间期明显延长。

图26.113　可能是致心律失常性右室心肌病。V1 导联可见 Epsilon 波及右胸导联 T 波倒置。如果你正确解读了这份心电图，那么恭喜你。

图26.114　非持续性室性心动过速。

图26.115　需要安装起搏器。心电图提示双分支阻滞伴一度房室传导阻滞，即三分支阻滞疾病。

图26.116　这是心房颤动，不是心房扑动。节律完全不规整，V1 导联心房活动粗大，对于心房扑动的诊断来讲，它又过于快速且杂乱无章。心房扑动而非心房颤动时，低能量电击常能够成功。

图26.117　未下传的房性异位搏动重叠在第 3 个 T 波上。

图26.118　心房颤动时的心室起搏。起搏 QRS 波电轴正常，指向间隔，提示心室电极不在右室心尖部，如果电极在右室心尖部心电图会出现电轴左偏。

图26.119　窦性停搏后出现交界区逸搏，QRS 波前虽然有 P 波，但 PR 间期较其他 P-QRS 波短，提示不是房室下传。

图26.120　B 型预激综合征：短 PR 间期及 delta 波导致 QRS 波增宽。如果 V1 导联主波向上，就是 A 型预激综合征。

图26.121　室性心动过速：规则的宽大 QRS 波心动过速，QRS 波均为正向。由预激综合征导致的逆向型房室折返心动过速不太可能，因为这种情况非常少见，且患者患有心肌病，通常会引起室性心动过速。

图26.122　心房扑动伴阵发高度房室传导阻滞。

图26.123　非常快速的单形性室性心动过速。

图26.124　室性自主心律。

图26.125　Brugada 综合征：正常窦性节律，V1、V2 导联 ST 段下斜型抬高。

图26.126　心房颤动伴左束支传导阻滞。

图26.127　不适当电击。心房心室电活动几乎同步，电生理检查证实为典型房室结折返性心动过速。

图26.128　QT 间期显著延长(0.58s)。请牢记如果 T 波末端接近前后 2 个 QRS 波中点，要考虑 QT 间期延长。

图26.129　V1 导联中，QRS 波后立即出现一个小正向波，这是 Epsilon 波，诊断为致心律失常右室心肌病。

图26.130　心房颤动的诊断是显而易见的。

(张恩圆　李广平　译)

索 引